HYGIÈNE VÉTÉRINAIRE APPLIQUÉE.

ÉTUDE

DES

RACES OVINES et PORCINES FRANÇAISES

ET

DES MOYENS DE LES AMÉLIORER

Suivie des règles relatives

A L'ENTRETIEN, A LA MULTIPLICATION, A L'ÉLEVAGE, A L'ENGRAISSEMENT

Du MOUTON, de la CHÈVRE et du PORC,

PAR

J.-H. MAGNE,

Professeur d'agriculture et d'hygiène à l'École Impériale vétérinaire d'Alfort ;
Ex-professeur à l'École Impériale vétérinaire de Lyon et à l'Institut agricole de la Saulsaie ; membre
de la Société impériale et centrale de médecine vétérinaire ; correspondant de la
Société royale d'agriculture de Turin, de la Société impériale
d'agriculture de Lyon, de la Société d'agriculture de
l'Aveyron, etc., etc.

DEUXIÈME ÉDITION

revue, corrigée et augmentée, accompagnée de figures intercalées dans le texte.

PARIS

LABÉ, ÉDITEUR, LIBRAIRE DE LA FACULTE DE MÉDECINE,

ET DE LA SOCIÉTÉ IMPÉRIALE ET CENTRALE DE MÉDECINE VÉTÉRINAIRE,

Place de l'École-de-Médecine.

1857.

GOURDON, chef des travaux d'anatomie et de chirurgie à l'École impériale vétérinaire de Toulouse. — ÉLÉMENTS DE CHIRURGIE VÉTÉRINAIRE. 2 forts vol. in-8, accompagnés de 350 à 400 figures intercalées dans le texte.

L'ouvrage sera divisé en 6 livraisons qui paraîtront successivement de trois mois en mois. — Les cinq premières livraisons sont en vente. — Prix.   17 fr. 50

LECOQ, directeur, professeur à l'École vétérinaire de Lyon. — TRAITÉ DE L'EXTÉRIEUR DU CHEVAL ET DES PRINCIPAUX ANIMAUX DOMESTIQUES. 3ᵉ édition, ornée de 155 figures intercalées dans le texte. 1 beau vol. in-8. 1855.   9 fr.

MAGNE, professeur à l'École vétérinaire d'Alfort. — PRINCIPES D'AGRICULTURE ET D'HYGIÈNE VÉTÉRINAIRE, 3ᵉ édition, augmentée et ornée de figures intercalées dans le texte. (Sous presse pour paraître dans le courant de l'année 1857.)

MAGNE. — CHOIX DES VACHES LAITIÈRES, ou Description de tous les signes à l'aide desquels on peut apprécier les qualités lactifères des vaches. 2ᵉ édition. 1 vol. in-12, avec planches. 1853.   1 fr. 25

MAGNE. — CHOIX DU CHEVAL, ou Appréciation de tous les caractères à l'aide desquels on peut reconnaître l'aptitude des chevaux aux divers services ; 1 vol. in-12, avec planches. 1853.   1 fr. 25

NOUVEAU DICTIONNAIRE LEXICOGRAPHIQUE ET DESCRIPTIF DES SCIENCES MÉDICALES ET VÉTÉRINAIRES, comprenant l'Anatomie, la Physiologie, la Pathologie générale, la Pathologie spéciale, l'Hygiène, la Thérapeutique, la Pharmacologie, l'Obstétrique, les Opérations chirurgicales, la Médecine légale, la Toxicologie et les Sciences accessoires ; avec planches intercalées dans le texte; suivi d'un VOCABULAIRE BIOGRAPHIQUE, par MM. RAIGE-DELORME, D. M., bibliothécaire à la Faculté de médecine de Paris, ancien rédacteur en chef des *Archives générales de médecine;* Ch. DAREMBERG, D. M., bibliothécaire à la bibliothèque Mazarine, et bibliothécaire honoraire de l'Académie nationale de médecine; H. BOULEY, professeur de clinique et de chirurgie à l'École vétérinaire d'Alfort; J. MIGNON, docteur en médecine, ancien chef de service à l'École vétérinaire d'Alfort, avec la collaboration de M. Ch. LAMY, pour la partie chimique.

L'ouvrage formera 1 très-fort vol. in-8 de plus de 1,200 pages à 2 colonnes texte compacte avec figures intercalées; il sera publié en QUATRE livraisons. Les trois premières, contenant la matière de 6 forts volumes in-8, sont en vente. Prix de ces trois livraisons.   14 fr. 50

RAINARD, directeur de l'École nationale vétérinaire de Lyon. — TRAITÉ COMPLET DE LA PARTURITION DES PRINCIPALES FEMELLES DOMESTIQUES, suivi d'un Traité sur les maladies propres aux femelles et aux jeunes animaux. 2 vol. in-8. 1845.   12 fr.

RIGOT ET **LAVOCAT.** — TRAITÉ COMPLET DE L'ANATOMIE DES ANIMAUX DOMESTIQUES, divisé en 6 livraisons.

Les quatre premières livraisons comprenant la SYNDESMOLOGIE, l'OSTÉOLOGIE, la MYOLOGIE et l'ANGÉIOLOGIE (1ʳᵉ partie), par RIGOT, professeur d'anatomie et de physiologie à l'École royale vétérinaire d'Alfort. Les livraisons 5 et 6 comprenant l'ANGÉIOLOGIE (2ᵉ partie), la NÉVROLOGIE, la SPLANCHNOLOGIE, les APPAREILS DES SENS et l'OVOLOGIE, par A. LAVOCAT, professeur d'anatomie et de physiologie à l'École vétérinaire de Toulouse. 6 parties in-8. Prix.   24 fr.

RODET (H.-J.-A.), professeur à l'École impériale vétérinaire d'Alfort. — BOTANIQUE AGRICOLE ET MÉDICALE, ou Étude des Plantes qui intéressent principalement les Vétérinaires et les Agriculteurs, et suivie d'une méthode dichotomique, ayant pour but de conduire au nom de ces Plantes. 1 très-fort volume in-8 de 850 pages, accompagné de 328 figures intercalées dans le texte. 1857.   12 fr.

NOTA. Toute demande doit être accompagnée d'un mandat de poste et aussitôt les ouvrages sont envoyés franco de port pour le prix indiqué.

RACES OVINES ET PORCINES FRANÇAISES

PARIS. — IMPRIMERIE DE W. REMQUET ET Cⁱᵉ,

rue Garancière, 5, derrière Saint-Sulpice.

ÉTUDE

DES

RACES OVINES ET PORCINES FRANÇAISES

ET

DES MOYENS DE LES AMÉLIORER

Suivie des règles relatives

A L'ENTRETIEN, A LA MULTIPLICATION, A L'ÉLEVAGE, A L'ENGRAISSEMENT

Du MOUTON, de la CHÈVRE et du PORC,

PAR

J.-H. MAGNE,

Professeur d'agriculture et d'hygiène à l'École Impériale vétérinaire d'Alfort ;
ex-professeur à l'École Impériale vétérinaire de Lyon et à l'Institut agricole de la Saulsaie ; membre
de la Société impériale et centrale de médecine vétérinaire ; correspondant de la
Société royale d'agriculture de Turin, de la Société impériale
d'agriculture de Lyon, de la Société d'agriculture de
l'Aveyron, etc., etc.

DEUXIÈME ÉDITION

revue, corrigée et augmentée, accompagnée de figures intercalées dans le texte.

PARIS

LABÉ, ÉDITEUR, LIBRAIRE DE LA FACULTÉ DE MÉDECINE,

ET DE LA SOCIÉTÉ IMPÉRIALE ET CENTRALE DE MÉDECINE VÉTÉRINAIRE,

Place de l'École-de-Médecine.

1857.

AVERTISSEMENT DE L'ÉDITEUR.

Sous ce titre : *Hygiène vétérinaire appliquée*, M. Magne vient de publier un ouvrage étendu, dans lequel il a étudié avec le plus grand soin les nombreuses questions relatives à nos principaux animaux domestiques.

Dans cet ouvrage, l'auteur, que de fréquents voyages dans nos provinces ont mis à même d'acquérir des connaissances précises sur toutes les questions relatives à la production, au perfectionnement et à l'utilisation de nos animaux domestiques, donne les caractères de nos races, fait ressortir leurs défauts et leurs qualités, indique les moyens de les améliorer et trace les règles relatives à l'entretien, à la multiplication, à l'élevage, à l'éducation ou à l'engraissement de chaque espèce.

L'ensemble de ces matières forme un guide complet dans lequel les propriétaires d'animaux trouveront les notions nécessaires à la pratique des différentes branches de l'hygiène vétérinaire.

Pour rendre son ouvrage plus pratique, l'auteur a eu soin d'étudier chaque espèce séparément par rapport aux races qu'elle fournit, aux soins qu'elle réclame et aux usages auxquels elle est propre. L'histoire du cheval, celle du bœuf, celle du mouton et celle du porc constituent ainsi autant de monographies, de traités complets.

Cette marche suivie par M. Magne, les divisions qu'il a adoptées nous ont permis de séparer les diverses parties de l'ouvrage (1), et de répondre aux désirs des cultivateurs qui s'occupent plus spécialement de la production et de l'élevage de telle ou telle espèce, et qui ne tiennent à se procurer que les travaux relatifs à la branche de la zootechnie qu'ils pratiquent.

Ce volume, que nous livrons au public, n'est donc qu'une partie de l'ouvrage de M. Magne sur l'hygiène vétérinaire, mais une partie complète sur la matière qu'elle traite, et pour l'intelligence de laquelle il n'est nul besoin de recourir aux autres.

(1) 1. Étude du Cheval, de l'Ane et du Mulet, précédée de considérations sur l'amélioration de tous les animaux domestiques. 1 fort vol. in-8°. . . . . 8 fr.

2. Étude du Bœuf. 1 vol. in-8°. 5

3. Étude du Mouton, de la Chèvre et du Porc. 1 vol. in-8°. 5

4. Étude du Porc séparément. 1 vol. in-8°. 2

DU MOUTON.

CHAPITRE PREMIER.

Du genre Mouton et de ses principales espèces.

Ce genre se distingue par 32 dents , dont 8 incisives à la mâchoire inférieure et 24 molaires , 12 à chaque mâchoire ; une tête busquée et dépourvue de mufle ; des oreilles longues, étroites ; des cornes creuses, anguleuses, persistantes, ridées en travers et plus ou moins contournées en spirales ; des cornillons osseux, celluleux ; un menton dépourvu de barbe ; un cou court ; des testicules volumineux ; deux mamelles inguinales ; point de pores inguinaux ni de brosse aux poignets ; des membres grêles ; entre les deux doigts , un canal dit biflexe ; quatre estomacs ; une grande vésicule biliaire ; un cœcum fort long.

Très-agiles, les espèces de ce genre vivent en familles dans les contrées montagneuses. Elles se nourrissent d'herbe, recherchent les pelouses et craignent l'humidité. Toutes peuvent servir à notre nourriture et fournissent une peau que l'on utilise. Leur poil grossier est mêlé d'un duvet qui dans les races domestiques devient très-abondant et constitue la laine.

MOUFLON D'AFRIQUE, *mouton barbu*, *Ovis tragelaphus*. — Tête grosse, cornes d'abord droites, puis recourbées en arrière, ayant la face antérieure large ; queue courte ; poils grossiers entre lesquels on trouve une laine peu abondante ; crinière sous le cou et aux membres : ce mouton est roussâtre et a le poil doux. On le trouve aussi dans la Tartarie.

Mouflon d'Amérique, *O. montana*. — Corps svelte, jambes longues ; poil brun, court, grossier ; cornes très-grosses, tournées en spirale ; point de crinière ; queue courte, noire. Gillevray l'a rencontré sur les montagnes arides du nord de l'Amérique.

Mouflon argali, *O. ammon*. — Cornes grosses, triangulaires, aplaties en devant, celles de la brebis minces, comprimées en faucille ; poil gris-fauve, ras en été, épais, roussâtre en hiver. On le trouve sur les hautes montagnes de l'Asie. Il se fait remarquer par sa force et son agilité. Cette espèce est considérée par quelques naturalistes comme une race de la suivante.

Mouflon ordinaire, *O. aries*. — Fauve sur le dos, blanc sous le ventre ; cornes fortes, arquées en arrière, courbées en dessous ; la femelle est souvent privée de ces organes. Le mouflon vit en troupes sur les hautes montagnes des pays tempérés et des climats chauds, en Corse, dans la Sardaigne, dans les îles de l'Archipel. Il est regardé comme le type des races du mouton domestique.

Mouton ordinaire, *O. A. domestica*. — Par la domesticité, le mouflon a été profondément modifié s'il est vrai qu'il soit le type du mouton ordinaire. Dans quelques races, il a entièrement perdu son poil gros, et son duvet laineux a pris un très-grand développement.

Aujourd'hui élevé dans toutes les terres habitées par l'homme, le mouton domestique forme un très-grand nombre de races distinguées par des caractères peu fixes qui tiennent à la taille, au poil, aux cornes. Ici le repos, des pâturages rapprochés des habitations ont créé des races faibles, peu propres à la marche ; là des courses pénibles et souvent renouvelées, en ont produit d'autres à jambes fortes et nerveuses. Tantôt une nourriture substantielle a créé des individus faciles à engraisser ; tantôt elle a rendu les brebis plus féconde), pouvant engendrer deux fois par an, et deux ou trois petits chaque fois. Le séjour dans des lieux clos, chauds, humides, des appareillements dirigés par l'homme ont rendu la laine fine et souple. Les races domestiques diffèrent autant par leurs habitudes, des types sauvages, que par les formes du corps : elles sont molles, faibles, sachant à peine trouver leur nourriture, incapables de se défendre contre leurs ennemis et ne cherchant pas même à les éviter.

Les races du mouton sont presque infinies, et elles se modifient tous les jours par l'effet du climat et des changements de régime. Nous étudierons les plus intéressantes et surtout les indigènes dans le chapitre suivant. Les deux races dont nous allons parler ici ont été considérées comme des espèces en raison des caractères profonds qui les distinguent.

Mouton a longues jambes, *O. A. longipes.* — Cette race, originaire de la côte de Guinée, est remarquable par la longueur des jambes, par un poil long et grossier, par une tête busquée et par des cornes contournant les oreilles. C'est la race la plus rapprochée du mouffon par son poil qui n'a rien de laineux. Les Hollandais l'ont naturalisée les premiers en Europe, selon Desmarest qui la place, dans sa mammologie, en tête des variétés du mouton domestique. Élevée dans le Texel et la Frise, elle est devenue l'origine du mouton flandrin, mouton du Texel. Les moutons à laine longue en dérivent plus ou moins directement.

Mouton a large queue, *O. A. laticaudata.* — Il est remarquable par le développement extraordinaire de sa queue formée principalement d'une masse graisseuse. Elle peut peser de 15 à 20 kilogrammes (Desmarest). Ce poids tiraille la croupe et la rend fortement inclinée. Ce mouton est à laine grossière. Il vit en Arabie, en Syrie, en Egypte, à Tunis. Nous le retrouvons dans une partie de l'Algérie, mais avec son caractère essentiel, la grosseur de la queue, très-peu développé. Nous l'avons introduit dans le Languedoc sous le nom de *race barbarine.*

1.

CHAPITRE II.

Des races ovines françaises et de leur amélioration.

SECTION PREMIÈRE.

APTITUDE DES MOUTONS A FOURNIR DE LA BELLE LAINE ET BEAUCOUP
DE VIANDE.

Dans son bel ouvrage sur l'économie rurale de l'Angleterre,
M. L. de Lavergne caractérise de la manière suivante la tendance des éleveurs de moutons en France et en Angleterre :
« En France, la laine a été considérée comme le produit principal et la viande comme le produit accessoire ; en Angleterre,
au contraire, la laine a été considérée comme le produit
accessoire et la viande comme le produit principal. »

Il existe des positions agricoles où il est avantageux de
tendre principalement à la production de la laine, et d'autres
où la viande donne plus de profit. On peut donc avoir intérêt
à s'attacher, dans certains cas, plus particulièrement à un
de ces produits qu'à l'autre. Cette condition se rencontre
même souvent. (*Voyez* CHOIX D'UNE RACE.)

Mais pour y satisfaire jusqu'à quel point est-il avantageux
d'avoir des races de moutons différentes : une race propre à
la boucherie ne peut-elle pas fournir de fortes toisons et
même de la belle laine?

Nous devons d'abord étudier cette question afin de savoir
si les moyens d'amélioration doivent tendre à créer des races
à viande et des races à laine, ou bien si nous pouvons espérer de communiquer à nos moutons une grande aptitude à
donner les deux produits.

Dans l'esprit de beaucoup de nos cultivateurs, surtout dans
les contrées où l'élevage des bêtes à laine a une grande importance, la question n'est pas douteuse. Mais les engrais-

scurs dans quelques départements, considérant les moutons très-laineux comme impropres à prendre rapidement la graisse et à fournir beaucoup de viande, recherchent les animaux à tête et à jambes nues. D'un autre côté, plusieurs agronomes ont conseillé, dans ces dernières années, la propagation des races qui donnent peu de laine et qui la donnent grosse, comme étant exclusivement propres à répondre au besoin que nous avons de produire beaucoup de viande. Nous avons donc à rechercher si les races susceptibles de donner une laine fine et abondante peuvent être grandes, avoir une belle conformation, s'engraisser avec facilité, et donner de la bonne viande.

Il est certain que toutes les parties d'un animal sont en rapport les unes avec les autres ; que dans une race donnée, et lorsque les animaux ont été élevés de la même manière, les plus forts, ayant généralement la peau plus épaisse que les plus petits et les bulbes des poils plus volumineux, ont la laine plus grosse. En effet, ce ne sont pas les plus forts mérinos qui ont la laine la plus fine : la race électorale, si remarquable par la finesse de sa toison, est de très-petite taille, tandis que les forts mérinos, de la Beauce et de la Brie, ont une laine presque intermédiaire.

Mais ce rapport, entre la finesse de la laine et le poids du corps n'existe que lorsque les animaux appartiennent à la même race et ont reçu les mêmes soins; il n'a plus lieu quand on compare des races différentes. Ainsi on trouve, parmi les grandes races, les forts mérinos de Rambouillet et quelques-uns de leurs métis, les uns et les autres à belle laine, avec les races flamande et angevine à laine très-grosse; et parmi les petites, la bretonne et la marchoise à laine grosse et rude avec les petits berrichons dont la laine est très-douce pour une laine commune et avec les naz dont la laine est extra-fine.

Quant à la perfection des formes, comment serait-elle exclusive de la finesse et du tassé de la laine?

A la vérité le mérinos, type des moutons à belle laine, est en général mal conformé, tandis que le dishley, à laine grosse, est admirable de conformation; mais le poitevin, comme plusieurs variétés de la race flamande, est très-peu couvert de laine et cependant très-défectueux au point de vue des formes, tandis que les beaux soissonnais sont bien conformés tout en ayant de magnifiques toisons; par conséquent, les laines grosses ne sont pas plus exclusives de la mauvaise conformation que les laines fines, et les unes comme les autres peuvent se rencontrer avec de belles formes.

Des faits nombreux et qui se produisent sur une très-grande échelle semblent démontrer que les moutons bons de laine, à toison tassée, sont longs à prendre la graisse et ne fournissent que de la viande médiocre.

Nous ne voulons pas nous occuper ici des moutons à laine extra-fine, animaux hectiques que l'on n'a jamais soignés en vue de la boucherie et que nous avons bien rarement intérêt à produire en France, mais nous dirons qu'on voit sur les marchés et dans les concours des anglo-mérinos, des métis mérinos et même des mérinos purs qui démontrent que les races à belle laine intermédiaire et à laine fine prennent très-bien la graisse, autant que notre intérêt le réclame. Nous avons même remarqué qu'aux exhibitions de bêtes de boucherie, il y a plus de lots appartenant aux races à belle laine qu'à celles à laine grosse, ce qui démontre, croyons-nous, que les premières sont trouvées par les cultivateurs d'un engraissement au moins aussi facile que les secondes.

L'exemple qui paraît le plus concluant en faveur des moutons à laine grosse et à toison limitée, est celui que nous donnent les races Dishley, New-Kent, Southdown. Les fermiers anglais, si judicieux, recherchent ces moutons très-propres à produire de la viande quoiqu'ils ne fournissent que de la mauvaise laine.

Mais cela ne prouve pas contre l'aptitude du mouton à donner de la belle laine et à s'engraisser, cela prouve seulement qu'en Angleterre le climat, le sol, les herbes poussent au développement du corps, à la production de la viande et au grossissement de la laine.

Les Anglais entretiennent donc des troupeaux à laine grosse

parce qu'ils ne peuvent pas faire mieux. Du reste, ils ont cherché à produire de belles toisons, mais ils ont toujours échoué, tandis que la viande, dans leur île brumeuse, pousse toute seule, pourrait-on dire. Ils ont importé les mérinos et essayé de produire des métis mérinos, mais sans succès. Et de nos jours ils font encore tout leur possible pour améliorer leurs races au point de vue du lainage. Dans ce but ils croisent leur dishley, cependant si parfait pour la boucherie, ou avec le mouton du comté de Kent ou avec ceux du Glocestershire et du Lincolshire moins gros de laine. Tout nous prouve même qu'ils ajoutent une grande importance aux succès qu'ils obtiennent : quand ils parviennent à rendre la laine un peu moins rude et la toison un peu plus étendue, ils ont grand soin d'en conserver la preuve en laissant, au moment de la tonte, ici le toupet, là un flocon de laine sur les côtes. Et cependant quelle laine et quelle toison en comparaison de la dépouille de nos métis !

Les Anglais comprennent donc que la même race peut donner de la belle laine et être très-bonne pour la boucherie ; ils cherchent à améliorer dans ce sens leurs troupeaux et, le drainage aidant, ils réussiront. Nous ne désespérons pas, nous l'avons écrit il y a plusieurs années, de les voir venir chercher nos magnifiques moutons à laine intermédiaire. Dans tous les cas, ce n'est pas quand nous les voyons faire tous leurs efforts pour étendre et pour adoucir les toisons de leurs moutons, que nous conseillerons de sacrifier les qualités des nôtres en vue de chercher à produire une perfection que nous ne réaliserions même pas.

Par opposition aux moutons anglais si mauvais de laine et si propres à s'engraisser, on cite le mérinos si parfait pour la toison et jusqu'à ce jour si médiocre pour la boucherie. Comment expliquer la mauvaise réputation de la race espagnole, au point de vue de l'engraissement, et de la qualité de la viande, si ce n'est par l'épuisement qu'occasionne la production de la laine et par le goût désagréable que le suint retenu par la toison très-tassée, communique à la viande ?

En étudiant le mérinos, ses défauts et ses qualités, nous

verrons pourquoi il a donné en général jusqu'à ce jour de la mauvaise viande. Nous nous bornerons ici à dire que cela ne tient pas à sa nature. Il ne diffère pas pour les qualités de la viande des anciennes races françaises quand il a été élevé et engraissé de la même manière : les bouchers ne distinguent pas d'un troupeau de vrais berrichons, un troupeau de petits métis berrichons venant les uns et les autres du Berry. Est-ce que les engraisseurs qui ont des herbages sur le bord de la mer font une différence, quand ils achètent pour engraisser, entre les moutons picards ou cauchois et les mérinos ou métis-mérinos? et est-ce qu'ils ne vendent pas les uns et les autres sous le nom de *moutons de pré salé*, sans que les gourmets puissent établir une différence dans le goût de la viande? De même, les gigots qui, sous le nom d'*ardennais*, arrivent à Paris des villes des Ardennes, appartiennent presque tous à des mérinos ou à des métis de cette race qui ont complétement remplacé l'ancienne race ardennaise.

Mais les moutons ne peuvent pas produire à la fois et de la viande et de la laine et il est naturel que le mérinos très-laineux prenne plus difficilement une forte taille que le poitevin par exemple qui a le corps à moitié nu.

En traitant de l'élevage nous verrons qu'il ne faut pas soigner de la même manière les animaux destinés jeunes à la boucherie et ceux que l'on veut conserver plusieurs années pour en retirer de la laine. Ici, il nous suffira de faire remarquer que ce ne serait pas l'abondance de la laine qui empêcherait le mérinos de produire de la viande puisque, à poids égal, il donne des toisons moins lourdes que certaines races à grosse laine très-bonnes pour la boucherie. Et d'ailleurs les mérinos fortement chargés de lainage, ceux dont la toison est très-tassée et recouvre toute la surface du corps ont plus de poids, donnent plus de viande, que les variétés les moins laineuses de leur race.

Nous savons que, parmi les races indigènes, on observe aussi de grandes différences dans l'aptitude à engraisser; que, dans plusieurs localités, dans le Berry en particulier, les engraisseurs recherchent celles qui sont chauves et qui portent une laine grossière. Mais il n'est pas démontré que la supériorité de ces races soit une conséquence de la nature de leur lainage, car toutes les races de même sorte sont loin de s'engraisser avec la même facilité. Ainsi, les gros moutons flamands, à laine si rude, sont très-exigeants; tandis que les marchois, qui ont le même lainage, sont très-graisseux; des métis-mérinos, élevés dans les riches plaines de la Brie, ne sont pas aussi estimés par les cultivateurs des environs de Paris que des animaux, de la même race, provenant des coteaux crayeux de Sainte-Ménehould; de même, dans l'Aude et dans l'Hérault, les engraisseurs des bords de la mer préfèrent les bêtes nourries sur les terrains de transition des environs de Saint-Pons, à celles qui ont été élevées sur les terrains tertiaires et les alluvions des campagnes qui entourent Béziers.

La différence entre les berrichons de Levroux, à toison fine, mais durs à l'engrais, et les petits bocagers du bois chaud, à laine bien commune, mais faciles à nourrir, dépend évidemment de la même cause, du mode d'élevage ou du sol. Et cela nous paraît d'autant plus certain, que les emboucheurs de Saône-et-Loire, qui achètent des moutons pour les engraisser dans leurs herbages, ne font aucune différence entre les berrichons laineux et ceux qui sont en partie nus : les uns et les autres réussissent également bien sur les riches terres argilo-calcaires de l'arrondissement de Charolles.

Les faits connus jusqu'à ce jour ne prouvent donc pas que les moutons, ayant de belles toisons, ne sont pas susceptibles d'être aussi bien conformés et de prendre aussi facilement la graisse que ceux à laine grosse, quand les uns et les autres se trouvent dans les mêmes conditions; ils démontrent seulement que la manière dont les bêtes à laine ont été élevées, la nature du sol qui les a nourries, ont une grande influence sur l'engraissement; que celui qui achète des troupeaux pour faire de la viande doit, en ayant égard au procédé qu'il veut employer, tenir compte du pays d'où ils viennent et de la manière dont ils ont été soignés.

Dans quelques cas, la différence constatée peut dépendre

de la santé des animaux. Ceux à laine rude, façonnés à notre climat, sont souvent robustes et vigoureux, quand ceux à laine douce sont mous et flasques. Les premiers s'entretiennent plus facilement et s'engraissent plus vite, si les uns et les autres sont médiocrement soignés : des brebis du Larzac seraient bien supérieures à des brebis de la plupart des sous-races mérinos; mais la faiblesse de constitution d'où provient cette différence se remarque aussi sur des troupeaux à laine grosse. Nous en avons vu de nombreux exemples aux marchés de Sceaux, dans ces dernières années.

Toutefois, elle se montre plus communément dans les races à belle laine que dans les races communes, et nous devons en tenir compte. Aussi, dans l'étude des races, avons-nous conseillé de n'introduire qu'avec précaution les moutons à laine fine dans les contrées humides, et en recommandant de soigner particulièrement les troupeaux; nous avons même insisté sur la nécessité de cette précaution, toutes les fois qu'on cherche à adoucir les toisons des bêtes que l'on entretient dans ces contrées.

Résumé. La même race ovine peut être apte à donner de lourdes toisons en proportion de son poids, de la belle laine intermédiaire, sinon fine, beaucoup de viande, et même à être aussi précoce que le comportera le mode d'entretien du troupeau.

Nous devons donc chercher à améliorer nos races pour la boucherie en développant la poitrine, afin d'accroître leur aptitude à se bien nourrir; en rendant les lombes larges et la croupe horizontale, afin d'augmenter la quantité de la viande là où elle est de première qualité ; enfin, en diminuant le poids des parties, du cou, de la tête et des pattes, qui ont relativement très-peu de valeur. Mais, en même temps, nous devons chercher à produire des moutons laineux sur toute la surface du corps, et à rendre la toison tassée, demi-fine, et fine même, afin de profiter des dispositions de notre sol et de notre climat à faire pousser des laines fines, souples et nerveuses. Et pour démontrer la possibilité de ces améliorations, nous citerons la nouvelle race beauceronne, si lourde et si laineuse, créée avec tant d'avantage, en moins d'un quart de siècle, sur les terres mêmes qui produisaient l'ancienne race si levretée, à cou si long et à corps presque nu. La laine tient surtout à la race et aux soins donnés aux troupeaux ; c'est un des produits qui se modifient le plus par le croisement, ce qui nous explique cette subite transformation.

SECTION II.

RACES OVINES FRANÇAISES.

D'après la longueur de la laine, on divisait les bêtes ovines en *races à laine courte,* frisée, propre à être cardée et employée à la fabrication des draps, et en *races à laine longue,* lisse, propre au peigne et à la fabrication des étoffes rases. Cette division n'est plus possible de nos jours, car il existe entre les races anglaises, type des laines longues, et les mérinos, type des laines à carde, une infinité de races qui établissent entre l'un et l'autre type une transition insensible.

Sous l'influence de la nourriture abondante qu'on donne aux troupeaux, la laine s'allonge dans toutes les races ; et les mérinos eux-mêmes, comme leurs métis, présentent aujourd'hui de nombreuses sous-races dont les toisons sont, pour les étoffes rases, infiniment supérieures à celles des moutons qui, pendant longtemps, ont été considérés comme exclusivement propres à alimenter la fabrication de ces étoffes. Les meilleures laines à peigne sont fournies par le mérinos et ses dérivés.

Les grands perfectionnements apportés de nos jours dans la préparation des laines, et qui permettent de peigner de la laine longue à peine de quelques centimètres, diminuent encore l'importance de cette distinction.

Nous croyons qu'une division des moutons, d'après la qualité de la laine, est celle qui peut le mieux faciliter l'étude de nos races, non-seulement au point de vue industriel, mais encore au point de vue de l'entretien des troupeaux : elle permet de réunir les animaux qui se ressemblent et réclament les mêmes soins. Nous l'adopterons donc comme division principale, en réunissant, toutefois, les moutons à laine fine et les moutons à laine intermédiaire, qui sont presque toujours produits dans les mêmes pays, appartiennent tous à la même race, la race mérinos et ses dérivés, et ne diffèrent que par des nuances si peu tranchées, qu'une séparation entre les deux types serait tout à fait arbitraire.

Quant à la division par provinces, elle nous servira, comme dans l'étude des autres animaux domestiques, à grouper les races selon les terres et les climats qui les ont formées, et selon les circonstances économiques qui régissent leur production.

En ayant égard donc à la qualité et aux usages de la laine, nous formerons des moutons français quatre groupes :

1° Moutons à laine grosse;

2° Moutons à laine commune;

3° Moutons à laine intermédiaire et à laine fine;

4° Moutons à laine extra-fine.

Nous subdiviserons ensuite ces divers groupes en autant de paragraphes qu'il y a de localités influant sur la production des animaux, soit par les circonstances hygiéniques, soit par les conditions économiques et commerciales.

Est-il nécessaire de prévenir que chacun des groupes que nous avons formés, ne sera pas homogène? Il se trouve parmi les moutons à laine grosse de la Flandre, de la Normandie, de la Bretagne, beaucoup d'individus à laine commune; parmi ceux de la Sologne, de l'Ariége, que nous classons comme ayant une laine commune, quelques individus à laine grosse. De même, parmi les troupeaux à laine intermédiaire ou fine du Roussillon, d'Arles ou des Corbières, on trouverait des individus à laine aussi grosse que celle de certains berrichons.

Nous croirions superflu d'ajouter que nous considérons notre distribution comme transitoire : ce que nous désirons même, c'est que notre travail ait pour résultat de la rendre telle, en indiquant à quelques éleveurs le désir d'améliorer leur troupeau et en leur en indiquant le moyen.

ARTICLE I. — Moutons français à laine grosse.

Les moutons à laine grosse, ceux du moins de nos races communes, sont rustiques, résistent au froid et supportent l'humidité mieux que ceux à laine fine ; mais ils n'offrent, du reste, aucun caractère commun de taille, de conformation ni de provenance. Ils ont cependant, en général, la tête, le ventre, les testicules et les membres couverts de poil court et leur laine est peu chargée de suint. N'étant pas habitués à recevoir des soins minutieux, ils sont d'un entretien facile et se contentent d'une nourriture médiocre, pourvu que, par son abondance, elle soit en rapport avec leur taille. Engraissés souvent sur des pelouses salubres, ils fournissent une viande généralement estimée, très-estimée même dans la plupart des races ; élevés sobrement, ils sont d'un engraissement assez facile, sinon d'un développement très-précoce, ce qu'explique la parcimonie avec laquelle on les entretient.

La laine que nous considérons comme grosse a de 1/10 à 1/20 de mm. de diamètre ; elle est très-longue, droite, non élastique, ou ondulée et un peu extensible ; disposée en mèches pointues et pendantes, ou en brins isolés, droits et lisses ; tantôt elle est douce, brillante, d'un éclat soyeux ; tantôt rude, terne et roide. Elle se feutre difficilement.

Parmi ces laines, les plus grosses ne conviennent que pour faire des lisières de drap, des couvertures de cheval, des tapis, des manteaux pour les bergers et les rouliers ou quelques autres étoffes très-grossières. Pour matelas, elles se tassent, manquent d'élasticité. En peau, elles sont employées pour couvrir la selle des hussards et les colliers des chevaux de trait. Les plus douces sont souvent mélangées à des qualités supérieures et entrent dans la fabrication d'étoffes communes d'une grande consommation.

Ces moutons se trouvent sur nos rivages du Nord et de l'Ouest, mais aussi sur les coteaux du centre et dans une partie des Pyrénées. Quoiqu'ils se rencontrent principalement dans des contrées humides, ils sont plutôt la conséquence de la négligence des éleveurs que des conditions hygiéniques dans lesquelles ils vivent.

Amélioration. Elle doit avoir pour but d'abord la production d'une meilleure laine et ensuite le perfectionnement des formes. Toutes celles de nos contrées où les troupeaux sont facilement entretenus en santé peuvent produire de belles laines. Il en résulte qu'il serait facile de transformer nos troupeaux à laine grosse en troupeaux à laine commune ou intermédiaire. Il suffirait même presque toujours, pour produire une grande amélioration, de choisir pour la reproduction les meilleurs béliers, car dans tous les troupeaux il s'en trouve qui ont des toisons passables, et de réformer, de châtrer les mauvais.

Cependant le croisement devrait être employé pour arriver à un grand changement, mais il serait très-facile et peu dispendieux. Il y a aujourd'hui dans toutes nos communes à peu près, des bêtes plus ou moins croisées mérinos très-propres à améliorer les autres. Concurremment avec le croisement on devrait changer le régime, aérer les bergeries, faire une bonne litière pour tenir la laine douce et abriter les animaux pendant les mauvais temps.

Au point de vue des formes l'amélioration, moins urgente dans la plupart des cas, ne serait pas aussi facile, et les moyens qui pourraient la produire ne sauraient être indiqués d'une manière générale : nous en parlerons à l'occasion de chacune des races que nous étudierons.

§ 1. — Moutons flamands.

CARACTÈRES. — De très-forte taille, à membres longs et forts, à tête souvent volumineuse et sans cornes, à chanfrein busqué le plus souvent, et à oreilles longues, larges et même pendantes, les moutons flamands dérivent, comme nous l'avons vu p. 3, de la race à longues jambes du Texel.

Thomas Corneille rapporte que lors de l'introduction de cette race en Flandre les brebis donnaient ordinairement trois agneaux, quelquefois quatre, cinq, six, rarement sept. Les paysans les élevaient par curiosité. Un ancien auteur, en faisant observer que ces phénomènes ne se produisaient plus dans le xviie siècle , que Corneille a écrit d'après des mémoires plus anciens, ajoute que lorsque les brebis donnent cinq agneaux leur laine est moins belle , leurs élèves moins forts de corsage, moins robustes et plus sujets aux maladies. Ce passage prouverait que les brebis faisaient ce grand nombre d'agneaux en une seule portée.

Quoique nous ayons en Provence des brebis barbarines qui font souvent deux portées par an et quelquefois deux, trois agneaux à chaque portée, nous nous demandons si pour la race flandrine on n'a pas pris quelque fait exceptionnel pour la règle générale et même si quelqu'un n'a pas voulu chercher à vendre ses agneaux en spéculant sur la crédulité de ceux qui recherchent le merveilleux ? Ce qui pourrait le faire croire, c'est que cette prodigieuse fécondité se perdait, dit-on, quand les brebis changeaient de pays. Dans tous les cas, elle ne pouvait être que nuisible, et heureusement elle a cessé !

En se propageant dans nos contrées septentrionales les moutons flamands se sont modifiés selon la fertilité du sol qui les nourrit. Dans le commerce ils sont distingués en *flamands* de la Flandre, en *artésiens* de l'Artois, en *cambrésiens* des environs de Cambrai, en *vermandois* du côté de Saint-Quentin, en *picards* de la Picardie. Tous ont une toison recouvrant incomplètement le corps, à laine disposée en longues mèches en général pendantes, chez quelques animaux à brins gros, roides, lisses, ternes, chez d'autre doux, brillants, soyeux. Les membres, la tête, sont nus dans beaucoup d'individus et même l'encolure et en partie le sommet des fesses dans les sujets dont la toison est très-grosse.

On appelle *picards* , sur les marchés de Paris , les moutons à laine roide , très-grosse, fortement jarreuse, propre seulement à faire des lisières pour les draps ou des housses pour couvrir les harnais des chevaux. Ces animaux ne sont pas ceux qui ont la plus forte taille, et il s'en trouve dans le département du Pas-de-Calais et dans celui du Nord comme dans celui de la Somme.

Les moutons *flamands* et *artésiens*, de la Flandre et de

l'Artois, pèsent de 60 à 90 kilogrammes. A la vue, on les croirait beaucoup plus lourds à cause de la hauteur des jambes et de la longueur de la laine qui les fait paraître très-volumineux. La poitrine manque de profondeur et l'épaisseur du corps n'est pas proportionnée à l'élévation de la taille.

En se croisant dans le nord de la Champagne, le pays de Caux et de l'Isle-de-France, avec les métis-mérinos de ces provinces, les moutons flamands ont éprouvé de grandes améliorations. Les types de nos anciennes races du **Nord** diminuent tous les jours. Ce sont surtout les troupeaux des forts cultivateurs qui ont été considérablement améliorés. On trouve dans ces contrées, notamment dans celles où l'on produisait le vermandois, le picard, des moutons métis mérinos vraiment remarquables par l'abondance de la viande comme par le poids et la finesse de la toison, tandis que les mauvaises laines y deviennent de plus en plus rares : quelques grandes fabriques de draps tirent aujourd'hui des Pyrénées et même de l'étranger des laines que la Picardie leur fournissait autrefois pour la confection des lisières.

Amélioration. — Nos contrées septentrionales avec leur sol fertile, leur climat doux et un peu humide, sont plus favorables à l'accroissement du corps et à la précocité des animaux qu'à la finesse du lainage ; disposition avantageuse pour les cités industrieuses de ce pays, qui tirent plus facilement des régions éloignées les laines employées par leur industrie que la viande nécessaire à l'alimentation de leur population concentrée.

Mais s'il ne convient pas de chercher à y produire des laines fines, quoiqu'on trouve dans le pays des troupeaux où coule le sang mérinos qui donnent de très-belles toisons, il est facile d'y avoir en grande quantité de belles laines intermédiaires.

Quant aux formes, la race flamande serait facilement améliorée par elle-même et plus rapidement encore par des croisements avec les races anglaises Dishley, New-Kent et Cotswold. Les métis qui proviennent de ces croisements ont le squelette plus léger, la tête plus fine, l'encolure plus grêle, le garrot plus épais et les lombes plus larges que les flamands purs. Ils diffèrent du reste selon les béliers dont ils proviennent : ceux du bélier dishley ont le dos mieux soutenu et le flanc moins vaste que les produits des autres croisements ; mais jusqu'à présent la laine en était plus dure, ce qui faisait donner la préférence au type du comté de Kent. Les métis anglo-flamands, quoique moins hauts de taille que les flamands, ont plus de poids parce qu'ils sont plus épais et plus charnus.

Toutefois, les divers types anglais ne sauraient communiquer à la laine les qualités qu'elle serait susceptible d'acquérir. C'est ce qu'ont reconnu plusieurs éleveurs qui ont renoncé à leur emploi. Déjà, dès 1790, un cultivateur des environs de Boulogne avait fait des importations des races anglaises à laine longue pour croiser son troupeau et il y avait renoncé pour le même motif.

C'est par l'emploi de reproducteurs anglo-mérinos bien choisis, déjà utilisés sur une grande échelle, qu'on peut améliorer beaucoup la laine des contrées du Nord et même perfectionner les animaux au point de vue de la boucherie : tout en rendant la laine plus fine, plus douce, la toison plus tassée et plus uniforme ils augmentent l'épaisseur du corps. En multipliant ces animaux et en les mettant à la portée des éleveurs du Pas-de-Calais et des départements environnants, la bergerie de Montcavrel a puissamment contribué à les propager dans nos contrées septentrionales.

Dans beaucoup de circonstances même, quand le sol est salubre et que le climat n'a pas une très-grande humidité, on croiserait avec avantage, au point de vue de la laine, la race flamande avec les métis mérinos nés dans le Soissonnais. Mais pour la boucherie, ces reproducteurs, à moins d'être très-bien choisis, conviendraient moins bien, en raison de la conformation de la race flamande, que les dishley mérinos. Ils ne peuvent même être donnés avec avantage qu'à des brebis trapues, larges de poitrine, et surtout à des brebis améliorées déjà par le sang anglais.

§ 2. — Moutons normands et angevins.

Nous réunissons deux groupes de moutons qui se trouvent dans les contrées à herbages de la Basse-Normandie et de l'Anjou. Dans la Normandie ils sont appelés, selon la provenance, *caennais, cotentins, alençonnais,* tandis que dans les bassins de la Sarthe et de la Mayenne ils sont dits *percherons, manceaux, angevins.* Ils s'étendent même jusque dans l'arrondissement de Beaupréau où on les nomme *choletais.* On appelle *vachers* les moutons de la Basse-Loire parce qu'ils vivent par trois, quatre, avec les bêtes à cornes.

Tous ces moutons sont produits sous les mêmes influences climatériques, par le même mode d'élevage et dans les mêmes conditions économiques ; ils sont tantôt à chanfrein droit, à tête médiocre, à front laineux ; tantôt à chanfrein busqué, à oreilles larges, fortes, pendantes, et à tête chauve ; mais ils se ressemblent tous par leur laine grosse et longue et leur tronc peu laineux.

Ceux de la Basse-Normandie, généralement blancs avec des taches brunes sur la tête et sur les jambes, sont à corps long, hauts de taille et souvent mal conformés. Cependant il en est à garrot épais, à lombes larges, mais à côtes courtes : la poitrine manque de profondeur et les muscles de la cuisse ne sont pas assez descendus.

On trouve en outre, dans les landes de cette province des troupeaux composés de petits moutons peu laineux, semblables à ceux de la Bretagne dont nous parlerons.

On distingue les moutons du bassin de la Loire aux caractères suivants :

Le *manceau,* plus blanc de figure que l'alençonnais son voisin, est à oreilles grandes, pendantes, à ventre et à membres nus. Le *percheron,* blanc de tête également, gros de laine, à cou long, mince d'épaules, à oreilles moyennes, est souvent confondu avec le précédent. Dans le milieu du siècle dernier, des moutons anglais avaient été introduits dans les environs de Bellême ; ils y avaient très-bien réussi et ont pu contribuer à former les forts moutons qui se trouvent dans les environs de Mamers et d'Alençon. Dans le Perche, de même que dans le Maine, la race indigène a été croisée avec la race mérine chez les grands propriétaires.

L'*angevin*, qui se trouve presque exclusivement en Anjou, est gros, mal fait de corps, peu laineux, à oreilles grandes, pendantes, à tête mouchetée de brun. Du côté de Craon, de Château-Gontier, comme dans quelques parties de la Normandie, on voit pâturer des moutons, attachés par deux avec un bâton.

Sur la rive gauche du fleuve se trouvent, avec la même race, les *choletais*, mieux faits de corps, à taille moyenne, à tête longue et comme arquée, toujours à laine grosse et à mèches pointues.

Essentiellement appropriées par leur climat et la fertilité de leur sol à la production des chevaux et du gros bétail, les contrées que nous étudions ajoutent peu d'importance à l'industrie des bêtes à laine. A l'exception de quelques ferme situées sur des plateaux ou sur des coteaux salubres, les ex ploitations n'ont que de très-petits lots de moutons. Aussi, ces animaux sont-ils en bon état et recherchés par les bouchers à cause de la quantité de suif qu'ils fournissent après le long engraissement dont ils ont été l'objet.

AMÉLIORATION. — Elle doit avoir pour but le perfectionnement des formes et la transformation des toisons. Pour produire ce double résultat, il faut peu compter sur les appareillements, car tous les animaux se ressemblent par leur conformation comme par leur lainage.

Le croisement est nécessaire pour rendre le corps plus épais et les moutons propres à fournir beaucoup de viande. Les types à laine longue, les béliers dishley, new-kent, cotswold, southdown, trouvent dans ces contrées des conditions favorables à leur emploi; ils rendent les formes de la race plus massives, et les métis, sans avoir plus de taille que les individus indigènes, ont plus de poids. Nous en avons vu, à Saint-Côme, dans les environs de Carentan, qui, par l'épaisseur du corps, la finesse du squelette, ne laissaient rien à désirer. Nous eussions aimé pouvoir les comparer, à l'Exposition, à des moutons anglais purs; nous sommes persuadé qu'ils pourraient soutenir avec honneur cette comparaison.

Le régime, comme le climat, dans le bassin de la Loire et sur les terres de la Basse-Normandie, est parfaitement approprié à la production de bonnes bêtes de boucherie; c'est ce qui contribue, de même que la taille des brebis, à rendre fructueux les croisements dont nous parlons.

Quant à la laine, il pourrait se produire, dans la plupart des cantons de l'Ouest, de grandes améliorations. Sans parler des beaux troupeaux de l'Eure auxquels s'applique en grande partie ce que nous dirons des beaucerons, la Normandie possède de nombreux métis à toison fine et tassée et quelques beaux troupeaux de mérinos bien connus. Le bélier *fig.* 1, primé au concours général des reproducteurs, appartenait à un éleveur de département du Calvados.

Les mérinos comme leurs métis fourniraient des béliers propres à adoucir les toisons; mais, à moins de rencontrer des individus particulièrement bien conformés, ces reproducteurs ne communiqueraient pas les qualités qui distinguent les bêtes de boucherie. Des anglo-mérinos sont préférables; ils produiraient la perfection des formes que nous avons observées sur les métis des environs de Carentan, tout en rendant la laine douce et abondante. En outre, ils seraient peut-être, ainsi que leurs descendants, moins exposés à la pourriture. Du reste, les éleveurs de la Normandie et de l'Anjou ne peuvent en préserver leurs troupeaux, quelle qu'en soit la race, que par des soins et une distribution de bons fourrages secs.

Mais ce n'est pas le climat qui présente le plus grand obstacle à l'amélioration qui nous occupe, c'est la négligence des cultivateurs; ils conservent leur race par mauvais calcul, par indifférence pour leur petit lot de moutons. Le progrès ne s'opérera que graduellement, comme il s'est opéré, du reste, dans des contrées où l'industrie ovine a beaucoup plus d'importance; il suffirait, pour le rendre rapide, que quelques cultivateurs voulussent donner l'exemple. Si l'amélioration n'offre pas des avantages considérables, elle serait facile à réaliser et s'obtiendrait sans aucun frais.

§ 3. — Moutons bretons.

Comme la Normandie et l'Anjou, la Bretagne n'est pas un pays à moutons. Les troupeaux qu'on y entretient sont très-négligés et ont peu de valeur; ils fournissent cependant le seul moyen de retirer quelque produit des landes encore si étendues dans toute la province.

On trouve, dans les cinq départements de la Bretagne et dans une partie de celui de la Manche, deux sortes de moutons. Les uns sont petits, à tête fine, sans cornes ou avec de grosses cornes formant des spires allongées, à laine lisse, rude, en longues mèches, souvent noire, brune, rousse ou grise par le mélange de brins blancs et de brins colorés. Dans beaucoup de béliers le cou, le garrot et les cuisses portent une laine comparable au poil le plus grossier des chèvres.

Les montagnes des Côtes-du-Nord, du Finistère et du Morbihan, comme les landes de la Loire-Inférieure, d'Ille-et-Vilaine et les coteaux de la Manche, produisent surtout cette sorte de moutons.

Les autres, plus forts de taille, sont à laine plus généralement commune et plus uniforme. Ils se rencontrent dans tous les cantons, mais plus dans les contrées fertiles des bords de la mer que dans les localités où se trouvent surtout les premiers que nous avons décrits. Les deux sortes, moins distinctes aujourd'hui qu'anciennement, sont en général mêlées, mais en proportion très-différente selon les pays.

AMÉLIORATION. — Tous les agents améliorateurs seraient nécessaires à la transformation de la race bretonne. Si on ne peut pas trouver le moyen de mieux nourrir, il faut s'en tenir à la petite race sobre et rustique, car peut-on songer à élever de fortes races quand on n'a que le pacage sur des bruyères pour faire passer l'hiver aux troupeaux?

Par les appareillements, il serait facile de faire rentrer tous les troupeaux de la Bretagne dans la catégorie de ceux à laine passable. On trouve très-communément des béliers, des brebis dont la toison peut servir à faire de bonnes étoffes ordinaires et pour produire à cet égard une très-grande amélioration, il suffirait d'éloigner de la reproduction les animaux à laine grossière et ceux à laine très-inégale.

Anciennement, la laine des moutons du rivage était grossière; on l'a améliorée par le croisement avec des béliers à toison plus douce. C'est en employant le même moyen qu'il faut rendre la laine plus fine. Il serait possible de faire produire aux moutons bretons de la laine intermédiaire. Il existe jusque dans des parties de la Bretagne rapprochées de l'extrémité de la presqu'île, quelques troupeaux de métis-mérinos dont le produit est tout à fait approprié à la bonne draperie.

Mais en cherchant à obtenir de belles toisons, il faudrait en même temps donner aux produits des formes plus épaisses. Les nouvelles races propres à la boucherie et à laine intermédiaire qui se forment dans le bassin de Paris, conviendraient pour produire ce double résultat là où les troupeaux sont bien nourris.

En raison du climat et de la nourriture souvent insuffisante, les métis ont de la tendance à dégénérer et toutes les races sont exposées à contracter la pourriture; c'est un double motif de croiser prudemment avec les béliers à laine fine, de ne faire même le croisement que là où le pays est plus salubre; de s'en tenir aux belles laines communes, de se borner peut-être à de simples appareillements et surtout de bien soigner les troupeaux, mais non d'abandonner la reproduction au hasard et à l'instinct des animaux.

§ 4. — Mouton vendéen.

Nous trouvons dans les contrées jadis marécageuses de la Charente et de la Vendée, deux races de moutons qui ont une origine commune, mais qui diffèrent aujourd'hui beaucoup l'une de l'autre. On appelle *vendéenne* celle de la Vendée et l'autre *saintongeoise*.

CARACTÈRES. — Elevée principalement dans les frais herbages du département dont elle porte le nom, la première se reconnaît aux caractères suivants : taille moyenne, **corps** bien fait, tête conique, en général sans cornes, quelquefois à cornes longues, relevées; chanfrein presque droit; arcades orbitaires saillantes; oreilles droites, épaisses sans être longues; jambes et tête fortement tigrées, charbonnées, mouchetées ou roussâtres (on appelle ces moutons *pots roux*), quelquefois marquées seulement de légères taches brunâtres.

La laine du mouton vendéen est souvent grosse ou commune, de qualité secondaire. Sur quelques individus, elle est *caniche*, et alors assez estimée dans le pays. La mèche est pointue et le corps peu laineux : on n'aime pas les pattes laineuses *parce qu'elles se chargent de boue.*

Par leurs arcades saillantes, ces moutons, quand ils n'ont que de légères mouchetures brunes, ressemblent à quelques races à graisse de la Grande-Bretagne, au bélier dishley. Cette ressemblance témoigne en faveur d'une origine commune : on fait descendre le mouton vendéen des moutons du Texel, de la Hollande, de la Flandre, importés dans ces parages lors des premiers travaux de desséchement. Nous savons que ces races, introduites en Angleterre, ont contribué à former les forts moutons à laine longue de ce pays.

Dans la race de la Vendée nous trouvons le vendéen proprement dit plus fort, et le bocager qui se rapproche, par le pays qu'il habite, du choletais. Il a la tête tigrée. Anciennement la race du marais fournissait presque deux fois autant de viande, de 60 à 80 livres, que celle de la plaine qui n'en avait que de 40 à 50 livres au plus ; mais les différences s'effacent. Après l'importation, les éleveurs ne jugèrent pas à propos de continuer pendant longtemps à donner aux produits les soins qui auraient été nécessaires pour conserver la race avec tous ses caractères.

Amélioration. — Pour être bien lucrative l'industrie lainière de la Vendée devrait être divisée. Les cultivateurs de la plaine s'occuperaient de la multiplication et ceux du marais, de l'engraissement; car les alluvions très-fertiles et le climat doux, souvent humide du marais, sont peu favorables aux bêtes à laine. Les moutons à laine longue y profitent mieux que les mérinos et cependant ils exigent encore, dans les années pluvieuses, des soins particuliers pour être préservés de la pourriture.

Les conditions principales de l'amélioration des troupeaux, c'est d'abord de continuer le desséchement des marais et l'assainissement du sol ; c'est ensuite de perfectionner le régime des troupeaux, de bien régler le pâturage quant aux heures et à la durée, de distribuer des fourrages au râtelier et de faire usage des condiments toniques, du sel surtout.

On devra s'en tenir aux races à laine longue là où règne une grande humidité ; la race dishley, celle de Kent ou la cotswold seraient le plus avantageusement employées : elles perfectionneraient les formes et sans altérer la laine si les béliers étaient bien choisis. Mais les cantons les plus salubres doivent augmenter la valeur de leurs troupeaux en employant les béliers à belle laine intermédiaire d'Alfort, de la Picardie, du pays de Caux.

Si avec ces animaux, les troupeaux réclament un peu plus de soins dans les années pluvieuses, ils compenseront largement tous les frais par la valeur plus grande des toisons : la viande ne sera pas inférieure.

§ 5. — **Mouton saintongeois, Mouton de Champagne.**

Nous voulons parler de la race connue dans la Gironde et dans l'Angoumois sous le nom de *race champenoise, race de Champagne*. Elle se trouve dans les environs de Cognac, là où l'on produit l'*eau-de-vie de Champagne* ; elle est conservée pure à l'ouest d'un bourg du département de la Charente appelé *Champagne-Mouton*.

Plus que la vendéenne elle a conservé de la ressemblance avec le mouton du Texel et notre mouton flamand. Elle a été introduite dans la Charente par M. de Bradeley et les premiers dessécheurs des marais qui croyaient, dit un ancien auteur, une parfaite analogie entre les pâturages de ce terrain et ceux des Pays-Bas. Cette nouveauté attira d'abord vivement l'attention ; mais l'expérience succéda à l'enthousiasme et l'on s'aperçut que les frais de nourriture coûtaient au delà des produits.

On reconnaît le mouton de Champagne à sa taille très-élevée, à son corps long, à son flanc vaste, à son encolure forte et grosse, à sa tête longue et busquée, à ses oreilles grandes et pendantes, à sa laine dure et très-longue : le corps sans être très-laineux l'est plus que celui du poitevin et du flamand.

Cette race s'étend de l'arrondissement de Cognac dans le département de la Charente-Inférieure et se mêle avec la limousine, la poitevine et celle de la Vendée : elle compte peu d'individus. Les cultivateurs du pays où elle se trouve pure entretiennent cinq, six, sept bêtes, principalement pour le lait. Dans les pays où l'on a de grands troupeaux, les animaux sont moins bien soignés, moins copieusement nourris et la race a dégénéré comme dans la Vendée.

Les brebis de Champagne font souvent deux, trois agneaux ; toutes les bêtes que l'on réforme sont vendues très-grasses. Aussi sont-elles recherchées par les bouchers. Il en vient rarement à Sceaux ; généralement on les conduit au marché de Bordeaux.

Amélioration. — C'est par des croisements qu'on devrait chercher à améliorer ces animaux. En employant des béliers dishley-mérinos, on pourrait diminuer la grosseur de la tête, de l'encolure, rendre la poitrine plus épaisse et les lombes plus larges ; accroître le poids de la toison et l'améliorer sans rien faire perdre aux animaux sous le rapport de la taille. Avec de forts métis-mérinos à mèche longue, on pourrait produire le même résultat, et rendre ainsi les animaux susceptibles de mieux payer les soins, en général minutieux, dont ils sont l'objet.

§ 6. — Moutons landais.

La race landaise s'étend des limites du département de la Haute-Garonne dans les landes du Gers, des Hautes-Pyrénées, de Lot-et-Garonne, des Basses-Pyrénées, des Landes et de la Gironde, jusqu'à la mer. Vers l'est, elle se mêle avec la race ariégeoise et la lauraguaise, vers le sud, avec la béarnaise, et vers le nord, avec les animaux variés que l'on entretient dans le bassin de la Garonne.

Caractères. — Les moutons landais sont blancs, noirs ou bruns : les blancs ont la tête et les jambes tigrées ou marquées de plaques rousses. D'une taille petite, ils ont la tête effilée ou légèrement busquée, avec ou sans cornes; des oreilles courtes, droites; des jambes fines; une laine grossière qui ne couvre ni la tête, ni les membres, ni le ventre.

La race landaise varie sur la large surface qu'elle occupe et reçoit différents noms selon les pays où on l'élève. Dans les contrées où elle est plus forte, elle se rapproche souvent par ses formes de la race béarnaise.

On trouve les moutons landais en plus grand nombre là où les landes occupent de larges surfaces, et on remarque que le nombre en diminue quand le sol, devenu plus fertile, est livré à la culture. Les moutons qu'on entretient dans ces localités s'améliorent ou sont remplacés par des animaux d'autres races, par des métis depuis quelques années.

Amélioration. — Ces moutons sont petits, mais il ne faut pas songer à en augmenter le poids tant qu'on n'aura pour les nourrir que des landes en été et de la paille en hiver : les soins des éleveurs ne doivent tendre qu'à perfectionner les formes et la laine.

Par de bons appareillements on peut obtenir en partie ce double résultat. Il se trouve dans la race des individus à tête fine, à garrot bas pouvant corriger les défauts des brebis mal conformées, étroites de devant et à jambes trop longues.

Sans exclure positivement la laine brune utilisée dans le pays pour habiller les habitants, il faudrait diminuer le nombre des animaux qui en portent de telle. Cette couleur nuit à la vente; mais il faut surtout réformer les individus à poil droit, gros et roide, rechercher les béliers à bonne laine commune un peu ondulée et formant des toisons bien feutrées à la surface et recouvrant le plus possible tout le corps. Par des croisements avec des métis-mérinos, on accroîtrait la valeur de la laine; mais il faudrait les choisir de petite taille et bien conformés.

L'emploi de béliers anglais a été tenté dans les Landes. On voulait, comme dans le centre de la France, créer avec le bélier southdown une race de boucherie appropriée aux contrées peu fertiles, où l'on nourrit mal. Nous avons dit plusieurs fois que c'est bien peu connaître l'exigence, les besoins des animaux que de se proposer un tel but à atteindre.

Les métis dishley-mérinos ont sur la race anglaise l'avantage d'avoir un meilleur lainage. Ils conviennent mieux du reste par leur tempérament et pourraient être utilisés là où la race landaise est forte et bien nourrie.

La cachexie aqueuse a fait éprouver des pertes à quelques éleveurs qui avaient voulu améliorer leurs troupeaux par croisement ; mais cette maladie exerce aussi ses ravages sur la race indigène. Seulement les pertes, quand elle attaque cette dernière, sont moins sensibles parce que les animaux ont moins de valeur. Il ne faut pas espérer de la prévenir par le choix d'une certaine race. Epuisés par la chaleur du midi, les types à laine longue renommés par leur résistance à cette maladie, en souffrent peut-être plus dans les Landes que les animaux de race commune. C'est seulement par un bon régime, par des fourrages secs distribués quand le temps est pluvieux, par une bonne conduite des troupeaux qu'on pourra l'éviter.

§ 7. — **Mouton béarnais.**

Il occupe beaucoup moins d'espace que la race bovine qui vit concurremment avec lui et n'en a pas l'importance. Il se trouve surtout sur les montagnes des départements des Hautes et des Basses-Pyrénées.

C'est le plus mauvais de nos moutons pour les formes comme pour la laine. Corps peu laineux, mince, très-haut monté sur de grosses jambes nues ; encolure forte et longue ; tête très-étroite, fortement busquée, lourde, pourvue de cornes ; garrot élevé et tranchant ; laine très-grosse, rude, pendante, en brins isolés ou formant des mèches pointues : elle n'est propre qu'à faire des lisières de drap ou des couvertures de cheval. Couleur brune, noire ou blanche avec des taches sur la tête et les jambes.

Il offre plusieurs variétés peu dignes d'être signalées. Dans les Hautes-Pyrénées, où il est appelé *bigorrais*, il est à laine moins grosse, souvent soyeuse, à corps plus épais, mais toujours à tête busquée.

D'une très-grande rusticité et d'une force prodigieuse, le mouton béarnais grimpe sur les rocs les plus escarpés et pâture sur les pentes les plus abruptes des vallées d'Oloron et de Baréges. Quand il a été bien engraissé, il fournit de la bonne viande. Les brebis sont bonnes laitières.

Parmi ce type, si éminemment disgracieux, il se trouve beaucoup d'animaux épais, trapus, sans cornes, dont les formes méritent d'être conservées quoique les membres soient un peu forts. Il en est aussi dont la laine, sans être fine, est touffue, en toison hérissée, tassée, et sert à la fabrication de bonnes étoffes communes ; on y trouve même quelques métis-mérinos à laine presque intermédiaire.

Ces animaux, dignes d'être multipliés, sont assez communs dans quelques troupeaux conservés toute l'année dans le bas des vallées, où les propriétaires soignent mieux l'appareillement que les pâtres sur la montagne.

Quoique répandue surtout sur les Pyrénées-Occidentales, cette race s'étend jusqu'au nord de la Garonne où quelques troupeaux sont conduits quand ils descendent de la montagne. Ils sont achetés par des cultivateurs de la plaine qui les engraissent le plus ordinairement ; quelques-uns font reproduire les brebis. Dans les Landes et dans la plaine des Basses-Pyrénées, on trouve beaucoup de métis provenant de bêtes béarnaises croisées avec les races des Landes et de la Garonne. Ces métis ne sont pas distingués des bêtes du pays avec lesquelles ils vivent

ÉLEVAGE. — Estivés sur les montagnes, les troupeaux passent l'hiver dans les vallées où ils sont maigrement nourris, surtout quand le temps est mauvais ; car comptant sur la douceur de la température, les cultivateurs récoltent peu de fourrages. Les forts troupeaux vont dans la plaine jusque dans la Gironde, où on loue des prés pour les hiverner. On tond à la descente des pâturages, vers le mois de septembre ou d'octobre. On élève plus de femelles que de mâles de cette race : les mâles sont vendus comme agneaux de lait.

Amélioration. — Il est très-difficile d'améliorer le régime des troupeaux dans les Hautes et les Basses-Pyrénées. Quand l'herbe manque dans les montagnes, il n'est pas possible de nourrir convenablement, mais il serait facile de tirer un peu moins de lait aux brebis et de laisser teter les agneaux plus longtemps. Il faut, du reste, à ces contrées des bêtes sobres, pour vivre de peu au besoin et pour se nourrir de broussailles faute d'herbe ; fortes, pour supporter les fatigues d'un pénible parcours ; et robustes, pour résister aux intempéries comme aux fortes chaleurs.

C'est par le choix des reproducteurs que l'on doit surtout améliorer la race ; au lieu de rechercher des béliers de forte taille et à grosse tête, il faut donner la préférence à ceux qui ont l'avant-train léger et une bonne toison. Les individus à formes passables ne sont pas rares et beaucoup d'animaux ont de la laine douce bien supérieure à la laine béarnaise type.

Sans conseiller positivement les croisements, nous rapporterons que, de temps en temps, des brebis sont couvertes par des mérinos et des métis-mérinos français et espagnols surtout. Les produits de ce croisement sont assez robustes pour vivre sur les montagnes comme les animaux de race pure. On les appelle *volés*, parce que souvent ils ont été engendrés sans la volonté du propriétaire des béliers. Ces métis, s'entretenant bien, nous indiquent ce qu'il conviendrait de faire pour améliorer la race et nous expliquent la présence, dans les troupeaux, des moutons à laine commune ou même intermédiaire dont nous avons parlé.

§ 8. — Moutons de Faux.

Il y a à Faux, petite ville située sur les confins de la Haute-Marche et du Limousin, plusieurs marchés à moutons « et surtout une *foire grasse*, le 17 octobre, où il se vend une prodigieuse quantité de bêtes à laine qu'on y amène du Périgord, du Quercy, du Rouergue, de la Guyenne, et quelquefois de la Gascogne, du Limousin et de la Marche. » Elles sont achetées par des marchands qui les revendent aux marchés de Poissy ou de Sceaux ; sur ces marchés on appelle encore les moutons de Faux, *moutons de montagne* : ils proviennent de contrées montagneuses.

Malgré leur origine si diverse, — ils sont élevés sur une grande partie du plateau central de la France et sur tout son versant occidental et méridional, — ces moutons diffèrent peu les uns des autres : ils sont noirs, bruns, ou blancs avec des taches noires ou d'un brun foncé sur la tête et les pattes, souvent pourvus de grosses cornes en spires allongées, de taille moyenne ou petite, et à laine longue, le plus souvent en mèches pointues : brins très-gros ou moyens, et mêlés à une grande quantité de jarre.

Ces moutons sont très-nombreux, — nous les avons trouvés depuis Limoges, en suivant par Tulle, Aurillac, Rodez et remontant vers Murat, dans le Cantal, — et cependant ils alimentent fort peu nos manufactures; leur toison ne peut servir que pour faire des lisières ou ces étoffes rayées, grossières, appelées *limousines*, utilisées à confectionner de petits manteaux que, dans quelques pays, on considère comme faits avec du crin, tellement ils sont grossiers.

Jadis la laine en était cependant considérée comme intermédiaire, et celle de quelques variétés comme belle. Nous la classons aujourd'hui parmi la plus mauvaise, soit parce que depuis l'introduction des mérinos la majeure partie de nos moutons a été améliorée par rapport au lainage, soit aussi parce que les troupeaux de la Creuse, de la Haute-Vienne, de la Corrèze, donnant relativement moins de produit, ont été complétement négligés.

Tous les moutons de Faux se ressemblent par leur sobriété et les qualités de leur viande. Comme la plupart des animaux de montagne ils sont d'un facile entretien, mais plus remarquables par la force de leurs jarrets et par leur rusticité que par leur mollesse et leur conformation.

On distingue parmi ces moutons plusieurs provenances : le *mouton du limousin*, de taille moyenne, à laine variée, quelquefois assez douce, qui s'étend vers l'ouest et se mêle dans la Vienne et dans la Charente avec celui du Poitou. Il en est engraissé dans quelques vallées fertiles de la province où le climat est assez doux : les moutons de *Saint-Léonard* sont bien connus à Sceaux. Par la Corrèze, le Limousin fournit des moutons aux engraisseurs d'Auvergne.

Les *moutons du Périgord* sont plus variés que ceux du Limousin. Sans avoir de race propre, les parties calcaires de la Dordogne et quelques cantons formés de terrains tertiaires, nourrissent des troupeaux à assez belle laine ; mais du côté de la Haute-Vienne, de la Corrèze et même du Lot, le département de la Dordogne fournit des moutons à laine très-grosse, ayant souvent des taches roussâtres autour des yeux : ils sont estimés pour la boucherie.

Moutons du Quercy. Si dans quelques-unes de ses parties le département du Lot ressemble, par son climat continental et ses terres siliceuses, à celui de la Corrèze, il en diffère par de larges surfaces formées de terrain jurassique ou tertiaire et par des vallées où la température est assez douce pour qu'on puisse y produire facilement de bons troupeaux et de la laine passable. Du reste, les toisons du Lot, en général, sont moins mauvaises qu'on ne pourrait le croire d'après celles des moutons qu'on appelle Quercinois à Paris : ces moutons ont une laine grosse, crépue, ou lisse, terne et rude ; mais ils viennent le plus souvent du département de la Dordogne, de l'arrondissement de Sarlat.

Le département du Lot envoie beaucoup de moutons maigres dans le Cantal. Anciennement on évaluait à 20,000 le nombre de bêtes quercinoises qui allaient estiver tous les ans sur les montagnes d'Auvergne. On trouve encore dans le Rouergue beaucoup de bêtes du Quercy.

Production, commerce. — Avec son sol très-inégalement fertile, le Limousin ne peut engraisser que dans quelques localités. Là où les terres sont pauvres, le climat est en général rigoureux. On exporte beaucoup d'animaux qui sont engraissés dans l'Angoumois, la Gascogne, la Guyenne, l'Auvergne. On les trouve partout d'un engraissement facile.

Amélioration. — Au point de vue de la *boucherie* on peut

songer à améliorer les formes par de bons appareillements et par des croisements, chercher à rendre la poitrine plus épaisse, les lombes plus larges et la croupe moins oblique; mais on ne saurait penser à rendre ces animaux mous et précoces, car ils ont besoin de force aux jarrets, de vigueur, de sobriété et de rusticité pour vivre sous un climat rude, sur les landes granitiques et sur les coteaux schisteux où on les élève.

C'est surtout quant à la *laine* que l'amélioration est possible et qu'elle est à désirer. Mais ces moutons sont disséminés par petits lots chez les propriétaires, qui, utilisant la laine pour les besoins de leur famille, la trouvent toujours assez bonne. Il faudrait leur faire comprendre qu'ils auraient un grand avantage à rendre leurs moutons plus fins et plus laineux; qu'ils pourraient, sans dépense et sans donner aux animaux des soins particuliers, doubler presque le poids des toisons, tout en obtenant une laine plus fine et plus douce. (*Voyez* Choix d'une race.)

Si les cultivateurs du Limousin, du Périgord et du Quercy étaient convaincus qu'ils ont intérêt à soigner leurs petits troupeaux, ils auraient bientôt réalisé les améliorations nécessaires, car il leur suffirait pour les obtenir de réformer les bêtes à laine très-grosse et de n'employer à la reproduction que les meilleures pour le lainage.

Nous croyons cependant que cette amélioration serait insuffisante, que le pays comporte un progrès de plus. Partout on pourrait produire une bonne laine intermédiaire et il suffirait d'employer comme types améliorateurs des métis-mérinos. Il s'en trouve dans tous les départements dont nous parlons et notamment sur quelques plateaux de la Dordogne et du Quercy où il en est élevé de bons troupeaux.

Ils sont aujourd'hui trop répandus et la possibilité de les entretenir est trop généralement reconnue pour qu'il soit nécessaire de la démontrer; mais nous ajouterons que les cultivateurs qui ont des troupeaux un peu considérables, de cinquante, soixante brebis, ont intérêt non-seulement à bien choisir les animaux destinés à la reproduction, mais encore à les préparer en les séparant très-jeunes du restant du trou-

peau, en les nourrissant et les soignant d'une manière particulière ; que tous doivent préserver leurs troupeaux des intempéries et les faire coucher sur une litière propre et sèche, afin
de conserver à la laine et sa souplesse et sa douceur.

§ 9. — Moutons marchois et bourbonnais.

Mouton marchois. Il est produit dans la Haute-Marche,
aujourd'hui département de la Creuse. De ce département les
petits marchois, encore appelés bocagers, s'étendent vers
l'est jusqu'aux rives de l'Allier. Dans la Basse-Marche, arrondissement de Bellac, on trouve plutôt le mouton de Faux.

Dans la partie la moins fertile du massif granitique qui le
produit, le mouton marchois est petit, bas sur jambes, blanc
de figure, à corps cylindrique, à tête fine, à oreilles droites,
courtes, à encolure ténue, à membres courts, très-grêles, à
laine longue très-grosse, en brins isolés, ou disposée en mèches pointues et pendantes. Ces moutons sont magnifiques de
formes, excellents pour la boucherie, mais très-petits et dé-
testables pour la laine.

Du côté du nord, cette petite race devient plus forte en se
croisant avec celle du Berry, elle se confond avec le bocager,
mouton de bois chaud, et du côté de l'ouest avec le mouton
de bruyère du Poitou supérieurs pour la laine.

Mouton bourbonnais. Vers l'est, ce mouton, sans changer
de nature, prend beaucoup plus de développement ; il est appelé *bourbonnais*. Il est bas sur jambes, à corps long, à tête
fine un peu busquée, en général sans cornes ; sa laine un peu
hérissée forme des mèches moins lisses que celles des marchois. Il est loin cependant de mériter la réputation qu'il
avait autrefois pour son lainage. Le mouton bourbonnais se
mêle aux moutons berrichons et à ceux du département du
Puy-de-Dôme. A Paris, il n'est jamais appelé mouton de Faux,
mais quelquefois *auvergnat.*

Le département de la Creuse est peu fertile, aussi engraisse-
t-il très-peu. Les moutons marchois sont vendus aux provinces voisines qui les recherchent. Il s'en trouve dans le Berry,
le Morvan et le Charolais ; du côté de l'ouest ils sont conduits

jusqu'aux bords de l'Océan : dans la Charente-Inférieure, les engraisseurs les appellent *petits limousins*. Dans tous les pays où ils parviennent, ils trouvent des conditions plus favorables à leur développement que dans la contrée qui les a produits ; aussi sont-ils considérés comme sobres et d'un engraissement facile.

Il serait à désirer, pour l'usage de la boucherie, que l'on pût élever la taille des moutons marchois sans en changer les formes ; on obtiendrait, non pas des cylindres de viande suif-feuse, comme avec les races ordinaires dites de boucherie, mais des cylindres d'excellente viande.

Ils sont aussi défectueux pour la laine que parfaits pour les formes ; dans tous, la toison se ressemble, on ne peut donc les améliorer que par croisement. On pourrait employer quel-ques variétés du berrichon ou de petits métis mérinos élevés dans le Cher. En choisissant bien les reproducteurs, en ne cherchant pas à transformer la race instantanément, on pour-rait rendre la laine plus douce sans altérer les formes.

Dans le Bourbonnais, l'amélioration serait plus facile parce que les animaux ont plus de taille, et qu'il serait plus aisé de les appareiller avec des métis assez laineux.

ARTICLE II. — Moutons français à laine commune.

La laine que nous appelons commune est fournie par la plupart de nos anciennes races, et sert à faire les étoffes les plus répandues dans le commerce; elle a de 1,20 à 1,35 de mm. de diamètre; le plus souvent elle est contournée, frisée, et forme des toisons, tantôt à surface comme hé-rissée, feutrée, sans mèches bien distinctes, tantôt, mais plus rarement, en mèches plus ou moins isolées, et alors elle présente un aspect soyeux. Anciennement la laine de quelques races communes était considérée comme de belle qualité; mais la meilleure est classée parmi les médiocres, au point de vue de la finesse, depuis l'introduction du mérinos en France et son emploi a l'amélioration des races indigènes.

On fait, avec ces laines qui se feutrent bien, des draps pour la troupe et des étoffes communes d'une très-grande consommation. Elles sont employées aussi avec avantage pour la fabrication de certaines étoffes de fantaisie dans lesquelles les consommateurs recherchent plutôt les dispositions du dessin que la qualité du lainage : les fabricants de ces articles réalisent des bénéfices considérables quand ils tombent sur un façonné goûté du public. Les laines communes, celles même du dernier choix, présentent ainsi au commerce des avantages beaucoup plus grands que les belles laines : aussi se vendent-elles très-cher proportionnellement à leur qualité. C'est une des causes qui nuisent le plus à l'amélioration des races et à la propagation des moutons à laine fine, non-seulement en France, mais dans toutes les nations.

Les plus belles de nos anciennes races ovines rentrent dans la catégorie des moutons à laine commune, et les plus intéressantes par le nombre d'individus qu'elles présentent, occupent nos départements du Centre et du Midi : dans ces derniers cependant, elles sont croisées de plus en plus avec la race mérine et fournissent beaucoup de laines intermédiaires.

§ 1. — Moutons berrichons.

Au point de vue d la production du mouton, le Berry est intéressant surtout à cause du nombre considérable d'animaux qu'il fournit. Anciennement on divisait les moutons en *fins*, en *mifins* et en *gros*. Nous ne distinguerons aujourd'hui que deux types : le mouton de Champagne et celui de Crevant. Nous rapporterons à la souche berrichonne le mouton du Nivernais.

Mouton de Champagne. — Il est ainsi appelé parce qu'on le trouve dans les plaines déboisées du Berry qu'on appelle Champagne. Petit, à tête fine, nue presque toujours ainsi que les membres, il a une laine courte, douce et même fine, à brins en zigzags rapprochés et formant des mèches prismatiques, ondulées : elle a le caractère de celle du mérinos et était jadis considérée comme de première beauté. Les gens de condition stipulaient dans les contrats de mariage, nous apprennent les *instituts consulaires* de Jean Toubeau, qu'on

3.

donnerait une robe de drap de fine laine du Berry à la future épouse. Elle conserve ses qualités, même après le croisement avec des races à cet égard inférieures. Très-sobre et d'un engraissement assez facile, ce mouton fournit une viande excellente.

On distingue dans le pays comme variété le mouton de *Brion*, élevé aux environs de Brion, de Levroux et qu'on fait descendre d'une race espagnole. Il est en effet plus remarquable par la finesse du lainage et un peu plus fort de taille ; mais malgré une différence dans le poids, qu'explique la différence du pays où il est élevé, il appartient au même type que le mouton des communes les moins fertiles. Ces deux variétés constituent le vrai type berrichon, le mouton *barrois* des marchands.

On appelle mouton *de bois chaud* celui qu'on élève du côté de Dun-le-Roi, de Château-Neuf, dans les parties boisées de l'Indre et du Cher. Un peu plus fort que le précédent, il est à laine moins fine ; mais il en devient de moins en moins distinct par l'influence du commerce et de l'uniformité apportée dans le gouvernement, le régime des troupeaux.

Dans le pays à étangs, la *Brenne,* les moutons mal soignés à laine plus grosse sont plus petits et constituent une espèce de bocager ayant de la ressemblance avec le petit marchois ; ils ont cependant la laine plus fine et ne sauraient être distingués du mouton de Champagne : ils en forment une variété qui le rapproche du type suivant.

Mouton de Crevant. — Élevé au sud de Châteauroux, du côté de La Châtre, d'Argenton, il est conduit en grand nombre aux foires de *Crevant.* Cette sous-race berrichonne descend, à ce qu'on rapporte, de la race anglaise de Dishley. Elle se distingue par sa tête souvent tachée, mouchetée, et nue ainsi que les jambes et quelquefois le dessous du cou ; par son corps long, fort et son garrot épais ; par sa tête tantôt légèrement busquée, tantôt droite ; par sa laine beaucoup plus grosse et plus dure que celle des vrais types berrichons, et par sa grande aptitude à prendre la graisse. On emploie ce mouton, qui jouit aujourd'hui d'une grande faveur, pour améliorer, au point de vue de la boucherie, les autres sous-races du pays. On ne cherche pas à le rendre plus productif au point de vue du lainage parce que, dit-on, le pays grossit la laine, et aussi parce que les cultivateurs qui achètent pour engraisser préfèrent les moutons à tête chauve et à ventre nu comme prenant plus facilement la graisse. Quelques propriétaires qui engraissent eux-mêmes leurs élèves, cherchent seuls à rendre leurs troupeaux plus laineux.

Mouton nivernais. — Dans la partie septentrionale du département du Cher, la race berrichonne se modifie : elle devient trapue et surtout plus laineuse; la toison en est fermée, et s'étend sous le ventre et sur la tête entre les oreilles. On a croisé ce mouton avec le mérinos et il présente, à des degrés très-divers, les caractères de la race espagnole : une laine meilleure, mais des formes souvent moins régulières que le vrai type berrichon. On l'élève et souvent on l'engraisse dans la belle vallée de Germigny et dans quelques localités fertiles de la Nièvre. Sur les terres calcaires comprises entre La Charité et Bourges, se trouvent surtout les croisés mérinos. Ces métis présentent dans le Berry les plus grandes différences; si quelques-uns n'annoncent le sang espagnol que par une toison un peu plus unie à la surface et un peu plus avancée sur le front et les pattes, il en est d'autres qui ressemblent presque à des mérinos.

Amélioration. — Les résultats bien connus que nous annonçons démontrent la possibilité d'améliorer le mouton berrichon au point de vue du lainage; mais à cause de la facilité de vendre à Paris ou pour Paris, on cherche surtout à perfectionner la race pour la boucherie. C'est dans ce but qu'on a employé les béliers anglais, le dishley, le new-kent, le southdown. Plus petits que les races anglaises, les moutons anglo-berrichons sont plus forts que les vrais berrichons. On reconnaît le sang anglais aux formes qui laissent peu à désirer : les descendants du bélier southdown ont, comme la race paternelle, les oreilles fines, la face et les jambes noirâtres ou marquées de taches noirâtres assez nombreuses; ceux du dishley ont de légères taches bleuâtres à la face et aux paupières qui sont minces, délicates comme transparentes, ils ont les arcades orbitaires fortement saillantes et les oreilles fines ; les produits du New-Kent en diffèrent peu.

La laine des métis provenant des béliers dishley ou new-kent et des brebis à laine commune est rude, souvent cotonneuse ; elle est quelquefois inférieure à celle des animaux indigènes. Tous les Anglais donnent plus de finesse avec les brebis de Brion et les métisses-mérinos qu'avec celles des autres sous-races berrichonnes. Nous avons vu des croisés southdown provenant des environs de Levroux dont la laine était très-belle, douce, et assez longue.

Les croisements avec les races à laine longue ont été essayés plusieurs fois. Des Anglais les ont commencés dans la Nièvre il y a une trentaine d'années. Partout on obtient des résultats selon les qualités des brebis données aux béliers anglais. On sait que les métis de M. Malingié qui constituent la *race de la charmoise* sont d'une rare perfection quant aux formes et à l'aptitude à s'engraisser. M. Saulnier de la Bruyère, près Buzançais, a croisé depuis longtemps des brebis de Crevant avec des béliers anglais. Nous avons vu plusieurs fois sur les marchés de ses métis très-bien conformés aussi et parvenus à un haut état de graisse. Mais comme ceux de M. Malingié, si remarquables pour la boucherie, ils laissaient, à notre avis, beaucoup trop à désirer quant à la laine.

En raison des belles laines données du côté de Levroux et du Cher par le southdown et le dishley avec les brebis de Brion et les métisses-mérinos ; en raison des nombreux métis anglo-nivernais que nous voyons au marché de Sceaux et qui sont aussi remarquables par leurs mèches longues et douces que par leur corps bien fait et trapu ; nous persistons à croire que la France doit profiter des bonnes dispositions de son climat à produire beaucoup de viande et de riches toisons. L'entretien des troupeaux, au point de vue de ces deux produits, s'encadre d'ailleurs admirablement bien avec les besoins et les ressources de nos exploitations rurales.

ÉLEVAGE. — Comme tous les habitants des terres ingrates le mouton du mauvais Berry émigre ; il est engraissé dans les vallées plus fertiles qui traversent ou limitent la province; souvent même il va sur la rive droite de la Loire s'engraisser dans la Nièvre ou dans l'Allier. Concurremment avec le solognot dont nous allons parler, il occupe les herbages du Morvan et d'une partie de la Bourgogne. Quand il a été élevé dans les montagnes de l'Autunois, il est conduit quelquefois vers la Saône, d'autres fois dans le Charollais. En passant des coteaux granitiques dans les herbages à sol argilo-calcaire, il éprouve un changement avantageux et prend la graisse avec une très-grande rapidité.

§ 2. — Mouton solognot.

Malgré les fréquentes communications qui ont lieu entre le Berry et la Sologne, surtout sur la frontière des deux provinces, les races ovines des deux pays conservent chacune ses caractères d'une manière très-marquée.

Tout en ressemblant au berrichon par sa taille et ses formes, le mouton solognot se reconnaît à sa tête et à ses jambes roussâtres, à sa laine ordinairement blanche, mais souvent grise à l'intérieur, moins fine, plus dure, disposée en mèches que dépassent quelques poils longs terminés en pointe vrillée, frisée.

Très-sobres, les moutons solognots se développent selon la fertilité du pays où ils sont élevés. Des brebis solognotes exportées pleines de la Sologne et conduites dans le Gatinais ou la Brie, donnent des agneaux qui les dépassent en taille. Une génération ou deux suffisent dans les contrées fertiles, pour doubler la taille de la race.

Indépendamment du solognot proprement dit, plus petit dans les environs de Romorantin, de Nonant-le-Fusilier, plus fort sur les rives de la Loire, qui est en général exporté jeune dans des contrées fertiles où il prend du développement, nous devons mentionner les moutons du Gatinais.

Mouton gatinais. — Le Gatinais est à la Sologne ce que le Nivernais est au Berry. Il importe des moutons solognots et en élève qui lui sont propres. Le mouton gatinais est à tête un peu busquée, souvent grise, mouchetée ou portant des taches brunes, noirâtres sur les joues. Malgré ces caractères, il est confondu avec le solognot quand il est de petite taille. Indépendamment du type du pays on trouve dans le Gatinais des moutons provenant du mélange des races berrichonne, nivernaise, solognote et métisse-mérinos. Le vrai mouton gatinais disparaît et on le regrette à cause de ses qualités comme bête de boucherie.

Élevage, commerce. — La Sologne en général ne peut que faire naître. Elle vend les animaux jeunes et ils sont conduits dans le val de la Loire, le Gatinais, la Brie, l'Ile-de-France. Avant d'arriver sur les marchés de la capitale où ils viennent en grand nombre toute l'année, ils ont quelquefois séjourné chez trois, quatre cultivateurs, faisant réaliser des bénéfices à chacun.

Amélioration. — Cette race est protégée par la stérilité du sol qui la produit. Il n'en existe pas d'autre assez sobre pour la déplacer. Les éleveurs agissent sagement en la conservant, mais il est à regretter qu'ils ne réforment pas les individus à mèches pointues, vrillées, à brins roides dont la toison a si peu de valeur. Par des appareillements l'amélioration serait facile, car on trouve dans le pays des moutons qui ont des toisons passables.

Le métis-mérinos de petite taille rend la laine plus belle sans changer la nature de la race. On a fait aussi des essais avec les béliers anglais. Les produits de ces derniers ne réussissent que lorsque les troupeaux sont bien nourris ; dans les mauvais herbages, ils sont maigres, et comme les anglo-berrichons, ils contractent la pourriture plutôt que les individus indigènes. Des dishley mérinos de petite taille à toison fermée donnent des produits plus robustes et surtout à laine plus souple ; ils peuvent être employés sans crainte d'insuccès dans les cantons plus fertiles où les brebis sont d'assez forte taille.

Le changement de régime qu'entraîneront les améliorations agricoles qu'on cherche à introduire dans la Sologne comme dans le Berry, aura un résultat considérable sur les troupeaux. Nous nous bornons à recommander ici les soins de propreté, la bonne tenue des bergeries. L'infériorité des toisons roides, terreuses, *balleuses*, comme on aurait dit jadis, est due moins à la nature de la laine qu'aux corps étrangers qui la salissent. Pour augmenter la valeur de la tonte, il suffirait d'avoir des râteliers à barreaux presque verticaux, de construire des plafonds imperméables et de distribuer les fourrages pendant que le troupeau est hors de la bergerie.

§ 3. — Moutons poitevins.

Quoique différant beaucoup par la taille selon les contrées qui les produisent, les moutons élevés dans les départements de la Vienne et des Deux-Sèvres sont faciles à reconnaître aux caractères suivants : corps long, haut monté sur jambes; garrot assez épais ; dos ensellé; tête longue, sans cornes, nue, ainsi que la face inférieure de l'encolure, les membres et le ventre; oreilles souvent pendantes; laine dure, longue, mais en mèches peu distinctes. Ils offrent plusieurs variétés.

Moutons de la plaine.—A corps grand, fort, lourd, à jambes très-longues, à extrémité postérieure de la croupe, souvent dégarnie de laine comme le cou, ils se trouvent dans les Deux-Sèvres, du côté de Saint-Maixent. Ceux de *Beaussay*, du nom d'un village du canton de Melle, sont à poitrine épaisse, à belle laine. On les considère comme les plus beaux. On estime aussi ceux qui viennent à l'ouest de Melle, également sur un terrain calcaire. On les appelle *Romagnols*, du nom de Romagne, commune du département de la Vienne, qui en produit beaucoup. A Paris, on appelle souvent le mouton de la plaine *gatineau*.

Mouton de la Gatine.—Mais le mouton venu dans les terres schisteuses de la Gatine est plus petit, à corps plus mince, à oreilles étroites, à laine variable, quelquefois plus grosse que dans le précédent. Il est élevé aussi dans le département de la Vienne, et souvent on le distingue très-difficilement de celui de la plaine.

Du côté du Limousin, la race perd de sa taille, devient plus petite, plus fine, bocagère, et à laine plus longue, en se mêlant à la race limousine. Elle constitue dans les bruyères de l'arrondissement de Civray, le mouton *de bruyère, de brande,* trapu, fort estimé pour la boucherie, à cause des qualités de sa viande.

Vers le nord, la race poitevine se croise avec d'autres races et forme ce qu'on appelle le *mouton tourangeau;* ce mouton a beaucoup de rapports avec le berrichon.

Le Poitou est très-inégal au point de vue de son appropriation à entretenir des bêtes à laine : les plateaux calcaires, la plaine, sont favorables à ces animaux; mais certaines vallées et le marais, avec le climat maritime qui y règne, leur communiquent la pourriture.

PRODUCTION, COMMERCE. — Pendant toute l'année, la race poitevine fournit beaucoup de moutons à l'approvisionnement de la capitale. Anciennement, le Poitou exportait maigres une grande partie de ses bêtes à laine. Il en fournissait au Bordelais, à la Saintonge, à l'Aunis, à la Touraine, au Maine et à la Normandie. Par les progrès de la culture, le pays a multiplié ses ressources et envoie de nos jours beaucoup de moutons gras à Paris. Ils sont engraissés d'après notre confrère M. Ayrault, en hiver par très-petits lots, chez de petits cultivateurs qui les nourrissent avec de la vesce, du regain de luzerne et du son; tandis qu'en été ils s'engraissent par troupeaux de 40 ou 50 têtes dans les prés.

AMÉLIORATION. — Les forts moutons du Poitou ont de la bonne viande; ils sont cependant peu recherchés dans les bonnes boucheries à cause de leurs jambes trop longues : les gigots paraissent décharnés.

La race est défectueuse au point de vue des formes et de la laine : très-généralement les animaux sont trop élancés et la toison ne couvre pas suffisamment le corps. Les deux améliorations doivent être produites par le même moyen, le croisement; car en raison de la grande uniformité qui existe dans la race, l'amélioration par simple appareillement serait une opération très-longue. C'est en donnant aux brebis poitevines des béliers à membres plus courts, à corps plus épais, ayant la tête, le cou, le ventre bien laineux, une laine fine et une toison tassée, qu'on peut corriger les défauts que nous signalons. Quelques fortes variétés de métis-mérinos, surtout les dishley-mérinos, rempliraient ce but dans les pays qui produisent les grands poitevins. Là où se trouvent les plus petites variétés, on devrait employer des métis-mérinos plus petits de taille, mais ayant les mêmes formes. Les races anglaises sont trop exigeantes pour plusieurs parties du Poitou, et ont d'ailleurs une laine trop grosse pour toutes.

§ 4. — **Moutons garonnais.**

Quoiqu'on reconnaisse sur les marchés de Bordeaux et en remontant la Garonne, une race gasconne et une race garonnaise, il n'existe dans les départements de la Gironde, du Lot-et-Garonne, du Tarn-et-Garonne et du Gers aucun groupe de moutons qui mérite une étude particulière, qui forme une race propre.

Nous avons trouvé les troupeaux entretenus sur les bords de la Garonne comme les lots de moutons amenés au marché de Sceaux sous le nom de gascons, composés de bêtes venues du Limousin, du Périgord, du Lauraguais, des Landes, du Béarn et du Poitou même ; quelques cantons de ces départements, du côté du Périgord comme près de la mer, s'occupent exclusivement d'engraissement et renouvellent presque continuellement leurs animaux. Cette pratique est rationnelle dans les contrées très-humides où les troupeaux souffrent de la pourriture, et dans les pays bien cultivés, là où il ne reste pas de terres vagues pouvant être utilisées à l'entretien des moutons.

AMÉLIORATION. — Il s'opère cependant sur les rives de la Basse-Garonne un travail d'amélioration très-actif. Les cultivateurs qui s'occupent de multiplication tendent à produire des troupeaux qui réunissent à la taille et aux formes des belles bêtes de boucherie, de riches toisons.

Ces métis, produits avec persévérance dans quelques cantons de Lot-et-Garonne, sont encore très-hétérogènes. En général, ils doivent aux races à laine grosse ou commune de l'ouest qui ont souvent concouru à les produire, une encolure longue, une tête forte, et des jambes hautes : le corps en est diversement conformé. Ils se recommandent principalement par leur toison. La laine présente les qualités des bonnes laines communes et souvent le caractère mérinos, mais elle ne s'étend pas suffisamment sur les parois du ventre, sur les membres et sur la tête.

A mesure qu'on se rapproche de l'Océan les conditions hygiéniques changent ; le sol reste le même ou devient peut-être plus fertile, mais les vents de l'ouest s'y font plus vivement sentir et l'air plus humide est moins favorable à la production de la laine que dans les plaines de Tarn-et-Garonne et du Lot-et-Garonne. Les éleveurs plus rapprochés de l'Océan, pour mettre à profit ces circonstances climatériques, cherchent avec raison à produire de la viande. C'est dans ce but que quelques propriétaires des Landes, de la Gironde surtout, ont croisé leurs brebis avec des béliers anglais.

Le voisinage de la mer rend, dans ces pays, le climat plus doux et plus favorable aux bêtes de boucherie que ne semble le comporter la latitude ; les bêtes à laine longue y prospèrent même mieux que celles à laine courte qu'on ne préserve pas toujours de la pourriture. Les races dites médocaises, qui par leur laine longue témoignent de l'aptitude du Médoc à produire de la viande, indiquent la convenance du croisement avec les bêtes à laine longue ; mais les éleveurs bordelais n'oublient pas qu'il faut autant d'aliments pour faire 1 kilogramme de mauvaise laine que pour en faire 1 kilogramme de bonne et ils cherchent à produire les belles toisons intermédiaires que leur climat comporte.

La Société d'agriculture de Bordeaux a depuis longtemps donné l'exemple et elle poursuit l'opération avec autant de tact et de savoir que de persévérance. Elle avait introduit dans le département de la Gironde des béliers Southdown ; elle les a abandonnés pour des croisés dishley-mérinos. C'est en effet ce dernier reproducteur qui est le plus convenable, pourvu qu'il soit bien choisi, pour améliorer, au point de vue des formes et du lainage, les bêtes variées, mais en général mal faites et à toison rude du pays.

§ 5. — Moutons lauraguais.

Le long bassin qui sépare le plateau central de la France des Pyrénées, présente deux parties distinctes. Du côté de l'est il offre les caractères du climat méditerranéen ; tandis que vers la Gironde la température est plus douce et l'atmosphère moins sèche. La première partie est beaucoup plus appropriée au tempérament du mouton ; aussi a-t-elle toujours nourri des troupeaux considérables et renommés pour leurs toisons, quand vers l'Océan les bêtes à laine n'ont jamais eu une grande importance. De nos jours comme anciennement, nous venons de le voir, il n'a pas encore été possible d'y former une race propre.

La race lauraguaise tire son nom d'une petite contrée dont Castelnaudary était la ville principale. Elle occupe, plus ou moins pure, une large surface ; mais quoique répandue dans le Gers, le Lot-et-Garonne, le Tarn-et-Garonne et la Haute-Garonne, c'est dans l'est de ce dernier département et dans les plaines ou les collines de l'Ariége et surtout de l'Aude, qu'elle est le plus homogène.

Là où elle domine elle présente les caractères suivants : taille moyenne ; corps assez allongé ; lombes larges ; poitrine souvent plate ; tête assez fine, sans cornes ; encolure un peu longue ; laine commune ou presque intermédiaire, quelquefois brune, formant des toisons bien tassées qui couvrent tout le corps.

Sobres et robustes, les bêtes de cette race sont d'un facile entretien. Elles parcourent de vastes et de longs trajets pour ramasser leur nourriture sur des terres peu fertiles. Dans quelques localités cependant on sème pour la mauvaise saison des pâturages composés de farouch, d'avoine, de gesses ou de vesces, et là où elles sont bien nourries, elles acquièrent plus de taille et portent souvent deux fois l'année. On compte qu'un troupeau de 100 brebis donne 150 agneaux. Elles sont assez bonnes laitières pour pouvoir être entretenues pour le lait près des villes où ce liquide se vend bien en nature.

Amélioration. — A cause de l'hétérogénéité de la race, un

bon choix des reproducteurs et de bons appareillements nous paraissent devoir être placés en première ligne comme moyens d'amélioration. Les éleveurs de la Haute-Garonne recherchent surtout un corps volumineux, un peu long, l'absence de cornes et de fanons, et une toison fine, tassée, se recommandant plutôt par son poids que par l'extrême finesse du brin; mais concurremment avec l'emploi de reproducteurs présentant ces caractères, il faut mettre en usage un régime bon et régulier, surtout pour les jeunes animaux. Tous les cultivateurs devraient faire en sorte d'imiter ceux qui vendent le lait en nature et quelques producteurs de béliers encore trop rares : semer des fourrages artificiels pour suppléer à l'insuffisance des pâturages naturels.

Quant au croisement, il peut être utile et doit être pratiqué, ou avec de bons métis mérinos à peau unie, ou avec des mérinos à taille un peu forte, à garrot bas, épais, se distinguant plutôt par la longueur des mèches que par la finesse des brins. Les cornes qui déprécient le mouton mérinos ne devraient pas être un motif d'exclusion pour la race mérine là où elle conviendrait du reste.

Des mérinos de race superfine introduits par quelques éleveurs dans l'Aude, la Haute-Garonne, le Tarn, le Tarn-et-Garonne, ont été abandonnés à cause de leur taille trop peu développée, de leurs fanons, et de la légèreté de leurs toisons; on n'en veut même pas pour croiser la race indigène.

Les béliers anglo-mérinos, même un peu forts de taille, sans cornes et sans fanons, à mèche longue, mais fine et carrée sont les plus convenables, et en général fort estimés. Ils doivent être choisis ayant les formes de la race anglaise et le lainage des mérinos. Les éleveurs rejettent cependant la brièveté de la laine qui du reste se trouve rarement sur les croisés dont nous parlons; mais ils doivent exclure surtout les reproducteurs, les femelles comme les mâles, dont la mèche est pointue, ondulée et brillante derrière la nuque.

Les races anglaises pures ne conviennent que pour les cultivateurs qui ont de belles brebis mérinos et qui ne craignent pas de voir naître dans leur troupeau quelques métis à laine grosse. En dirigeant le croisement avec soin, en réformant les individus défectueux, ceux qui ont des cornes ou seulement la tête trop forte et ceux dont la laine est mauvaise ou le garrot trop saillant, ils sont assurés d'avoir un bon troupeau dès la deuxième ou la troisième génération.

Du reste, l'expérience des anglo-mérinos est faite déjà. Ces reproducteurs ont été importés plusieurs fois par des Sociétés agricoles et par des particuliers pour croiser la race des plaines de la Garonne; ils perfectionnent toujours les formes et souvent les toisons. La bergerie du Blanc déjà bien connue, appartenant à M. Viallet et dirigée par M. Martegoutte, ancien professeur à une des écoles impériales d'agriculture, fournit la preuve des excellents résultats qu'on peut en attendre; l'anglo-mérinos y prospère parfaitement et donne des produits fort recherchés dans les départements voisins. Ils ont été particulièrement remarqués aux concours de la Haute-Garonne où ils ont obtenu les premiers prix.

§ 6. — Moutons ariégeois.

Cette race, trop peu connue, est remarquable, et par ses qualités, et surtout par le nombre considérable d'animaux qu'elle fournit. Notre honorable confrère, M. Sainte-Colombe, en a compté vingt-sept mille dans les seuls villages de la vallée de l'Ariége, situés entre Tarascon et Ax. Les villages plus rapprochés du haut de la vallée, Merens, l'Hospitalet, en ont à proportion. Un des plateaux des Pyrénées, au sud de Foix, nourrit à lui seul douze mille bêtes tous les étés.

Du bassin de l'Ariége, centre de production, ces moutons s'étendent, d'un côté, dans les Pyrénées-Orientales, de l'autre, dans la Haute-Garonne et les Hautes-Pyrénées, et, vers le nord, dans les plaines du département de l'Ariége. Ils se mêlent ainsi avec la race des Landes, avec celle du Roussillon et avec celle du Lauraguais. Par la qualité de sa laine, la race ariégeoise tient le milieu entre la race béarnaise et celle du Roussillon.

CARACTÈRES. — Taille un peu au-dessus de la moyenne; corps épais; poitrail ouvert; tête moyenne, un peu busquée,

présentant, comme les membres, des taches rousses, jaunes,
brunes ou noires ; encolure forte ; cornes en spirale dans les
béliers ; membres longs, solides ; jarrets larges, bien écartés
l'un de l'autre. La démarche est fière, l'œil vif, l'air vigoureux. La laine est longue, souvent en mèches pointues, de
bonne qualité, quoique trop grosse et trop dure, pouvant
rentrer cependant parmi les laines communes. Sans être très-
laineux, ce mouton fournit de bonnes toisons.

Les bêtes à laine trouvent, sur les collines et les hauts plateaux du département de l'Ariége, des conditions favorables
à leur production ; elles passent l'été sur les montagnes, où
elles acquièrent une très-bonne santé, et descendent, dans
le mois de septembre, fortes et vigoureuses, mais sans être
grasses : le pays manque d'herbages. Elles sont exportées,
pour être engraissées, dans les plaines de l'Ariége et dans
les vallées du côté de la Haute-Garonne. En été, il en est
engraissé aussi dans la Cerdagne et le Capsir.

La viande des moutons de l'Ariége jouit d'une excellente
réputation ; on attribue son fumet aux plantes aromatiques
des montagnes.

Amélioration. — Cette race, dont le régime ne pourrait
que difficilement être changé dans la plupart des troupeaux,
pourrait être considérablement améliorée par un bon choix
des reproducteurs. On trouverait, dans toutes les communes,
les éléments d'une utile transformation.

Il faudrait d'abord ne laisser dans les troupeaux que le
nombre de mâles nécessaires à la fécondation des brebis ;
ensuite, exclure de la reproduction ceux qui ont de grosses
cornes, une encolure forte et une poitrine étroite ; employer
ceux qui sont plutôt petits de taille qu'élancés, mais à garrot
bas et à lombes larges. Le bélier dishley-mérinos serait très-
bien appareillé par les bonnes brebis ariégeoises, et serait
utile dans les troupeaux qui restent toute l'année dans les
basses plaines ; mais la force des membres, la largeur des
jarrets est nécessaire aux moutons qui émigrent sur la montagne pour résister aux longs parcours sur les pentes escarpées, et on devrait craindre de la diminuer par ce croisement.

Il faut exclure les individus à laine grosse, à toison jarreuse, encore trop communs, ainsi que ceux dont une partie du corps, le ventre, les membres, est dénudée; exclure
également ceux à toison mécheuse, quoique à laine souple :
des toisons fermées, seraient-elles de finesse moyenne, sont
préférables. Le parc sur la montagne est une cause d'altération de la laine qui nuit surtout quand les mèches sont
pointues et les toisons ouvertes.

Le sang mérinos a plus ou moins pénétré dans la plupart
des troupeaux ariégeois. On le reconnaît à la nature de la
laine, malgré les taches noires ou brunes, que présentent les
animaux, aux membres et à la tête. Il est possible de l'employer, et c'est aux béliers qui en possèdent, c'est-à-dire à
des métis, que doit être donnée la préférence pour la reproduction. En opérant avec méthode, il peut être créé une race
aussi forte, aussi vigoureuse, aussi bonne pour la boucherie
que la race pure de l'Ariége, et ayant ces belles laines qui ont
fondé la réputation des troupeaux du Roussillon et qu'on
trouve dans quelques hautes vallées des Pyrénées-Orientales.

§ 7. — Moutons du Rouergue.

Les bêtes à laine du Rouergue sont variées, comme le sol
du pays. Nous y distinguons deux races propres : celle du
Causse, forte, élevée sur des plateaux calcaires, et celle du
Ségala, nourrie sur des coteaux schisteux. Vers l'ouest, ces
races se mêlent à des bêtes venues du Quercy, et, vers l'est,
avec celles des Cévennes, de la race du Larzac, qui occupent
les plateaux calcaires et les Landes de la partie orientale du
département de l'Aveyron.

La *race du Causse,* plus nombreuse, est à corps long, haut
monté sur jambes, à garrot mince, à côte plate, à cuisses
peu charnues, à tête forte, busquée, souvent sans cornes.
Elle descend d'un ancien croisement avec celle de la Flandre.
Nourrie sur des terres à froment qui produisent de la bonne
herbe, elle est dure à l'engrais quand elle émigre.

On s'est toujours occupé de son amélioration, parce qu'elle
forme de grands troupeaux. Depuis quelques années, les cul-

tivateurs attachent moins d'importance à la taille et recherchent une tête courte, petite, laineuse, un corps plus trapu et moins long. Ils obtiennent des animaux plus épais. Le type de ces moutons se trouve surtout dans les collines, les plateaux calcaires compris entre le Lot et l'Aveyron.

Bocager, petit, à tête pointue, le *mouton du Ségala* a les jambes fines et la laine douce, frisée, chargée de suint, ou lisse, à mèches plates, pointues. Elle est souvent noire, parce que les cultivateurs, n'ayant que de petits troupeaux, en vendent peu et recherchent cette couleur pour leur usage. Sobre et très-rustique, ce mouton vit toute l'année sur des coteaux schisteux, des plateaux granitiques, presque nus, dans des landes, des châtaigneraies, des chaumes de seigle, où le climat est plus rude en été et l'herbe moins bonne que dans le Causse. On le conduit, en hiver, dans de mauvaises prairies arrosées, et quand le pays est couvert de neige, dans les bruyères et les genestières. Élevé avec cette parcimonie, il prend facilement la graisse, quand il arrive sur les herbages de l'Auvergne.

Comme les autres laines françaises, la laine du Rouergue est forte et nerveuse. Elle est employée à Lodève, à Castres, à Mazamet, pour fabriquer des draps pour la troupe. On mêle les deux qualités entre elles ou avec de la laine mérine ou métisse-mérine. Les laines des sols calcaires sont, en général, plus douces que celles des terres siliceuses; mais cela ne se remarque pas dans l'Aveyron : le mouton du Ségala est plus fin que celui du Causse.

PRODUCTION, COMMERCE. — Le Rouergue est peu propre à l'engraissement du menu bétail. Quelques troupeaux de cette province vont, tous les ans, estiver sur les montagnes d'Auvergne, et, pendant le printemps, il se tient, tous les samedis, à Rodez, un marché où sont amenées, d'une partie de l'Aveyron et du Tarn, les bêtes réformées dans ces pays. On les conduit, pour les engraisser, ou sur les montagnes d'Aubrac, ou dans les départements du Cantal, de la Lozère et de la Haute-Loire. Il en va même dans la Drôme et sur les Hautes-Alpes.

AMÉLIORATION. — Parmi les causes qui s'opposent le plus à l'amélioration des troupeaux dans l'Aveyron, il faut noter le sol naturellement peu fertile là où il n'est pas arrosé, le climat trop rigoureux, et dans une partie dn département, la division de la propriété d'où résulte l'éparpillement des lots de terre et la nécessité de fatiguer les troupeaux pour aller et revenir des pâturages.

C'est aux cultivateurs à diminuer les inconvénients que nous signalons, par un aménagement bien entendu de leur domaine, et en faisant construire des bergeries dans les terres éloignées de la ferme pour abriter les animaux pendant le mauvais temps et pendant les fortes chaleurs. Nous leur recommandons également de s'attacher à uniformiser leurs troupeaux quant aux formes et à la qualité de la laine, en choisissant les béliers les mieux conformés, ceux dont la laine douce et fine recouvre tout le corps.

De nombreuses tentatives de croisement ont été essayées par des propriétaires zélés, que le département compte en grand nombre; elles ont eu, jusqu'à ce jour, peu de résultats. De bons métis-mérinos, de petite taille pour le Ségala, plus grands pour le Causse, et même de bons dishley-mérinos de taille moyenne, sont les types qui conviennent le mieux et qui donneront les meilleurs résultats quand on soignera convenablement les produits.

§ 8. — Moutons des Cévennes, Moutons du Larzac.

Quoique les géographes donnent le nom de Cévennes aux montagnes qui s'étendent des Vosges aux Pyrénées et se lient aux monts d'Auvergne par La Margeride, nous réservons la dénomination de moutons des Cévennes à ceux qu'on élève sur la partie méridionale de ces montagnes : ils ne forment un groupe bien homogène que sur les plateaux compris entre les rives du Gard et celles du Tarn, de l'est à l'ouest, et entre Mende et les Corbières, du nord au sud. Ils se mêlent à la race du Languedoc, à celle des Corbières et à celle du Rouergue, et, vers le nord, dans la Lozère et la Haute-Loire, avec les bêtes du Forez, et surtout du Quercy, du Rouergue et de

4.

l'Auvergne, conduites dans ces départements pour y être es-
tivées, ou les traversant pour aller dans la Drôme et les
Alpes.

Le type de la race du Larzac se trouve sur les plateaux de
ce nom. Les animaux, assez forts de taille, sont à corps ramassé, mais à dos souvent bas derrière le garrot, à tête et
à jambes nues, à laine commune, longue, peu chargée de suint
et nerveuse dans les mâles et les femelles qui n'ont pas porté.
Elle recouvre trop incomplétement le corps.

Sobre et rustique, cette race se recommande surtout par
l'activité de ses mamelles. Elle fournit le lait avec lequel est
fabriqué le fromage de Roquefort; les troupeaux qui le produisent sont entretenus dans les arrondissements du Vigan,
de Lodève, et surtout de Millau et de Saint-Affrique.

Vers le nord, dans le Gévaudan, la race est plus petite, à
tête jamais complétement nue et souvent pourvue de cornes.
La laine en est plus grosse, à toison plus ouverte que dans les
animaux que l'on élève sur les plateaux calcaires et dont le
lait alimente les caves de Roquefort.

La viande des moutons cévennois a toujours été fort estimée et mérite de l'être. Le climat et les plantes fermes, sapides, aromatiques du Midi, communiquent à la viande un
goût exquis, que ne sauraient donner les pâturages succu-
lents du Nord. Les moutons de la plaine de Ganges étaient
même considérés comme supérieurs, par le goût délicat de
leur chair, à ceux qu'on engraissait dans les pâturages salés
du Roussillon.

Amélioration. — Dans les Cévennes, la laine, jadis renommée, a, relativement, moins de valeur de nos jours. La grande
amélioration opérée par les mérinos sur nos moutons ne
s'est pas fait sentir dans ce pays, qui serait susceptible cependant de produire de belles toisons; mais les habitants sentent
peu l'importance d'améliorer leurs troupeaux à ce point de
vue; comme ils tirent un grand profit du lait, ils craindraient
d'altérer les qualités laitières de leurs brebis en les alliant
avec une race étrangère. Les brebis du Larzac, traites depuis
un temps immémorial, fournissent de grandes quantités de

lait; mais la production de la laine en est diminuée, ainsi que les qualités; de sorte que le croisement avec le mérinos n'aurait pas, dans ces pays, l'importance qu'il a eue dans les contrées où l'on ne trait pas les brebis.

La rusticité, la sobriété, sont encore des qualités qu'on craindrait d'altérer en croisant la race du Gévaudan. Les mérinos exigeraient une nourriture plus copieuse que celle fournie par les garrigues et les landes de la Lozère et de l'Aveyron. On a cependant essayé l'amélioration par le sang espagnol; mais ce croisement, quoique ayant amélioré le poids, et surtout la toison des troupeaux, n'a pas eu de suite; on a trouvé les métis trop exigeants et pas assez rustiques. Les perfectionnements de l'agriculture, l'amélioration des pâturages par la fumure plus abondante des céréales, et surtout la culture des fourrages artificiels et des approvisionnements plus considérables pour l'hiver, produiront naturellement de bons changements dans la race indigène et faciliteront la réussite des croisements.

Nous regrettons qu'on n'ait pas essayé, pour ces parages, le métissage avec les races à bonne laine d'Afrique. Les brebis sont soigneusement traites par les Arabes, et le croisement n'aurait pas, au point de vue de la lactation, les mêmes inconvénients avec les mérinos africains qu'avec les mérinos de nos pays.

§ 9. — Mouton clapeng.

Au sud-est de Béziers s'étend le long de la mer, jusqu'au niveau de Narbonne, une petite colline à base de grès, appelée Clape de Narbonne. Formée d'un sol pierreux, très-aride et fortement exposée aux vents de la mer, elle nourrit un petit mouton appelé dans le pays *mouton clapeng.* Il est très-menu, à garrot sorti, à poitrail étroit, blanc le plus souvent, mais à jambes brunes ou noirâtres, et à laine commune formant des toisons mécheuses plutôt que fermées.

AMÉLIORATION. — Il ne faut pas songer à élever la taille de ce petit mouton, mais on pourrait en améliorer les formes et la toison en choisissant de bons agneaux pour la reproduction et en les soignant convenablement. Il est possible aussi d'améliorer la race par croisement. On trouve dans les environs de la Clape des troupeaux nourris en partie sur cette colline, et en partie dans les plaines et les collines environnantes. Ces troupeaux ont du sang mérinos, et les animaux qui les forment ont à peu près la taille du mouton clapeng : ils pourraient contribuer à en améliorer la toison. L'opération serait facile, mais les cultivateurs, en raison du peu d'importance de leurs troupeaux, ne sentent pas l'intérêt qu'ils auraient à la pratiquer.

§ 10. — Moutons languedociens.

Élevés dans le sud du département de l'Hérault, les moutons languedociens diffèrent de ceux du Larzac par la nature du sol qui les produit, le climat sous lequel ils vivent, et par les conditions économiques dans lesquelles ils sont produits. Au lieu des larges plateaux calcaires des environs de Lodève et de Saint-Affrique nous trouvons, dans les arrondissements de Saint-Ponts, de Béziers, et dans une partie de celui de Montpellier, une partie de la montagne Noire, des coteaux schisteux, des collines quelquefois volcaniques, mais toujours très-fortement rocailleuses et très-maigres. Les points les plus élevés de ces pays, au lieu d'être à 12 ou 1,300 mètres d'altitude comme dans la partie septentrionale du département, n'ont qu'une élévation de 5 à 600 mètres, et la chaleur, la sécheresse, y sont plus fortes.

Toutes les parties de ce sol, en général si peu fertile, qui sont susceptibles de donner quelques produits utiles, sont livrées à la culture. Les plus mauvaises seules, et elles sont peu étendues, servent à l'entretien du mouton qui est élevé en très-petits lots.

A laine commune, nerveuse, les moutons languedociens sont presque de taille moyenne, bas sur jambes, assez sobres et assez robustes pour vivre sur des pentes exclusivement rocailleuses, dans les chaumes et les garrigues les plus maigres où ils sont obligés de faire de grandes courses par une très-forte chaleur pour quêter leur nourriture. La bonne qualité de l'herbe n'en compense pas la rareté au point de vue du développement des animaux, mais elle produit de la viande très-estimée.

On distingue parmi les moutons languedociens ceux dits de *Pardailhans*, du nom d'un village des environs de Saint-Ponts : ils sont d'une grande sobriété, de moyenne taille, à tête presque nue, et prennent rapidement la graisse quand ils sont conduits du côté de la mer. Ceux qu'on élève sur les terrains d'alluvion de Capestang, de Corneilhan, sur les terrains tertiaires des environs de Béziers et sur les coteaux volcaniques de l'Escandorgue sont souvent plus forts, et plus exigeants en nourriture pour être engraissés.

Nous citerons aussi comme étant élevée dans la partie sud du département de l'Hérault *la race Barbarine* importée d'Afrique et moins exposée au pissement de sang que la race dont nous venons de parler. Elle est de forte taille, à laine grosse et longue, à oreilles grandes et pendantes, à queue large à la base et présentant de nombreux plis longitudinaux.

Les brebis font deux portées par an et souvent de deux à trois agneaux. Cette race est trop exigeante pour les collines rocailleuses du Midi ; elle souffre en été et ne peut être élevée que dans les parties les plus fertiles.

AMÉLIORATION. — Par un bon choix des reproducteurs on peut facilement améliorer la race au point de vue du lainage, car on trouve dans tous les troupeaux des bêtes assez bien conformées, et d'autres provenant plus ou moins directement de la race mérine, et ayant de bonnes toisons couvrant bien la totalité du corps ; mais l'amélioration au point de vue de la boucherie est moins facile.

Dans le Gard et l'Hérault, les troupeaux souffrent en été de la chaleur et du manque de nourriture. Les landes, les garrigues, les bords des chemins, ne fournissent pas des pâturages suffisants. Anciennement l'industrie des bêtes à laine devait une partie de son importance à l'émigration vers les montagnes des Cévennes et de l'Auvergne, que l'on pratiquait sur une large échelle. Les ressources que fournissaient ces déplacements ne sauraient être remplacées par celles que procure la culture du millet, du sorgho, du maïs ; même les plantes les plus robustes manquent souvent en été, et quand elles réussissent, il y a plus d'avantage à les faire consommer par les chevaux de travail ou par des bêtes à cornes que par des moutons. D'ailleurs les progrès agricoles ne sont pas favorables à l'industrie ovine : les bonnes terres que l'on cultivait dans le siècle dernier en seigle, en orge, en vesces, en lupin, en trèfle, pour nourrir les troupeaux, sont livrées aujourd'hui à des plantes plus productives pour le cultivateur.

Sur les bords de la Méditerranée, dans la Provence et le Languedoc, il y a eu plusieurs essais de croisement avec la race *Barbarine* : les métis à tête plus ou moins busquée, à squelette plus fort, à jambes plus longues et à oreilles plus larges que la race française, ont aussi la laine plus grosse et la toison moins lourde; leur viande est moins estimée. On a surtout conseillé ce croisement parce que les métis sont moins exposés au pissement de sang que la race indigène; mais cet avantage disparaît à mesure que les animaux se forment au climat du Languedoc, tandis que l'infériorité de la laine persiste, de sorte que ce croisement est loin d'être avantageux.

L'alliance de nos brebis du Midi avec les races d'Afrique n'a pas été assez étudiée. On croit trop généralement qu'il n'y a en Algérie que des moutons à laine grosse et dure comme celle que nous tirons depuis un temps immémorial des côtes barbaresques ; c'est une erreur. Il existe chez plusieurs tribus de notre colonie des races ovines à belle laine et à toison fermée, égale, et recouvrant tout le corps comme dans nos beaux métis. Sobres et robustes comme la barbarine, ces races sont rustiques, façonnées aux grands changements de régime ; c'est parmi elles qu'il aurait fallu choisir les types améliorateurs. Tout en donnant à nos races communes du Midi une toison touffue et un brin doux, nous les aurions rendues plus fortes, peut-être plus laitières, et plus capables de résister aux privations comme à l'abondance de nourriture.

§ 11. — Moutons provençaux.

Il y a toujours eu en Provence deux sortes de bêtes à laine : celles d'Arles, à belle toison, qui ont été croisées avec le mérinos, et dont nous parlerons à l'article suivant, et celles de la montagne, répandues sur les contre-forts méridionaux des Alpes où elles ont conservé en grande partie leurs caractères.

Ces derniers moutons sont de taille moyenne, robustes et pourvus d'une laine longue, tassée, très-nerveuse. Ils fournissent une viande excellente. On en distingue encore divers groupes :

Le *mouton d'Istre*, à laine commune, de petite taille, qui est produit dans quelques villages sur les bords de la mer et en s'élevant sur les coteaux à partir de Martigues ; le *mouton* de l'arrondissement d'Aix, dit *puy-ricard*, de haute taille, à tête nue, à laine commune formant des toisons feutrées à la surface : très-rustique, cette race est d'un facile entretien et se nourrit sur des pâturages médiocres ; les brebis, qui font par an deux portées et quelquefois de deux, trois petits, sont recherchées dans les plaines par les cultivateurs qui vendent des agneaux de lait ; le *mouton de Barcelonnette*, produit dans les Basses-Alpes, dans l'arrondissement dont il porte le nom, qui est de taille moyenne, à cou long, à laine commune, frisée plutôt que droite et en toisons feutrées : sobre et très-robuste, cette race s'étend dans les départements du Vaucluse et des Bouches-du-Rhône.

Dans l'ouest des Basses-Alpes, du côté de Saint-Cannat, de Saint-Vincent, de Manosque, de Forcalquier, les moutons se rapprochent des races du Dauphiné ; ils sont généralement tachés de roux et de noir, assez gros, mais mal conformés, à flanc grand, à laine bonne sans être fine : beaucoup ont du sang mérinos.

Ces trois races communes, avec la barbarine qui a été importée du Languedoc, constituent les petits troupeaux qui passent l'été en Provence. On les préfère aux races mérines parce qu'elles sont plus sobres et plus robustes : elles vivent sur des pâturages médiocres, et ne sont pas exposées au pissement de sang.

Dans le Var on élève le *mouton de Vence*, de taille moyenne, rustique, fournissant de la bonne viande et une laine commune, souvent noire, à toison feutrée. Il est nourri dans des contrées montagneuses.

Ces moutons restent en général en Provence, même ceux qui sont élevés dans la plaine. Si l'on en voit quelques-uns sur les Alpes, dans les troupeaux venus de la Crau ou de la Camargue, c'est accidentellement; ils y sont en très-petit nombre.

ÉLEVAGE, COMMERCE. — La production des moutons provençaux a lieu principalement dans les parties de la province les moins propres à l'industrie ovine. Les élèves sont ensuite conduits de la montagne dans la plaine où ils sont, les uns consommés immédiatement, les autres conservés quelque temps : ceux-ci en petit nombre sont engraissés en même temps que quelques bêtes venues du Languedoc, du Rouergue, de l'Auvergne et des Cévennes. La rafle de raisin qu'on leur donne produit beaucoup de suif. On hiverne exclusivement des femelles : on les fait porter pour en livrer leurs produits à la boucherie comme agneaux de lait. On les entretient pour le fumier surtout.

AMÉLIORATION. — Quoique très-divers les parages où se trouvent les moutons dont nous parlons, offrent peu de ressources fourragères. Les cultivateurs emploient les végétaux dont ils peuvent disposer pour entretenir le bétail, — mules, porcs, ânes, chèvres, brebis, — de première nécessité. Ils emploient leur tonte pour les besoins du ménage et ont rarement de la laine à vendre ; il en résulte qu'ils ne comprennent pas l'avantage qu'ils auraient à améliorer leur petit troupeau. S'ils tenaient à avoir des laines ayant les qualités de la laine mérinos, il leur serait facile d'employer à la reproduction les béliers mérinos et métis-mérinos communs dans le Midi. Ce croisement est d'autant plus avantageux que les métis provenant de ce bélier et des brebis communes de la Provence, ont des laines fines, des toisons tassées et lourdes, sont sobres

comme les moutons des races maternelles, et d'après
M. Delorme, ne sont pas exposés au pissement de sang.

§ 12. — Moutons dauphinois.

On trouverait dans le Dauphiné des terres très-propres à la
multiplication du mouton, mais la grande division de la propriété ne permet que sur une petite échelle l'industrie ovine
là où, en raison du climat et de la nature du sol, elle prospé-
rerait le mieux.

Nous mentionnerons d'abord les plaines de la Drôme et de
l'Isère, entre Valence et Vienne, la plaine de la Valloire et celle
de Bayanne entre Valence et Le Péage, où l'on entretenait une
race, la race de Bayanne, petite, à laine fine, que l'on faisait
descendre d'une race espagnole et dont on comparait la laine
à celle de Ségovie. Elle est depuis longtemps en grande partie
remplacée par des métis-mérinos plus forts et plus laineux.

Sur les contre-forts calcaires des Alpes en se rapprochant
du Gapençois, le pays est très-favorable aussi à la nourriture
des troupeaux. Il y avait jadis dans cette contrée des moutons
que l'on appelait *règues* : ils étaient à laine longue assez
douce ; comme les précédents ils ont en partie disparu et
cédé leur place à des métis-mérinos. Du reste, ce pays fait
peu d'élèves. On y engraisse en été des troupeaux venus
de l'Ardèche, de la Haute-Loire, du Cantal, de la Lozère, de
l'Aveyron et du Lot ; on sait que le Gapençois nourrit aussi
de nombreux troupeaux venus de la Provence. On évaluait,
il y a un siècle, à 200,000 le nombre des moutons qui tous les
ans venaient y passer sept mois.

Plus à l'est, sur le sommet de nos Alpes, nous avons le
mouton *embrunois* ou *briançonnais*, de taille moyenne, à
membres forts, à tête grosse, à chanfrein droit ou busqué,
avec ou sans cornes, souvent à oreilles grandes. Ces moutons
sont peu laineux, et leur laine est grosse, dure, longue, jarreuse et souvent brune. On emploie la peau pour couvrir
les colliers de chevaux, de là le nom de *rabats* qu'on leur
donne. Il en est produit quelques-uns dans les montagnes
de l'Isère jusqu'au pont de Beauvoisin, et ils se rencontrent

sur la frontière avec des bêtes venues du Piémont qui leur ressemblent. Dans beaucoup de villages on les remplace par des métis-mérinos dont les troupeaux de la Provence facilitent la production.

Dans les plaines du département de l'Isère le sol est humide, et l'industrie ovine n'y a jamais eu une grande importance. Les troupeaux que l'on trouve sur les coteaux des arrondissements de la Tour du Pin, de la Côte-Saint-André, de Saint-Marcellin, sont composés de bêtes à laine commune, souvent brune, à tête fine et bien conformées ; elles proviennent de différents pays et ne forment pas race. Dans presque toutes les fermes on trouve des métis-mérinos inégalement fins.

PRODUCTION, COMMERCE, AMÉLIORATION. — Dans le Dauphiné on entretient en été, indépendamment des troupeaux de la Provence, de nombreuses bêtes, des brebis surtout, venues des départements d'outre-Rhône. On les consomme grasses dans le pays ou bien on les conduit dans la Provence. L'amélioration ne peut porter que sur les bêtes peu nombreuses que le pays fait naître : on les croise de plus en plus avec les mérinos, et la race d'Arles en facilite le moyen.

§ 13. — Mouton du Vivarais, du Forez, du Lyonnais.

Comme le mouton du Larzac, il est entretenu dans les Cévennes, mais il a beaucoup moins d'importance, ce qu'expliquent et la nature moins fertile des terres, et le climat plus rude des montagnes. Nous l'indiquerons cependant en particulier, ne pouvant le rattacher à aucune des races déjà examinées. Ce mouton est élevé dans les départements de l'Ardèche, de la Loire, de la Haute-Loire et du Rhône.

Il est à corps petit, à tête fine, souvent pourvue de cornes, à membres grêles, courts, à laine commune, jarreuse, dure, quelquefois grosse, souvent noire ou brune. Il est entretenu par petits lots dans des pays peu favorables aux bêtes à laine. On trouve sur les montagnes de la Loire, de la Haute-Loire, de l'Ardèche, des terres peu fertiles, des collines escarpées, des propriétés fort divisées, et des hivers rigoureux succédant à des étés fort chauds et souvent secs.

Avec ces conditions, les moutons ne sauraient prospérer; il n'en existe pas en France de plus chétifs que ceux qu'on y élève. Nous nous bornerons à faire remarquer que rien ne s'oppose cependant à ce qu'on rende les laines plus douces et les toisons plus lourdes, qu'il suffirait pour cela de bien choisir les reproducteurs.

Près de Lyon, les races du Forez, du Vivarais sont remplacées par des brebis dites *millerottes;* les meilleures se trouvent dans la commune de Millery, au sud de Lyon. Très-fortes et bonnes laitières, elles sont entretenues surtout pour le lait qu'elles donnent en grande quantité et pour leur laine. Les petits cultivateurs des communes de Chaponost, de Vogneray, de Craponne, ajoutent aussi une grande importance au fumier de leurs trois ou quatre brebis.

§ 14. — Moutons de l'Est.

Ni le sol, ni le climat de nos frontières de l'Est ne sont favorables à l'élevage des bêtes à laine. Nous nous bornerons à énumérer les principaux groupes qui les occupent :

Le mouton de la *Bresse*, du *Bugey*, petit, pourvu de cornes en spirale, à laine brune, ne forme pas une race proprement dite. Les troupeaux exposés à la pourriture dans les contrées à étangs, sont peu considérables. Dans les plaines graveleuses des bords du Rhône, les bêtes communes se mêlent à des bêtes mérinos qu'on y élève en petit nombre. Quoique entretenue dans le département de l'Ain, la race de Naz s'y est très-peu propagée.

Dans les montagnes du Jura, du Doubs, quelques cultivateurs nourrissent trois ou quatre brebis, pour la laine principalement. Elles sont hétérogènes, quelques-unes très-fortes.

Plus au nord dans la Haute-Saône et l'est de la Haute-Marne, les troupeaux ont un peu plus d'importance mais sont mal soignés. Les animaux qui les composent sont mêlés à ceux que l'on introduit de l'Allemagne, et très-variés par la taille et le lainage.

Nous appelons *vosgiens* les moutons élevés dans les Vosges. Ils sont de petite taille, à cornes fortes, à laine droite, quelquefois brune et souvent jarreuse, plus rarement douce et en toisons feutrées. On les considère comme appartenant à la race des Ardennes qui a disparu, avons-nous dit, du département de ce nom.

Sont aussi considérés comme un démembrement de cette race, les moutons *lorrains*, à tête petite, à corps trapu, à laine longue, droite, trop dure. Les terres fortes, l'hiver rude et de longue durée, rendent l'élevage du mouton peu avantageux dans les collines de la Meuse et de la Meurthe.

Tous ces moutons ne forment pas de race. Ils se mêlent sans cesse, tantôt avec ceux de la Champagne, de la Bourgogne ou du Nivernais, et vers le nord avec ceux des Ardennes belges et des provinces rhénanes.

Partout où le pays se prête à la production des bêtes à laine, on élève de plus en plus des mérinos ou des métis-mérinos, et comme ces pays fournissent à ceux qui n'élèvent pas, la transformation devient générale.

§ 15. — Mouton morvandeau.

Les montagnes de Saône-et-Loire sont peu appropriées à la nourriture des bêtes à laine ; elles ont cependant, notamment vers le nord, une race propre qui diffère des métis de la Bourgogne autant que des moutons gatinais.

Elle est petite, à tête fine, à oreilles moyennes, souvent sans cornes, avec la tête, les membres et le ventre nus. La laine est commune, souvent brune et assez feutrée à la surface, quoique grosse.

Cette race s'étend depuis mont Cenis, Lucenay, à l'est, jusqu'à l'ouest et au nord de Château-Chinon. Plus au sud du département on ne trouve pas de race propre au pays. Le Charollais engraisse des moutons venus du Morvan, du Berry, de la Sologne, du Bourbonnais et quelquefois de l'Auvergne ou du Limousin : conduits dans les herbages de la partie calcaire du Charolais, les moutons du centre de la France comme ceux des montagnes granitiques du Beaujolais et du Morvan, s'engraissent avec une très-grande rapidité, et les propriétaires ont plus d'intérêt, pour faire consommer l'herbe laissée par les bœufs, à engraisser des moutons qu'à en faire naître et à en élever.

La race propre au Morvan est susceptible de peu d'amélioration pour la boucherie tant qu'on n'aura pas amélioré les terres. Quant à la laine, elle peut être rendue plus douce et plus abondante. On trouve déjà quelques petits lots où l'on reconnaît le type mérinos : la toison couvre à peu près la totalité du corps et les brins sont assez fins. On doit généraliser ces qualités tout en cherchant à perfectionner les formes par un bon choix de reproducteurs.

§ 16. — Moutons de l'Auvergne.

Jadis plus que de nos jours les montagnes de la Haute-Auvergne servaient à l'estivage des troupeaux de l'Aude, de l'Hérault, du Gard, du Rouergue et du Quercy. Aujourd'hui elles engraissent des moutons venus de différentes provinces. On ne trouve pas dans le pays de race propre. Les petits troupeaux qu'on y hiverne ressemblent vers l'ouest à ceux du Limousin et du Quercy, vers le sud à ceux du Rouergue et vers l'est à ceux du nord des Cévennes.

Dans la Basse-Auvergne les bêtes à laine propres au pays ont plus d'importance ; elles y varient comme le sol. On nourrit sur les parties montagneuses des moutons de petite taille, trapus, à tête légère, à poitrail large et à jambes fines. Ces animaux sont vigoureux, sobres et rustiques ; ils résistent aux plus brusques variations de température et vivent dans des pâturages très-peu fertiles. Leur laine est rude, souvent noire.

Dans les bas-fonds on élève des moutons un peu plus gros, presque de taille moyenne, à tête longue, à encolure forte : ils se continuent avec ceux du Bourbonnais. Parmi ces animaux il en est que l'on considère comme propres au pays et qui proviennent de croisements mérinos déjà anciens ; ils sont plus laineux. On sait que lors des introductions de mérinos qui ont eu lieu vers la fin du siècle dernier, il avait été

fondé une bergerie à Saint-Genest-Champanelle, près Clermont-Ferrand.

Enfin on trouve dans la Limagne quelques bêtes de forte
taille, à corps long, à tête busquée, sans cornes, venues de
la Flandre. Elles sont entretenues dans les meilleurs fonds
ou chez de petits cultivateurs qui, en ayant très-peu, peuvent les soigner; quelques-uns, même, se bornent à acheter
des troupeaux de la montagne qu'ils nourrissent pour faire de
l'engrais. La culture de cette riche vallée est peu favorable
à l'industrie ovine

Depuis que les chemins de fer se prolongent vers le centre
de l'Auvergne, le nord de cette province et le Bourbonnais
envoient à Paris des troupeaux gras : ils sont composés d'animaux de différentes races.

ARTICLE III. — Moutons français à laine intermédiaire et à laine fine.

Nous réunissons les mérinos aux métis qu'ils ont produits
en se croisant avec nos races indigènes : la différence qu'il y
a entre les uns et les autres est quelquefois très-grande, mais
nous ne comprenons dans cet article, ni les mérinos à laine
superfine, ni les métis qui ayant peu de sang mérinos se rapprochent, par leur lainage, des races communes.

Les mérinos ordinaires et les métis qui en proviennent se
ressemblent, surtout quand ces derniers ont beaucoup de
sang mérinos, par leur tempérament, par leur disposition
à contracter certaines maladies, et par les soins qu'ils exigent;
en outre, ils réclament la même nature d'herbages, prospèrent sous les mêmes climats, offrent les mêmes avantages
comme les mêmes inconvénients, et il serait d'autant plus
difficile de les étudier séparément, qu'ils sont élevés dans
les mêmes communes et souvent dans les mêmes fermes.

Au point de vue du lainage les deux types de moutons
réunis dans cet article ont aussi une grande analogie : la
laine fine a un diamètre de 1/40 à 1/50 de millimètre; elle
est douce, disposée en zigzags rapprochés et en général
courte : elle n'a que de 3 à 5 centimètres de longueur. Les

mèches en sont tronquées à l'extrémité, et les toisons, bien
fermées, unies et sales à la surface, sont chargées de suint et
perdent beaucoup au lavage. Un peu plus grosse la laine intermédiaire a de 1/30 à 1/40 de millimètre de diamètre, mais
elle est surtout moins douce et a plus de longueur, de 5 à 10
centimètres. Elle est en mèches plus souvent ondulées et
pointues que la laine fine, en toisons plus ouvertes, moins
chargées de suint et plus pâles à la surface. Les deux sortes
conviennent à peu près aux mêmes usages : on trouve aujourd'hui et de plus en plus des laines fines très-propres au
peigne et servant à fabriquer de magnifiques étoffes rases ;
tandis qu'il y a des laines intermédiaires courtes ne pouvant
être travaillées qu'à la carde et convenant pour la draperie.

D'une manière générale les laines fines sont fournies par
les mérinos, et les laines intermédiaires par les métis. Cependant on voit souvent des laines de métis qui ont une très-
grande ressemblance avec celles des mérinos.

En résumé, il serait difficile dans une étude des races de
séparer les mérinos de leurs métis, soit qu'on considère la
conformation des animaux, soit qu'on ait égard aux pays où
on les élève, soit qu'on examine les qualités de la laine et les
usages qu'elle remplit.

Nous nous bornerons à donner les caractères généraux des
mérinos et des métis-mérinos, avant d'étudier les variétés que
ces deux sortes de moutons présentent dans les provinces où
elles sont entretenues.

Nous étudierons également les produits de la race mérine
avec les races anglaises. Nous les avons plusieurs fois conseillés pour améliorer les moutons français et nous aurons
occasion de les conseiller encore. Ils méritent par leur importance, par le rôle qu'ils sont appelés à jouer dans l'amélioration de nos races, un article particulier. Cependant la
production en est encore disséminée; il en est élevé peut-
être dans tous nos départements, mais ils ne sont bien nombreux dans aucun et nous ne saurions les signaler comme
appartenant particulièrement à une province.

§ 1. — Moutons-mérinos.

Depuis un siècle bientôt le mérinos se reproduit en France sans dégénérer et même en s'améliorant ; il y est élevé à l'état de pureté ou croisé avec les moutons indigènes dans presque tous les départements. Il peut donc être considéré aujourd'hui comme un mouton français.

ORIGINE. — D'après l'opinion la plus générale, le mérinos est originaire de l'Asie ou de l'Afrique. En effet, l'histoire rapporte qu'il y a eu en Espagne, à plusieurs reprises, des importations de bêtes à laine d'Afrique : par les Romains du temps de Lucius Columelle, par les Maures durant leur séjour en Europe et par le gouvernement espagnol. Don Pedro IV, vers le milieu du XIV° siècle, et le cardinal Ximenès, un sièc e plus tard, obtinrent, l'un par des négociations, l'autre par la force des armes, le droit de choisir sur la côte d'Afrique des béliers et des brebis devant servir à l'amélioration des troupeaux espagnols.

Une autre considération qui nous paraît devoir faire admettre que le mérinos des rives septentrionales de la Méditerranée provient de l'Afrique, c'est que nous trouvons en Algérie des bêtes à laine qui ont, à un haut degré, les caractères du mouton mérinos ; qu'il est certain qu'elles proviennent de la même source, et qu'il n'est pas supposable qu'elles aient une origine européenne.

L'Espagne, qui, comme nous le verrons en parlant du mérinos espagnol, présente des conditions très-favorables à l'industrie ovine, posséda seule, jusqu'au siècle dernier, la race mérine. Le gouvernement en avait défendu l'exportation. On croyait d'ailleurs qu'elle ne pouvait prospérer qu'avec le régime de la transhumance et aucun état n'était envieux de la posséder à ce prix. Un Suédois, Alstroemer, l'introduisit dans sa patrie en 1723 et prouva qu'elle pouvait réussir dans le Nord sans recevoir aucun soin particulier. La Saxe importa, en 1765, 100 béliers et 200 brebis qu'elle plaça en partie chez des particuliers pour faire des croisements, et en partie dans une ferme de l'électeur, à Rothschœnberg, près de Dresde.

En 1768, quelques-uns de ces animaux furent cédés par elle à la Prusse qui bientôt après en importa d'Espagne. L'Autriche les introduisit dans ses États en 1775.

A la suite de l'introduction des mérinos, les États de l'Allemagne fondèrent successivement des fermes, des bergeries, destinées à former des bergers et à enseigner l'art d'élever les bêtes à laine. On sait aussi combien ont été importants les progrès réalisés dans ces pays par l'industrie ovine.

Avant les autres nations, la France avait fait diverses introductions de mérinos. Elle en avait déjà importé du temps de Colbert, et à différentes époques, il y avait eu des croisements mérinos dans le Roussillon. Vers 1750, un intendant du Béarn, M. d'Etigny, avait aussi essayé d'améliorer la race de sa province avec des béliers espagnols. Ces tentatives avaient eu très-peu de résultats. C'est à Daubenton que sont dus les premiers essais sérieux d'introduction de la race : en 1766 il avait croisé la race du Roussillon avec celle d'Espagne ; à la même époque et sous les auspices de Trudaine, intendant des finances, il introduisit à Montbard, dans son domaine, un troupeau de mérinos pur sang.

C'est en 1786 que Louis XVI demanda au roi d'Espagne, son beau-frère, le droit d'introduire en France un troupeau de bêtes à laine choisies. La demande fut bien accueillie, et, par les ordres de M. de la Vauguyon, notre ambassadeur à Madrid, deux Espagnols, don Ramira et André-Gilles Hernans, choisirent 384 bêtes, 42 mâles et 334 femelles. Ce troupeau partit de Ségovie le 15 juin 1786, et arriva à Rambouillet le 12 octobre suivant. Le mauvais temps fit périr en route quelques individus, qui furent remplacés en partie par les agneaux nés en voyage, et en définitive 366 individus, 48 mâles et 318 femelles, arrivèrent à leur destination.

Une seconde introduction faite par le gouvernement eut lieu à la fin du siècle. D'après le traité de Bâle (1796) l'Espagne devait pendant cinq ans livrer annuellement à la France 100 béliers et 1,000 brebis. Le traité ne fut pas complétement exécuté.

Vers cette époque le gouvernement avait fondé des bergeries

5.

à la Malmaison, à Arles, et dans les environs d'Aix-la-Cha-
pelle, de Trèves, de Clermont-Ferrand, de Villefranche
(Rhône), de Nantes, de Mont-de-Marsan. Ces établissements
eurent peu de durée. La bergerie de Perpignan, qui exista
jusqu'en 1842, remontait à 1800. Il y avait été introduit 334
brebis et 16 béliers, choisis en grande partie en Espagne par
le professeur Gilbert.

C'est dans le même temps à peu près que quelques agronomes distingués de l'Est, Girod de l'Ain, Pictet, notre digne
confrère, Favre de Genève, introduisirent le mouton espagnol
sur les bords du Lac Léman.

Le troupeau de Naz dont la célébrité, pour la finesse des
toisons, a été universelle, remonte à 1798. Quoique moins
connus, quelques autres troupeaux sont devenus remarquables par la finesse de la laine, par la taille et la belle conformation des animaux.

Dans le principe, les mérinos étaient peu recherchés en
France. Le gouvernement en avait fait distribuer dans les
provinces; ils y restaient sans emploi. C'est seulement à
compter du commencement de ce siècle qu'ils ont été bien
appréciés, et leur élevage a fait réaliser de forts bénéfices à
un grand nombre de cultivateurs. En 1818, il s'est vendu à
Rambouillet 80 béliers au prix moyen de 1,263 francs; en
1825, un bélier âgé de 5 ans a été payé 3,870 francs.

Aujourd'hui le mérinos est élevé dans toutes les parties du
monde; mais les pays qui fournissent et qui sont appelés à
fournir les plus grandes quantités de belles laines sont la
Russie méridionale, le sud de l'Afrique, l'Amérique du Sud,
l'Australie, et l'Algérie quand on aura compris que le meilleur
moyen d'utiliser notre colonie, c'est d'y multiplier les troupeaux.

Variétés. — Le mérinos présente même en France plusieurs grandes variétés. Nous en ferons deux catégories: mérinos à *laine fine* et mérinos à *laine extra-fine*. Quoiqu'ils
aient les mêmes caractères généraux, sauf la taille beaucoup plus petite dans les derniers, nous en traitons séparément parce qu'ils diffèrent beaucoup les uns des autres

au point de vue des conditions économiques de leur production.

CARACTÈRES. — De taille très-variée le mérinos a le corps
trapu, les membres forts, le garrot saillant, le dos souvent
ensellé, la croupe oblique, le flanc grand, la côte plate, le
cou fort et la tête grosse, armée de deux cornes robustes fortement contournées en spirale. Elles manquent souvent dans
les femelles et quelquefois dans les béliers, ce qui est une
qualité. La castration en arrête le développement.

La peau du mérinos, très-ample, forme au cou, aux épaules,
aux cuisses, de grands replis appelés *cravattes, fanons*; ces
replis, formés d'une peau épaisse, produisent une laine dure,
brillante, inférieure. Mais en général fine et douce, la laine des
mérinos forme des zigzags rapprochés ; elle est forte, élastique, et disposée en mèches carrées qui constituent une toison à surface égale, bien fermée et recouvrant toutes les parties du corps même les membres, la tête, le ventre, le scrotum
et les mamelles. Les toisons noires à la surface et fortement
chargées de suint, perdent beaucoup au lavage. Le suint est
jaunâtre ou blanc : on préfère la laine à suint blanc.

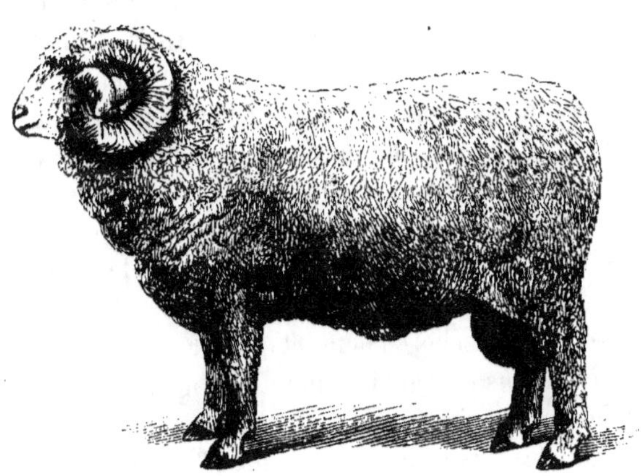

Fig. 1. — MOUTON MÉRINOS.

Sans être de nature différente, la laine des mérinos est plus
dure à la queue, aux cuisses et aux fanons. Le poil jarreux

qui dépréciait les toisons lors de l'introduction de la race à Rambouillet, a disparu.

Le mérinos est fort, énergique et vigoureux, supportant mieux les chaleurs que l'humidité. Il se contente de plantes de médiocre qualité, mais il consomme beaucoup.

QUALITÉS, DÉFAUTS. — C'est par son lainage que la race espagnole se recommande surtout; elle a une toison lourde et une laine très-appropriée à la confection de la draperie et des étoffes moelleuses; mais jusqu'à présent elle a laissé à désirer comme race de boucherie. Le mérinos a, en effet, une peau très-lourde, à cause des fanons, une tête très-grosse, en rapport avec le développement énorme de ses cornes, et une encolure forte nécessitée par le poids de sa tête, un abdomen très-développé et des os en général volumineux, de sorte qu'il donne, relativement à son poids, peu de viande.

On reproche aussi aux mérinos d'être durs à l'engrais et d'avoir une viande *suinteuse*, de médiocre qualité.

Des moutons élevés dans les pays chauds ne sauraient être remarquables au point de vue de la boucherie. Et d'ailleurs les Espagnols *avaient concentré toute leur attention* sur la production de la laine et complétement négligé la production de la viande. En France, jusqu'à ces dernières années, la race mérinos n'a pas été dans de meilleures conditions. Dans les premiers temps de son introduction, on l'entretenait plutôt pour la laine et pour la reproduction que pour la viande. On châtrait les mâles tard ou on les engraissait à l'état de vieux béliers, et l'on conservait les brebis jusqu'à l'âge où elles cessaient de se bien nourrir. Avec ce mode d'entretien, il eût été difficile de produire de bonnes bêtes de boucherie. Tous nos éleveurs recherchaient, et quelques-uns recherchent encore, les fanons comme indiquant de lourdes toisons, et les cornes comme un signe de la pureté de la race.

Le défaut le plus grave du mérinos c'est qu'il est moins robuste que nos races indigènes. Originaire de l'Afrique et de l'Asie, modifié en Espagne, il résiste moins bien à la pluie et aux temps froids que les moutons dérivés des races septentrionales. L'humidité et la boue, la malpropreté, lui donnent la *pourriture*, le *piétin*, la *gale* plus facilement qu'à nos races. En outre, il est plus exposé au *tournis*, à la *tremblante,* aux *maladies des nerfs* et au *sang de rate* que plusieurs races communes.

Une hygiène bien entendue peut prévenir, en grande partie, les conséquences de ces graves défauts. Du reste, les métis que le mérinos produit avec toutes nos races et avec le bélier anglais, sont plus robustes qu'il ne l'est lui-même et plus propres à fournir de la viande.

AMÉLIORATION. — Quoique la laine des mérinos ne soit pas toujours irréprochable, qu'elle soit quelquefois mousseuse, en mèches vrillées ou pointues, nous n'insisterons pas sur son amélioration ; elle est plus longue, moins jarreuse, plus tassée et plus fine, même que lors de l'introduction de la race à Rambouillet. Les éleveurs habiles tendent à faire disparaître les cornes, et les plis de la peau pour rendre la toison uniforme ; ils ont déjà obtenu de bons résultats.

Les efforts doivent surtout avoir pour but de perfectionner la race pour la boucherie. On peut employer, pour arriver à ce résultat, le choix des reproducteurs et les appareillements. Ces moyens doivent tendre à donner au garrot plus d'épaisseur, plus de largeur au poitrail et d'ampleur à la poitrine, plus d'horizontalité au dos, de carrure aux lombes et de brièveté au flanc. Autant que possible aussi on recherchera des os grêles, et un squelette ample, mais léger ; depuis quelques années seulement on cherche à combattre les défauts du mérinos, et après les beaux résultats mis en évidence par les concours, on peut prédire que l'amélioration marchera rapidement quand tous les éleveurs sauront apprécier les qualités et les défauts de cette race précieuse comme les apprécient déjà quelques producteurs de béliers du bassin de Paris.

Nous ne parlons pas ici du croisement de la race mérine. Ce moyen d'amélioration, à moins qu'on ne veuille transformer la race, changer la nature du lainage, ne peut s'opérer qu'entre sous-races mérinos. C'est ainsi que beaucoup d'éleveurs ont rendu plus fines les toisons de leurs troupeaux en donnant à leurs brebis mérines ordinaires des béliers de Naz ou de la Saxe.

Les croisements du mérinos et des races communes sont si nombreux et si connus que nous ne devons pas en parler. Nous nous bornerons à dire que, tout en ayant pour but principal d'améliorer les laines communes, ils sont pratiqués aussi pour rendre le mérinos plus rustique, plus robuste et moins exigeant en nourriture : on sacrifie un peu des qualités de sa laine pour le rendre d'un entretien plus facile et meilleur pour la boucherie.

Quant aux croisements avec les races anglaises, ils ont une très-grande importance. C'est par l'emploi du mérinos et de la race dishley qu'on pourra le plus facilement obtenir la race à laine et à viande que nous devons chercher à produire.

§ 2. — **Moutons métis-mérinos.**

Produits en très-grand nombre depuis l'introduction des mérinos, ils sont ordinairement désignés par le nom de *métis*. Cependant le plus souvent on leur donne une dénomination qui rappelle la race avec laquelle le mérinos a été croisé : *métis berrichons*, *métis bourguignons*..., les métis se rapprochant de nos races par leur sobriété et leur rusticité, et de la race mérine par la finesse et le tassé de la laine. En général, c'est le caractère français qui domine dans les premiers croisés, mais il s'efface à mesure que l'on fait entrer davantage le sang mérinos dans les produits. Après le quatrième ou le cinquième croisement, il est difficile de reconnaître des traces de la race indigène, surtout quand celle-ci appartient à un de nos types à laine courte.

Ainsi la peau est pourvue de plis, la tête de grosses cornes en spirales ; la laine revêt le caractère des laines fines ; elle est à mèches carrées formant une toison tassée qui recouvre tout le corps jusqu'au bout du nez et aux onglons. Elle sert à tous les usages que peuvent remplir les laines mérinos ; si elle est moins fine, elle est plus longue et toujours bien supérieure à celle des anciennes races françaises. Quand elle est

d'une finesse moyenne, elle constitue ce qu'on appelle les
laines intermédiaires.

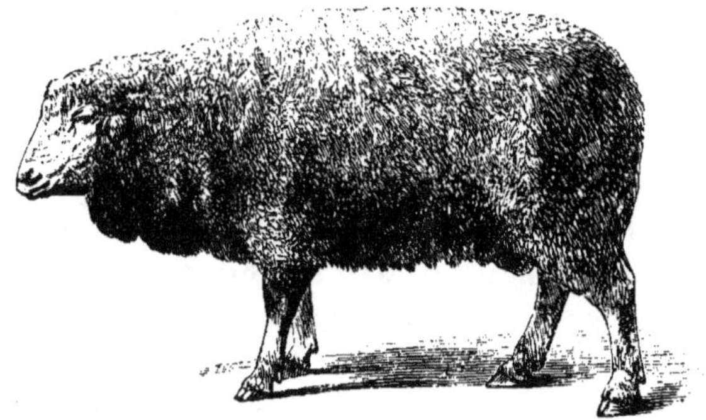

Fig. 2. — MOUTON MÉTIS-MÉRINOS.

Nous avons les métis qui fournissent de 20 à 30 kilogrammes
de viande nette, et de 4 à 6 kilogrammes de laine ; tandis qu'il
en est d'autres dont les quatre quartiers pèsent à peine de
8 à 12 kilogrammes et la toison de 1 à 2 kilogrammes. Pour
le suif et les qualités au point de vue de la boucherie, on a
placé jusqu'à ce jour les métis avant les mérinos, mais après
les anciennes races françaises.

Nos sous-races métisses présentent beaucoup mieux qu'aucune autre race connue *l'ensemble des qualités* qu'il faut rechercher dans les bêtes à laine : constitution rustique et sobriété qui les rendent d'un entretien facile ; toison recouvrant
toute la surface du corps ; laine fine, longue et nerveuse qui
paye largement les frais d'hivernage ; enfin viande abondante
et de bonne qualité au moment de la vente.

Et ces qualités ne se remarquent pas seulement dans les
troupeaux de quelques propriétaires très-intelligents qui, par
des soins bien entendus, ont créé des animaux exceptionnels
en vue de briller dans un concours ou de faire une spéculation sur la vente ou le louage de quelques béliers ; elles appartiennent à des provinces entières et sont le résultat heureux de l'influence de notre climat et de notre sol si admirablement appropriés à l'agriculture. Ces animaux sont d'autant

plus précieux qu'ils ont moins coûté à produire, qu'ils sont par cela même plus en rapport avec nos conditions d'élevage.

Nous savons que la perfection que nous venons d'indiquer est loin d'être générale ; que beaucoup de métis-mérinos ont des vices de conformation graves ; mais ces défauts s'expliquent par la négligence apportée généralement dans la multiplication et dans l'élevage. Depuis quelques années l'amélioration fait de rapides progrès et même avec leurs imperfections les métis sont les moutons les plus productifs pour la plupart de nos exploitations rurales. Il n'en existe pas qui aient à la fois plus de suif, des gigots plus lourds, de la viande plus savoureuse et un corps aussi laineux. Ils manquent de précocité, dit-on encore. Ils n'en manquent que lorsqu'ils ne sont pas suffisamment nourris ; mais ne compenseraient-ils pas amplement ce défaut par de riches toisons annuelles, par un entretien facile qui ne nécessite pas ces soins minutieux que réclament l'hivernage des brebis nourrices et l'élevage des jeunes agneaux ? ne compensent-ils pas le défaut de précocité par l'accumulation du suif et par cette augmentation de poids qui fait vendre des moutons 30, 40 jusqu'à 50 francs pièce comme bêtes de boucherie ?

AMÉLIORATION. — Nos métis-mérinos peuvent être améliorés par le croisement des sous-races entre elles, car elles ne sont pas également mal conformées ; mais il faut compter surtout sur les appareillements et sur le choix des reproducteurs. Il faut exclure de la reproduction les individus qui ont les os trop gros, une forte tête, une encolure longue, un flanc vaste et une croupe oblique, et soigner le régime des agneaux destinés à faire, après leur élevage, le service de la monte, leur distribuer une nourriture de bonne qualité afin de ne pas pousser au développement de l'abdomen.

Dans le bassin de Paris, où réussissent si bien les bêtes à laine, la production des béliers constitue une industrie bien digne de prospérer. D'habiles éleveurs des départements de Seine-et-Oise, d'Eure-et-Loir, de Seine-et-Marne, de l'Aisne, de l'Oise, élèvent des agneaux en vue de les louer ou de les vendre pour le service de la monte. Les cultivateurs qui ne sont pas en position de soigner convenablement leurs animaux trouvent ainsi facilement des reproducteurs appropriés à la conservation et même à l'amélioration de la race. Il faut ajouter d'ailleurs que la bergerie de Rambouillet, celle de Gevrolles, constituent une ressource précieuse pour ces contrées.

Nous n'avons pas à apprécier ici l'avantage relatif d'élever ses béliers, de les acheter ou de les louer, nous avons traité ce sujet en parlant des haras particuliers ; mais nous ferons remarquer que les cultivateurs qui prennent des béliers à louage ont la facilité d'en changer tous les ans ou tous les deux ans et d'éviter ainsi les inconvénients de la consanguinité.

§ 3. — Moutons anglo-merinos.

On appelle généralement *anglo-français* les produits qui résultent du croisement des moutons anglais à laine longue avec des brebis françaises. Le plus remarquable de ces produits, c'est le métis qui provient du bélier dishley et de la brebis mérinos. On peut d'autant mieux y rapporter les autres métis que les races anglaises employées pour les produire, la new-kent, la cotswold, descendent elles-mêmes de la race dishley et dans tous les cas donnent des produits qu'on ne distinguerait pas le plus souvent de ceux de cette dernière.

On reconnaît les *anglo-mérinos,* provenant de brebis un peu fortes, à leur taille au-dessus de la moyenne, à leur tête légèrement busquée avec ou sans cornes, présentant sur diverses parties des taches brunâtres et portant des oreilles courtes et minces. De finesse variée, la laine recouvre légèrement la tête entre les oreilles et descend jusqu'aux genoux et aux jarrets. Dans les métis demi-sang elle est souvent rude, longue, un peu mécheuse et ne couvre qu'incomplétement la tête et les membres.

Pour obtenir de bonnes laines intermédiaires, il faut faire entrer dans les produits une plus forte quantité de sang mérinos, en faisant couvrir les brebis mérinos par des béliers demi-sang dishley, ou en donnant aux métisses demi-sang un bélier mérinos. Les métis qui proviennent de ces accouplements donnent le plus souvent d'excellentes toisons : la laine recouvre le ventre et les membres; elle est tassée, unie, fine, et cependant assez longue pour fournir de très-beaux produits au peigne ; elle est bien disposée en mèches carrées et forme de belles toisons fermées ayant tous les caractères des toisons mérinos ; mais l'on a souvent des béliers cornus, à garrot saillant et à fanons. Pour produire un troupeau anglo-mérinos irréprochable, il faut exclure de la reproduction les individus qui présentent ces défauts comme ceux à laine plus rude qui se produisent de temps en temps ; on doit s'abstenir de faire parquer les animaux trop jeunes, les loger très-proprement et avoir dans le troupeau pour les appareillements, des mâles et des femelles ayant divers degrés de sang afin de pouvoir corriger les défauts des uns par les qualités des autres. (Voir *Croisement des races*).

Tout en prenant les qualités laineuses de la race mérine, des laines fines, douces, élastiques, et des toisons lourdes, les Trois-quarts de sang mérinos conservent généralement en partie les formes des béliers anglais. Ils ont la poitrine épaisse, le dos bien soutenu, la tête fine souvent désarmée et les jarrets écartés des bonnes races de boucherie. Ils sont cependant plus vigoureux, ont plus de rusticité, plus d'aptitude à supporter les fortes chaleurs comme les longs parcours, que les races anglaises.

Ces métis sont bien appréciés. A la grande exposition de 1856, si la foule s'arrêtait devant quelques moutons extraordinaires par leur épaisseur, leur taille élevée, ou la singularité de leur cornage, les connaisseurs, les producteurs et les marchands de laine de la Beauce, de la Champagne, du Vallois, admiraient, dans les magnifiques anglo-mérinos exposés par les bergeries de Montcavrel et d'Alfort, et par MM. Pluchet, Pilat, Garreau, Fournier.... l'ampleur des formes, la douceur de la laine, la longueur de la mèche et le tassé des toisons.

Les métis anglo-mérinos ont été produits chez un grand nombre d'éleveurs du bassin de Paris. On sait que la bergerie de l'école d'Alfort contribue beaucoup à les répandre dans toute la France et celle de Montcavrel dans les départements du nord. Il en a été produit aussi dans le bassin de la Garonne par les soins de la Société d'agriculture de Bordeaux principalement. Pendant longtemps nous avions cru que ce croisement pouvait seul donner les moutons forts, bien conformés et ayant de riches toisons que nous devons chercher à produire; nous considérions le bélier anglais comme indispensable surtout pour faire disparaître la tête grosse, le cou épais, rendre la côte ronde, les lombes larges et supprimer les fanons des mérinos. Mais des métis mérinos beaucerons, soissonnais, champenois qui sont conduits en très-grand nombre sur nos marchés, nous prouvent qu'on peut obtenir par l'emploi des seules races bien établies en France, des moutons qui réunissent à de la belle laine et à de fortes toisons la perfection des formes et toute l'aptitude à prendre la graisse que réclament les besoins de nos fermes. Le seul avantage que présentent les anglo-français, c'est de permettre aux éleveurs qui ont de belles brebis de produire, en une ou deux générations, avec certitude, et au degré le plus convenable, des améliorations que, sans ce croisement, ils n'obtiendraient qu'à force de temps et de tâtonnements.

Les métis anglo-mérinos tiennent le milieu par leurs caractères entre la race mérinos et les races anglaises, et pour les formes comme pour la toison, nous pouvons les rendre particulièrement ressemblants ou à la race anglaise ou à la race mérine selon nos besoins. Les demi-sang croiseraient avec avantage les races à laine grosse de la Flandre, de la Normandie, de l'Anjou, de la Vendée, de la Charente ; ils donneraient des métis ayant un quart de sang anglais et un quart de sang espagnol, plus robustes que ces races étrangères, et cependant supérieurs pour la laine et pour la viande aux races françaises.

Les trois-quarts de sang mérinos conviendraient pour les contrées de l'Isle-de-France, du pays de Caux, de la Champagne, où la laine est déjà de belle qualité. Pour les produire on achèterait des béliers demi-sang si l'on ne préférait créer soi-même le reproducteur dont on a besoin en donnant le bélier dishley à quelques brebis de choix du troupeau. Il est avantageux d'agir d'une manière plutôt que de l'autre selon les circonstances dans lesquelles on se trouve.

Ainsi l'éleveur qui n'a que de petits lots de brebis, celui qui a des brebis de finesse médiocre comme celui qui n'ayant que de belles toisons craindrait de voir naître dans sa bergerie des animaux à laine intermédiaire ou même commune, doit acheter et bien choisir son bélier demi-sang.

Quant à celui qui a un fort troupeau, des grandes brebis d'une belle finesse, il peut avoir intérêt à acheter un pur sang dishley. Il s'expose, c'est vrai, à récolter quelques mauvaises toisons, mais il a la chance d'en avoir beaucoup de bonnes et d'obtenir plusieurs excellents reproducteurs parmi lesquels il pourra ensuite prendre ceux qui appareilleront le mieux ses brebis. Les métisses qu'il obtiendra pourront d'ailleurs, en se reproduisant soit avec des métis, leurs frères, soit avec des mérinos, contribuer à former la race. Très-généralement il n'aura que de bons produits, s'il a choisi un bélier anglais à laine fine, douce, longue, pour des brebis à laine courte, et un bélier à laine moins longue, terne, mais toujours fine autant que possible, si en raison de la disposition de la laine de ses brebis, il craint de voir leurs toisons devenir mècheuses.

§ 4. — Montons à laine soyeuse.

Sous certaines influences la laine prend un éclat brillant et devient plus douce que ne le comporte sa grosseur. Quand elle présente ces caractères, on dit qu'elle est *soyeuse*. Cette particularité est souvent remarquée ; elle est fréquente dans les laines grossières du Nord, dans la race flamande, la dishley, la new-kent, dans les races communes de l'Algérie et du midi de la France ; elle se voit aussi dans les mérinos et plus souvent dans les métis qui en proviennent.

Cette laine ne saurait être attribuée à aucune province, mais le plus souvent elle rentre par sa nature dans la catégorie des laines intermédiaires. Nous en étudierons les carac-

tères et les causes avant de commencer l'examen des races
propres à chacune de nos contrées.

Elle est souple et toujours d'un éclat brillant : « légère,
soyeuse, douce au toucher, » comme on le disait, dans le siècle
dernier, de celle des Aspres (Pyrénées-Orientales) et comme
on le dit encore de celle des Corbières. Elle est plus ou moins
fine selon la race des animaux qui la fournissent, mais elle
paraît toujours plus grosse qu'elle n'est réellement à cause
de son éclat qui la rend plus *royante*. Elle est disposée en
mèches pointues, pendantes, lisses, droites, frisées ou ondulées, et formant des toisons très-ouvertes qui s'altèrent facilement si les animaux parquent ou ne sont pas tenus dans
une grande propreté.

Un cultivateur du département de l'Aisne, M. Graux, ayant
eu des animaux soyeux dans son troupeau, les a multipliés.
On les désigne par le nom de *moutons soyeux*, ou de *mérinos
de Mauchamp* du nom de la ferme où ils sont produits.
M. Yvart a amélioré dans les bergeries de l'État la conformation des moutons soyeux et les a employés pour adoucir la
laine des métis anglo-français et pour allonger celle des mérinos. Il y a aujourd'hui dans les bergeries d'Alfort et de Gevrolles des moutons soyeux bien conformés, se reproduisant
le plus souvent sans cornes et couverts de laine jusqu'aux
onglons et à l'extrémité des lèvres ; il y a aussi des métis
obtenus par le croisement de brebis mérinos et de béliers
soyeux qui ont de très-belles toisons, et dont la laine donne
au peigne beaucoup de cœur, d'après des essais qu'a fait faire
M. Yvart.

La laine soyeuse provenant de mérinos est quelquefois
très-fine. Dans nos expositions on a remarqué la finesse, le
lustre éclatant, de quelques toisons exposées par M. Graux et
par la bergerie de Gevrolles.

Si elle est très-fine, la laine soyeuse peut être utilisée pour
des tissus de luxe et se paye fort cher ; mais elle manquerait
probablement d'acheteurs si elle était produite en certaine
quantité. Celle qui est de finesse ordinaire se vend moins
bien que la laine mérine. Un marchand, avec lequel nous

avons parcouru quelques villages de la Cerdagne, faisait une différence entre les toisons soyeuses et les toisons métisses. Il préférait ces dernières.

Dans les races à laine grosse et même dans celles à laine commune dont les brins résistent jusqu'à un certain point à l'action du fumier, le caractère soyeux n'a pas les mêmes inconvénients que dans les races fines. Il rend les toisons flamandes, picardes, anglaises, susceptibles de former des étoffes plus douces que celles que l'on fabrique avec les laines ordinaires de ces races.

Utilité. — En s'accouplant avec les brebis mérinos, le bélier soyeux donne des métis variés : les uns ont les caractères soyeux très-prononcés, et d'autres ne diffèrent des mérinos qu'en ce qu'ils ont la laine plus longue, mais elle est belle, en mèches carrées, et forme une toison complétement fermée. Pour utiliser avec avantage le type soyeux, pour allonger la laine mérine sans lui faire perdre ses précieux caractères, il faut employer des béliers n'ayant qu'un quart de sang soyeux et les faire accoupler avec des brebis à laine courte et fortement mérinos.

Accouplé avec des brebis dishley mérinos à laine rude, le bélier soyeux donne des métis dont la laine est douce, souple et tenace ; mais il fait perdre le caractère mérinos, rend la toison ouverte et ne compense pas toujours ce défaut, comme le bélier anglais, par une plus grande perfection au point de vue de la boucherie.

On ignore quelles sont les causes qui rendent, dans certains cas, la laine soyeuse, mais on sait que ce caractère se transmet par la génération. Notre confrère, M. Bréard, a cité deux agneaux soyeux nés dans les environs de Villeneuve-l'Archevêque, dans un troupeau à laine superfine de deux brebis qui, pendant la gestation, avaient été malades. Droite, soyeuse et lustrée, la laine formait des toisons mécheuses avec tous les caractères des bêtes soyeuses. On voit quelquefois des bêtes soyeuses dont la laine se coupe et tombe dans le courant de l'année sans qu'il y ait aucune lésion apparente à la peau. Les auteurs nous apprennent qu'anciennement on faisait peu de cas, dans la Haute-Normandie, « des troupeaux à laine juine, fine, c'est-à-dire douce au toucher, *soyeuse*, parce que les bêtes qui la produisaient en donnaient un tiers de moins, et qu'elles étaient faibles et sujettes aux maladies.» Beaucoup de moutons soyeux ont quelque chose de pâle, d'étiolé; ils sont plus exposés à souffrir de l'humidité que ceux à laine rude et terne; mais si dans plusieurs circonstances le caractère soyeux tient à un état maladif, il existe très-souvent sans qu'on remarque rien de particulier dans la santé des animaux qui le présentent.

§ 5. — **Moutons beaucerons.**

L'ancienne race à corps long et peu laineux, à jambes très-hautes, à poitrine peu profonde, à encolure longue, à tête forte et à laine commune de la Beauce, a été remplacée par le mérinos et par des métis-mérinos.

MÉRINOS. — La sous-race mérine de la Beauce peut être considérée comme le type des mérinos français. Elle se trouve à la bergerie de Rambouillet et chez quelques éleveurs habiles qui produisent des béliers pour les louer ou les vendre. Ces animaux sont remarquables par le volume de leur corps et le poids de leur toison; les béliers à 18 mois, 2 ans, pèsent de 80 à 100 kilog. et dépouillent de 5 à 10 kilog. de laine en suint, quelquefois plus. Ils sont pourvus de très-fortes cornes et ont de grands fanons; leur laine n'est pas de première finesse, mais elle a beaucoup de longueur pour de la laine mérine. Les brebis ont souvent des cornes et leur volume correspond à celui des mâles. Cette sous-race s'améliore sans cesse au point de vue de la taille, des formes surtout; de la laine devenue plus longue, plus tassée, plus homogène; de la toison qui est plus uniforme et plus lourde. Aujourd'hui la race de Rambouillet est estimée à cause de son grand poids.

ÉLEVAGE. — L'élevage de la race mérine forme par la vente des toisons un des principaux revenus des riches départements qui environnent Paris, mais moins par les produits que fournit directement cette race que par ceux des innombrables métis qu'elle a créés dans la Beauce, le pays de Caux, la Picardie, la Champagne.... Elle croise en effet toutes nos races et nous verrons qu'elle a donné de magnifiques résultats, non-seulement avec les races indigènes, mais encore avec quelques races anglaises. (Voy. *Utilité des races anglaises.*)

MÉTIS. — Les moutons beaucerons qu'on élevait jadis dans les départements d'Eure-et-Loir, de l'Eure, de Seine-et-Oise, du Loiret et de Seine-et-Marne, ont complétement disparu. A la place de ces animaux très-défectueux, sans chair ni laine peut-on dire, nous avons un admirable mouton qui fournit de cinquante à soixante-dix livres de viande nette après avoir donné pendant 3 ou 4 ans une toison annuelle de 10, 12, 14 francs. C'est ce magnifique métis que l'on considère aujourd'hui comme *mouton beauceron*. Il est à corps trapu, ramassé, peut-être un peu court, à garrot trop sorti, à ventre trop gros, à tête forte, busquée, à cornes en spirales, à peau tendue, ou lâche et formant des fanons, à laine tassée, abondante et disposée en mèches carrées et en toisons fermées, lourdes et noires à la surface. On reprochait à cette laine de donner beaucoup de blouse au peignage, mais la mèche a augmenté en longueur depuis quelques années, et ce défaut disparaît. Les fanons, la grosseur de la tête, diminuent également, et la poitrine devient plus épaisse.

Elevés avec de grands soins et sur des terres de bonne qualité, ces forts animaux sont exigeants pour la nourriture. Les fermiers des environs de Paris qui achètent au printemps des troupeaux pour les engraisser et faire parquer leurs terres, préfèrent des moutons de toute autre provenance.

La Beauce, avec ses longues sécheresses et ses larges plateaux argilo-calcaires, est beaucoup plus propre à produire des récoltes d'hiver, des céréales, que des fourrages d'été : les plantes y sont très-nutritives, mais peu abondantes, et les animaux très-inégalement nourris.

On y perd beaucoup de menu bétail du sang de rate. Cette maladie est produite par la rareté des boissons, par les fortes chaleurs, par les plantes trop nutritives et trop peu aqueuses, par les épis qui se trouvent dans les chaumes quand on livre ces derniers aux troupeaux, enfin par l'inégalité dans la manière de nourrir. Elle ne peut être prévenue qu'en cultivant pour l'été des plantes aqueuses, ou en réservant pour cette saison des pâturages arrosés : beaucoup de cultivateurs sèment des pâturages d'été, des pois, des vesces, de l'avoine, de la minette. Ils y font conduire un instant les animaux, le matin et le soir, avant de les enfermer dans le parc, et laissent brouter les plantes sur pied ou les distribuent dans des râteliers transportés sur les pièces de terre; ces pratiques devraient être généralisées.

C'est surtout dans les années de grande sécheresse et de fortes chaleurs que les pertes par le sang sont considérables. Souvent même on ne pourrait les prévenir qu'en déplaçant les animaux, et comme on n'a pas la ressource de l'émigration, si utile aux provinces du Midi, les propriétaires n'ont rien de mieux à faire que de vendre leurs troupeaux.

La Beauce élève beaucoup d'animaux mais en engraisse peu ; ces moutons nourris inégalement, rendus rustiques par des parcours pénibles sur des terres complétement privées d'ombrage et sous un soleil ardent, habitués cependant à des fourrages de bonne nature, sont durs à prendre la graisse et fournissent une viande très-inégale.

Amélioration. — C'est par de bons appareillements que les éleveurs de la Beauce peuvent perfectionner leur race. Généralement ils recherchent trop la haute taille et même les fanons pour avoir des toisons plus lourdes, et ils poussent trop en nourriture sans chercher à prévenir le développement extrême du ventre. C'est en faisant reproduire les animaux qui ont ces caractères qu'ils ont créé ces métis mal conformés, ventrus, à garrot sorti, à encolure forte, à tête grosse, souvent ensellés, que les partisans de la précocité considèrent comme le type des races françaises et comme ce que nous pouvons faire de mieux sans le secours des races étrangères. La mauvaise pratique que nous signalons se perd tous les jours, et tous les jours aussi la race devient de mieux en mieux conformée.

Mais si on voulait l'amener à sa perfection et pour la viande et pour la laine, il faudrait soigner convenablement les élèves, au moins ceux qu'on destine à la production, leur donner la ration de grain avant celle de foin, et faire entrer constamment une certaine quantité de fourrages aqueux, herbe ou racines, dans leur nourriture.

§ 6. — Moutons briards.

On confond souvent les bêtes à laine de la Brie proprement dite, des environs de Dammartin, de Meaux, de Coulommiers, de Provins, avec celles de la Beauce. Elles sont de deux sortes : les unes mérinos ou métisses, élevées dans le pays, lui sont propres, elles se sont produites en même temps que celles d'Eure-et-Loir et de la même manière ; les autres, qui se trouvent surtout dans les contrées rapprochées de Paris, y sont importées pour être engraissées. Parmi ces dernières quelques-unes passent l'hiver et se reproduisent, mais le plus grand nombre arrivent dans le mois de juin et sont revendues vers la fin de l'été et en automne. Les cultivateurs de la Seine, de Seine-et-Oise, de Seine-et-Marne, profitent du voisinage de Sceaux et de Poissy pour acheter quand les cours sont bas et pour revendre quand les prix sont plus élevés, après avoir fait leurs parcages et avoir fait consommer les herbages dont ils pouvaient disposer.

Même ceux qui font porter les brebis, tiennent souvent à se décharger des embarras de l'élevage : ils nourrissent bien les mères, soignent particulièrement les agneaux et les vendent comme agneaux de lait depuis le jour de l'an jusqu'à Pâques. C'est un bon moyen de se défaire des fourrages et de produire un bon fumier tout en réalisant du numéraire.

La laine des moutons de la Brie est douce et fort estimée. Les pâturages de cette province ont toujours eu la réputation de faire pousser de belles toisons ; ils adoucissent la laine des moutons picards, disait-on jadis, et allongent celle des champenois.

Les observations que nous avons faites sur l'amélioration des mérinos, des métis en général, et des moutons beaucerons s'appliquent aux moutons briards.

§ 7. — **Moutons cauchois.**

Nous réunissons sous cette dénomination les mérinos et les métis-mérinos élevés dans l'espace compris entre la basse Seine, la mer, la Somme et le cours inférieur de l'Oise. Les moutons qu'on y élevait anciennement étaient appelé *cauchois* du pays de Caux, *brayants* du pays de Bray, et *picards* du Beauvoisis. Nous conservons la dénomination de cauchois parce que les animaux qu'elle désignait ont complétement disparu et qu'ils se rapprochaient des métis-mérinos que l'on trouve aujourd'hui, plus que ceux des environs de Neufchâtel et de Gournay. On sait que le nom de picards ne convient qu'aux moutons du département de la Somme.

Généralement, la contrée qui nous occupe est humide, et à cause de la nature argileuse du sol, et à cause de l'influence des vents maritimes. Elle est plus favorable à la production des laines intermédiaires qu'à celle des laines fines; les mérinos y prospèrent moins que dans la Beauce et que dans le Soissonnais dont nous allons parler. Occupons-nous seulement des métis.

Ces animaux sont très-variés quant aux formes et au lainage. Quelques troupeaux venus du pays de Caux ont de la ressemblance avec les beaucerons, ils en ont les défauts et les qualités, mais cette ressemblance n'existe que dans les troupeaux de choix, car entre la Seine et la Somme du côté de la mer comme dans le Beauvoisis, il y a beaucoup de troupeaux dont la laine est commune; en général, elle est bonne, forte, mais elle a la réputation d'être dure.

Élevage, amélioration. — Les soins particuliers distribués aux bêtes à laine doivent avoir pour but, dans le pays de Bray et dans une grande partie de la Picardie, d'entretenir les troupeaux en santé, d'améliorer les laines et de perfectionner les formes des animaux.

Par sa composition le sol est favorable à la croissance des bonnes plantes; mais en général trop humide, il pousse à la production de la pourriture et au grossissement des toisons. On peut espérer que le drainage, en assainissant les bas-fonds et les plaines trop grasses, rendra le pays semblable aux campagnes de la rive gauche de la Seine ; mais ce n'est toujours qu'à l'aide des condiments, et des fourrages distribués au râtelier, que dans beaucoup de vallées on pourra préserver les troupeaux de la pourriture. Elle y occasionne dans les années pluvieuses des pertes considérables ; aussi depuis que les chemins de fer permettent de transporter le lait à Paris, quelques cultivateurs de ces contrées ont-ils abandonné l'élevage des moutons pour entretenir des vaches laitières et en élever pour Paris.

Comme le mouton picard, le brayant et le cauchois avaient la tête grosse, l'encolure très-longue et le corps trop élancé et trop mince. Le régime déjà conseillé pour améliorer d'autres races et un bon choix des reproducteurs sont nécessaires pour corriger ces défauts que l'on retrouve encore sur des métis. Des béliers bien choisis dans la race soissonnaise et parmi les dishley-mérinos, contribueraient à l'amélioration. Ces derniers reproducteurs seraient surtout utilisés pour diminuer le volume de la partie antérieure du corps, pour donner de l'ampleur à la poitrine et pour rétrécir le flanc.

Sous le climat du pays de Bray et du Beauvoisis on ne peut espérer de produire avec avantage des laines fines. Les éleveurs doivent s'en tenir aux belles laines intermédiaires. Du reste, le drainage, tout en améliorant le pays au point de vue sanitaire, pourra contribuer à adoucir les laines ; mais les cultivateurs doivent tendre au même but par des soins hygiéniques, par l'aérage des bergeries et par une bonne litière. Carlier, dans un ouvrage publié en 1770, reprochait aux éleveurs de ces contrées ce qu'il appelait deux défauts qui, disait-il, étaient la source de graves maladies et de pertes considérables : l'habitude de boucher hermétiquement les ouvertures des bergeries, et celle de faire excessivement suer les troupeaux avant la tonte. Ces deux habitudes existent encore. La dernière de ces pratiques, plus répandue qu'anciennement, a pour but d'augmenter le poids des toisons ; mais les marchands qui savent ce qu'il en est ne les achètent qu'avec méfiance, et qu'autant qu'ils sont convaincus qu'en raison du prix peu élevé qu'ils en donnent, ils ne sont pas exposés à perdre ; de sorte que les éleveurs nuisent à leurs animaux sans aucune chance avantageuse.

§ 8. — **Moutons santerrois.**

Les terres du haut Santerre, des environs de Péronne, de Saint-Quentin, de Compiègne, rive droite de l'Oise, sans être aussi propres à la production des bêtes à laine que celles de la rive gauche de cette rivière, conviennent mieux à cette destination que les environs de Beauvais et de Neufchâtel.

Les moutons qu'on y élève appartiennent de plus en plus à la race mérinos et beaucoup plus généralement à la race métisse. Ils sont grands, n'ont pas de caractères particuliers et donnent une laine forte, nerveuse, à longues mèches, qui, sans être égale en qualités à celle du Soissonnais, est fort estimée. Les terres du Santerrois, plus égouttées, plus éloignées de la mer et moins sous l'influence des vents humides que celle du pays de Bray, sont beaucoup plus salubres.

Les moutons santerrois ont besoin d'être améliorés quant aux formes, et uniformisés quant à la laine. Du moment que les éleveurs sentiront l'importance de choisir des reproducteurs bien carrés, à tête fine et à mince encolure, l'amélioration marchera vite. Quant à la laine, ses qualités sont mieux appréciées que la perfection des formes, aussi s'améliore-t-elle avec rapidité.

Ces moutons devenus homogènes seront appelés *picards* et confondus avec ceux du pays de Bray et du Beauvoisis quand le drainage aura assaini ces dernières contrées, et qu'on aura oublié la race à laine très-grosse qui portait ce nom et que l'on élevait dans ces pays.

§ 9. — **Moutons soissonnais.**

C'est aujourd'hui le nom des métis-mérinos et des mérinos produits dans le Vallois, sur la rive gauche de l'Oise, dans les arrondissements de Senlis, de Laon, de Soissons.

Quelques troupeaux du Soissonnais diffèrent peu de ceux de la Beauce ; mais ils sont en général moins uniformes, et à

toisons moins colorées à la surface. Des divers degrés de métissage que l'on trouve dans le pays, ceux qui nous paraissent
surtout devoir être propagés sont les métis de forte taille, à
formes carrées, à garrot épais, à lombes larges, à poitrail
bien ouvert, à encolure moyenne, à tête fine et sans cornes.
La peau est quelquefois sans fanon. La laine excellente, douce
sans être fine, est très-nerveuse, couvrant tout le corps depuis
le bout du nez jusqu'aux onglons; elle est en longues mèches
très-légèrement ondulées, bien carrées, et forme une toison
qui malgré la longueur du brin est assez fermée.

Dans beaucoup d'individus les caractères du mérinos plus
marqués s'annoncent par une laine plus courte, par plus de
fanons et par une tête plus forte; tandis qu'on reconnaît dans
d'autres le type flamand, le type du Nord, à la laine un peu
grosse, aux toisons moins fermées, aux oreilles larges et renversées, sinon pendantes.

Nous trouvons dans le Vallois, sur les bords des rivières, de
larges plaines d'alluvion et sur les plateaux des terres formées d'argile plastique et de débris du calcaire grossier. Les
uns et les autres de ces terrains jouissent d'une grande fertilité
quand ils ne sont pas trop humides. Le climat est partout assez
doux pour entretenir une végétation vigoureuse sur des
terres qui, situées au midi, seraient d'une fertilité médiocre.

Les cultivateurs des plateaux qui, comme ceux de la Beauce,
élèvent des poulains plus qu'ils n'en font naître, produisent
les troupeaux les plus remarquables. Dans les vallées, les
moutons moins soignés donnent une laine plus commune.

Amélioration. — Il y a dans l'Aisne et dans l'Oise de très-
bons troupeaux de mérinos. Ces animaux y produisent les
excellents métis dont nous venons de donner la description.
On doit peu songer à les améliorer, ni peut-être à les multiplier. Ces riches contrées doivent moins tenir aux laines
fines qu'à la production de la viande et des bonnes laines intermédiaires; mais les métis pourraient être facilement perfectionnés, rendus uniformes. Ils laissent souvent à désirer
quant aux formes : la tête est forte, l'encolure grosse et le
garrot saillant. Ces défauts, qui tendent à disparaître, peu-

vent être corrigés par un bon choix des reproducteurs ; il faut aussi, par une bonne nourriture donnée aux jeunes agneaux, développer le système musculaire pour rendre les os moins prédominants et l'abdomen moins volumineux.

Des croisements avec des anglo-mérinos bien conformés et à toison fermée peuvent hâter l'amélioration : des Demi-sang dishley dans les vallées, les contrées humides, et des Trois-quarts de sang mérinos, mais à formes carrées pour les plateaux, accouplés avec les belles brebis du Vallois, contribueraient beaucoup à rendre la race uniforme.

Se montrent sur les rives de l'Oise et de l'Aisne, tantôt la pourriture, tantôt le sang de rate, selon les pays et les années. C'est par des fourrages secs donnés au râtelier, par un usage modéré des herbages humides, par la dépaissance sur les coteaux salubres et seulement quand les plantes sont sèches qu'on peut prévenir la première ; tandis que le sang de rate, moins grave et moins fréquent que dans la Beauce, doit être combattu par l'établissement de pâturages peu nutritifs, avoine, orge, seigle, que l'on fumera pour les rendre vigoureux, et que l'on fera consommer pendant qu'ils seront encore tendres et aqueux.

§ 10. — Moutons champenois.

On trouve encore sur quelques plateaux crayeux, du côté de Sommersons, de Rigny-la-Noneuse, de Marigny, l'ancienne petite race champenoise que la stérilité du sol et la misère ont défendue contre toutes les tentatives d'amélioration. Nous ne voulons pas nous en occuper.

Les moutons qu'on appelle aujourd'hui *champenois* sont, les uns des mérinos de race pure, les autres des métis ayant plus ou moins de sang espagnol.

Entretenus dans les bons domaines, les premiers sont en général d'assez forte taille et n'offrent aucun caractère particulier ; peut-être ont-ils, surtout sur les coteaux, moins de fanon et moins de ventre que ceux des provinces plus fertiles.

Parmi les métis, les plus nombreux sont à corps élancé, mince, à tête assez fine et souvent mal coiffée, à laine d'une finesse très-inégale. On les trouve sur les collines, sur les coteaux et dans les plaines d'une fertilité moyenne. Les vallées de la Marne, de l'Aube, les plaines fertiles de ces départements, en possèdent qui réunissent de belles formes à des toisons fines, douces, nerveuses et lourdes. Souvent les métis champenois ont une tache brune sur la lèvre supérieure.

Dans les Ardennes les champenois, concurremment avec les soissonnais, ont remplacé l'ancienne race ardennaise : ils s'étendent de plus en plus dans ce département et dans la Lorraine. On trouve dans la riche vallée de Rethel et de Vouziers des bêtes aussi fortes que celles de la partie inférieure du bassin de l'Aisne. Les métis mérinos ont envahi même le plateau de Rocroy. Les troupeaux ardennais à laine grosse, souvent brune, à taches rousses ou brunes sur la tête et les jambes, viennent de la Belgique, du côté de Bouillon, ou du Luxembourg. On ne trouve en France, de l'ancienne race, que quelques individus élevés du côté de Sedan, sur la rive droite de la Meuse, et quelques troupeaux sur des montagnes granitiques de la Lorraine, du côté de la Moselle et des Vosges.

La Champagne, et cela s'explique par la nature de son sol, est mieux disposée pour la multiplication, l'élevage, que pour l'engraissement des moutons. Elle en exporte qui sont engraissés dans les environs de Paris où l'on estime ceux qui proviennent des contrées crayeuses, des plaines maigres de Dammartin, de Sainte-Menehould, de Suippe : ils se refont vite dans les bons fonds de la Seine et de Seine-et-Oise.

Pour apprécier la Champagne au point de vue de ses bêtes ovines, il faut tenir compte de sa composition géologique : on y trouve ici des alluvions, là la craie pure, ailleurs un mélange de terres calcaires et de craie ou un sol qui résulte de la désagrégation de cette dernière. Il faut noter aussi le climat frais, humide dans quelques vallées et sec et chaud sur les plateaux ; enfin ne pas oublier l'influence que le commerce des villes manufacturières de la Marne et de l'Aube exerce sur la production de la laine : les fabricants de Reims, qui, au commencement du siècle dernier, ont confectionné les premiers ces étoffes variées et légères que nous appelons étoffes de fantaisie, recherchent moins des laines superfines que de belles laines intermédiaires pouvant être peignées.

Les cultivateurs de la Champagne sentent donc qu'il n'y a rien à gagner avec les laines de première finesse ; mais ils n'en ajoutent pas moins une grande importance à conserver les plus précieux caractères des mérinos ; s'ils choisissent des béliers à laine longue, telle que la demandent les manufactures de Reims, ils tiennent aussi à une peau couverte de laine sur toute son étendue, à un brin fin et à une toison fermée. Quelques-uns recherchent encore des béliers à cornes, mais c'est qu'il ne leur est pas démontré que les qualités essentielles du mérinos sont bien fixées dans les individus dépourvus de ces organes.

AMÉLIORATION. — Les métis les plus répandus dans la Champagne pourraient être plus épais, plus trapus, et mieux proportionnés pour la boucherie. Après ce que nous avons dit dans les articles qui précèdent, nous nous bornerons à ajouter que, par un bon choix des reproducteurs et en nourrissant les agneaux convenablement, on rendra leur encolure plus grêle, leur tête plus fine, tout en donnant plus d'épaisseur au tronc.

L'aridité du sol, malgré le climat assez doux relativement aux provinces plus méridionales, est le plus grand obstacle à l'amélioration de la petite sorte. L'extension graduée de la culture des plantes à fourrages change progressivement cet état. Il n'existe pas de moyen plus rationnel, ni plus efficace.

On trouve dans plusieurs localités de la Champagne les deux extrêmes : à côté de collines et de coteaux trop arides, sont des vallées très-fertiles, mais humides et produisant la pourriture, surtout dans les années pluvieuses. De bons fourrages administrés secs, une surveillance active des troupeaux, la précaution de leur faire éviter la pluie, la rosée et les brouillards, sont les seuls moyens propres à prévenir cette maladie, en attendant que le desséchement du sol la fasse disparaître du pays.

On a conseillé dans le même but l'emploi du bélier anglo-mérinos ; mais ce n'est pas à ce titre que nous le recommandons ; il aurait lui-même besoin pour se conserver en santé, dans les vallées humides, des moyens hygiéniques dont nous venons de parler. Ce croisement ne peut être utile que pour allonger la mèche dans les troupeaux où elle présente, à un haut degré, le caractère mérinos, et surtout pour rendre la croupe moins inclinée, le poitrail plus large et le dos mieux soutenu.

Tous les anglo-mérinos ne conviendraient pas également à la Champagne ; ceux qui ont trois-quarts de sang français et qui proviennent de bonnes brebis mérines, sont les plus appropriés à cette province. Quelques vallées peuvent même nourrir des troupeaux produits par les plus forts béliers de cette sorte. Nous n'ajouterons pas qu'à moins de soins particuliers, ces reproducteurs réussissent mal sur les plateaux calcaires, même les plus fertiles, et qu'on devrait, en cas d'importation, choisir ceux de la plus petite espèce.

§ 11. — Moutons bourguignons.

De toutes nos provinces la Bourgogne serait, dans quelques-unes de ses parties, la plus favorable à la production des laines superfines. Les moutons trouvent, sur ses larges plateaux calcaires sans sources ni ruisseaux, une herbe tout à fait convenable à leur constitution, pourvu qu'ils ne soient pas de très-forte taille. Du reste, malgré la rigueur du climat continental, caractérisé par la chaleur ardente de l'été et les froids rigoureux de l'hiver, ce pays produit, beaucoup plus facilement que nos provinces du Midi, des fourrages artificiels pour suppléer à l'insuffisance des pâturages.

Les plateaux de la Bourgogne constituent ce que l'on appelle dans le pays la montagne ; comme ceux de la Beauce, de la Champagne et de la Picardie qui produisent de belles laines, ils élèvent les poulains nés dans les vallées et dans les contrées riches en prairies.

Les éleveurs de la Bourgogne entretiennent des mérinos et des métis.

Mérinos. — Après l'introduction du mérinos à Montbard, Daubenton, voulant savoir quelle était la valeur de la laine,

en envoya, après les premières tontes, à une fabrique de drap
de Château-du-Parc, près de Châteauroux. Après l'avoir employée, le fabricant lui écrivait que la laine française avait
plus de force et de nerf, avec la même finesse à l'œil et la
même douceur au toucher, que la laine d'Espagne. Les résultats ultérieurs ont pleinement confirmé cette appréciation des
premières toisons fines obtenues en Bourgogne.

Les introductions de la race mérine par Daubenton, les
premières qui aient eu des résultats durables, remontent à
1766, 1776. Dans le courant de ce siècle on a importé plusieurs fois en Bourgogne des mérinos beaucerons et même
des mérinos à laine superfine de Naz, de la Saxe, de la Silésie. Les conditions économiques du pays repoussent en général ces derniers animaux. Quelques propriétaires en conservent cependant les descendants, qui n'ont peut-être pas
toujours la très-grande finesse des troupeaux qui les ont
fournis, mais qui ont pris un peu plus de corps. Chacun a
pu admirer, à nos grandes exhibitions, des béliers et des toisons de la Côte-d'Or. Les laines étaient aussi remarquables
par la longueur et la douceur des mèches que par la finesse
des brins.

Quoiqu'en général favorables à l'entretien des bêtes à
laine, toutes les parties de la Bourgogne ne produisent pas
naturellement les mêmes animaux. Les environs de Châtillon
et de Tonnerre possèdent surtout les troupeaux à laine fine
dont nous venons de parler. Dans les plaines plus fertiles de
l'ouest, dans le Sensois, les cultivateurs, en raison du prix relativement peu élevé des très-belles laines, ont intérêt à profiter de leur climat plus doux et de leurs terres plus fertiles
pour nourrir des animaux plus forts, donnant des toisons
moins fines, mais plus lourdes.

Les MÉTIS de la Bourgogne sont peu homogènes. Ceux
qu'on élève sur les rives de la Saône et vers les montagnes
du Morvan n'ont ni la finesse de ceux du châtillonnais et des
environs de Tonnerre, ni la taille de ceux des plaines de Sens.
Ces derniers, plus ou moins semblables aux beaucerons par
leur forte toison et leur taille élevée, leur sont cependant

préférés comme plus faciles à engraisser par les fermiers des environs de Paris.

Amélioration. — Malgré l'appropriation du châtillonnais à la production des laines extra-fines, la plus grande partie des éleveurs de la Bourgogne recherchent peu les petites races de mérinos, et ils agissent dans leur intérêt comme dans l'intérêt de l'industrie et des populations urbaines, en produisant des mèches longues, des toisons lourdes, et de fortes quantités de viande.

La bergerie impériale de Gevrolles facilite l'amélioration des troupeaux dans la Champagne et la Bourgogne. Elle a produit et vendu des types reproducteurs à garrot épais et à lombes larges, qui en contribuant au perfectionnement des formes, ont allongé la mèche souvent courte des moutons bourguignons. D'un autre côté, les éleveurs soignent leurs troupeaux avec intelligence : ils donnent de la taille et du corps en améliorant le régime, et ils cherchent à diminuer les fanons, la tête et l'encolure de leurs béliers en choisissant bien les reproducteurs; quelques-uns ont obtenu des produits beaucoup mieux conformés que le type. Des béliers sans cornes et cependant très-bons de laine ont même été exposés. Nous souhaitons qu'ils forment race.

§ 12. — Moutons arlésiens.

Nous appelons ainsi les mérinos et les métis-mérinos élevés dans les départements de l'Hérault, du Gard, de Vaucluse, des Bouches-du-Rhône et notamment dans l'île de la Camargue et sur les plaines de la Crau. Ces animaux ont remplacé l'ancienne race provençale chez les grands propriétaires, dans tous les cantons favorables à l'élevage des bêtes à laine et à la production des belles toisons.

Vaste plaine située sur la rive gauche de l'embouchure du Rhône, la Crau est formée d'un amas de cailloux roulés ayant dans quelques endroits une épaisseur considérable. L'herbe, comme le font pressentir la nature de ce terrain et la chaleur du climat, y est rare, mais fine, sapide et très-riche en principes nutritifs.

Dans l'île de la Camargue, Delta du Rhône, les conditions ne sont pas les mêmes. L'humidité est abondante dans le sol, les marécages y sont étendus; mais les vents du nord et le *mistral* qui descendent la vallée du Rhône ou se précipitent du sommet des Alpes avec une effroyable impétuosité, charrient sur les bords de la mer des torrents d'air froid et sec qui modèrent l'influence de l'humidité. Cet air, échauffé par le sol de la Provence, se dilate, dessèche la terre et s'élève ensuite en entraînant l'humidité dans l'espace. Les vents chauds venus d'Afrique tendent à produire les mêmes résultats. Le sel, abondant dans certaines parties du terrain et souvent dans les plantes, contribue aussi puissamment à prévenir les effets nuisibles de l'humidité.

C'est sous ces influences diverses que s'étaient formés les troupeaux précieux de la Crau et que se conservent les mérinos qui les ont remplacés.

MÉRINOS. — Les mérinos arlésiens n'ont pas de caractères bien *établis* : cornes en spirale allongée, taille moyenne, garrot épais ou sorti, bon poitrail, peu de fanon, oreilles petites, fines, chanfrein busqué, laine d'une finesse qui varie beaucoup, mais qui est quelquefois très-grande; ces animaux forment de magnifiques troupeaux.

MÉTIS. — On retrouve dans les métis le caractère des anciennes races et du mérinos. Quelques-uns sont d'une grande finesse et en général ils fournissent une laine appelée *arlésienne,* excellente, ayant beaucoup de nerf, recherchée quand elle n'est pas très-belle pour la draperie du Midi. Il en est expédié aussi de fortes quantités dans le Nord.

Tous ces métis ne proviennent pas des mêmes races : le bélier mérinos en a produit avec l'ancienne brebis provençale, ce sont les plus nombreux et les meilleurs; avec la brebis du Languedoc, ils sont beaucoup moins suivis; avec la puyricarde et la barbarine, ils sont plus robustes et moins fins (voyez *Moutons languedociens et provençaux*).

ÉMIGRATION DES TROUPEAUX. — Nous trouvons dans la Provence des conditions très-favorables à l'entretien des bêtes à laine. Les plaines abritées de ces provinces sont très-propres à nourrir les troupeaux pendant l'hiver tandis que les Alpes fournissent une ressource précieuse, alors que les chaleurs de l'été dessèchent les contrées basses.

L'émigration des troupeaux, qui a si puissamment contribué à la conservation des mérinos espagnols, est largement pratiquée dans le midi de la France. Mais ce déplacement ne s'opère pas en vertu d'une loi; il a lieu après des conventions particulières faites entre le propriétaire des pâturages et celui du troupeau, et n'a pas pour notre agriculture les inconvénients que la transhumance a eue pour l'agriculture espagnole. En France l'émigration a les avantages de la transhumance sans en avoir les inconvénients; elle est profitable pour les deux parties, et nous ne saurions partager l'opinion de ceux qui blâment ce système, sous prétexte que les propriétaires des montagnes auraient plus d'avantages à faire consommer leurs herbages par des troupeaux leur appartenant.

Sur les très-hautes montagnes, il n'est pas possible de récolter beaucoup de fourrage ni par conséquent de nourrir de nombreux animaux pendant l'hiver; les propriétaires des herbages auraient donc à acheter des troupeaux au printemps et à les revendre en automne. Il arriverait souvent que des moutons se vendraient moins à la Saint-Martin qu'ils n'auraient coûté à la Saint-Jean.

Si quelquefois, avec le système actuel, les montagnes rapportent moins que les troupeaux, combien de fois aussi le propriétaire des animaux a-t-il moins de profit que celui des pâturages ?

Comme dans toutes les transactions libres, qui s'exécutent depuis longtemps, les chances sont parfaitement connues, et les marchés se font le plus souvent dans l'intérêt des deux parties. Les propriétaires des troupeaux sont d'autant plus traitables que sans le secours de la montagne ils feraient difficilement consommer leurs herbages en hiver.

En Provence les troupeaux partent d'Arles vers le 12 ou le 13 juin et arrivent à la Grande-Chartreuse (Isère) le 22 ou le 23. Ils mettent moins de temps pour aller dans les départements des Alpes et de la Drôme. Ils restent sur la montagne jusqu'au 18 ou au 20 octobre; ces époques varient. L'estivage, tout compris, frais de berger, sel, location de la pâture, coûte par tête de 2 francs à 2 fr. 50 cent. Le sel est distribué deux ou trois fois par semaine à raison de 20 à 25 livres pour 1,200 bêtes. Quand le temps est sec, on en donne moins.

L'herbage est loué tantôt à l'année, tantôt pour plusieurs années. Le locataire le fait consommer comme il l'entend, ou bien il ne peut y mettre que le nombre d'animaux convenu.

Le pâturage sur les Alpes pendant l'été conserve les animaux, et peut même les guérir de la pourriture ou arrêter les progrès de cette maladie quand elle n'a pas fait trop de ravages; les moutons qui émigrent sont fort estimés pour leur viande.

§ 13. — **Moutons des Corbières**.

En étudiant les races ovines de la partie occidentale du grand bassin des Pyrénées, nous avons vu que par ses terres plus égouttées et son climat plus sec, le pays est plus favorable à l'industrie ovine vers l'est que du côté de l'Océan : les troupeaux se perfectionnent par la seule influence des agents hygiéniques à mesure qu'on s'avance du pays basque, du Médoc, vers l'Ariége et le Lauraguais. Mais c'est surtout dans le versant méditerranéen de notre belle vallée du sud, dans le Roussillon et le Narbonnais, que nous trouvons des conditions bien favorables à l'entretien des troupeaux ou du moins à la production des belles toisons. Déjà du temps des Romains, les troupeaux de ces contrées fournissaient les plus belles laines connues. Dans les siècles derniers, le mouton du Roussillon était considéré comme le mérinos français : il avait les formes et les qualités de la race mérine, sa laine était comparée à la ségovienne et à la soriane, et il était aussi remarquable par l'importance des troupeaux que par la perfection des toisons. De notre temps, les laines roussillonnaises ont une réputation trop bien établie pour qu'il soit nécessaire d'insister sur leurs qualités.

Indépendamment des moutons de l'arrondissement de Béziers et de ceux des collines de Narbonne, qui ont été moins généralement améliorés et que nous avons étudiés,

7

page 54, nous distinguerons, dans le large bassin du sud-est et dans les montagnes qui le limitent au nord, à l'ouest et au sud, deux groupes de bêtes à laines : celui des Pyrénées-Orientales, du Roussillon, dont les troupeaux vont en grande partie passer l'été sur les Pyrénées, et celui de l'Aude, des Corbières, composé de troupeaux sédentaires.

Le département de l'Aude possède aujourd'hui plusieurs sortes de bêtes à laine.

Moutons soyeux des Corbières. — Celles que nous décrirons d'abord sont considérées comme propres aux Corbières. Elles se distinguent par les caractères suivants : taille moyenne ou petite ; corps médiocrement conformé ; tête avec ou sans cornes ; laine assez fine, douce, disposée en mèches longues, pendantes, pointues, sales, brûlées par le fumier à l'extrémité, mais brillantes, soyeuses à la base, d'où vient le nom de mouton soyeux des Corbières qu'on donne aux moutons qui les portent. La toison est comme en lambeaux, affaissée, et fait paraître la poitrine mince et le dos étroit. Du reste, elle s'étend sur toutes les parties du corps.

Cette race, plus forte et mieux conformée dans les communes plus fertiles, se distingue, sur les marchés de Béziers, de la languedocienne à sa laine soyeuse. On la reconnaît au même caractère dans les vallées des Pyrénées-Orientales. Quoique considérée comme propre aux Corbières, elle est métisse et provient de croisements de brebis communes et de béliers mérinos ; le sang espagnol se reconnaît à la laine plus fine que dans les anciennes races, et aux toisons recouvrant toute la surface du corps.

Métis-mérinos. — Les métis élevés dans les plaines, dans les bonnes fermes, conservent beaucoup plus les caractères mérinos : de belles mèches carrées et des toisons fermées. Ils sont de plus forte taille parce qu'on les entretient sur des terres plus fertiles et que l'on fait intervenir, pour les nourrir, les cultures fourragères. Il en est à garrot épais, à lombes larges, et bien conformés quoiqu'à membres un peu forts et à tête un peu grosse ; généralement, ils ont beaucoup moins de fanon, moins de panse et de flanc que les métis du bassin de Paris. Beaucoup, comme ceux des Corbières, ont une teinte rousse ou brune sur la tête et les membres.

MÉRINOS. — Le voisinage de la bergerie de Perpignan doit avoir facilité les importations de la race pure espagnole. Mais indépendamment des mérinos ordinaires assez répandus dans les plaines de l'Aude, on a introduit dans ce département des mérinos à laine superfine. Ces animaux y trouveraient des conditions hygiéniques favorables, mais la vente des toisons très-fines y est difficile et nous pouvons nous demander en outre si l'industrie ovine y a été jusqu'à ce jour assez bien entendue pour qu'on puisse espérer la réussite d'une race qui demande autant de soins que la race extra-fine. L'entretien de cette race nécessite des bergers habiles que la moyenne culture du Midi n'a pas intérêt à payer.

En général, les mérinos de l'Aude sont trapus, de taille moyenne, à laine fortement chargée.

PRODUCTION, ÉLEVAGE, ENGRAISSEMENT. — A base de grès anciens ou de roches calcaires, les pâturages livrés dans les Corbières aux bêtes à laine sont maigres, et, quoique produisant une herbe sapide et nutritive, ne peuvent servir qu'à l'entretien d'un petit bétail. Il y a même des montagnes rocailleuses, escarpées, qui ne peuvent être consommées avec quelque avantage que par des bêtes non-seulement de petite taille, mais encore robustes et déjà formées. Les propriétaires de ces pacages achètent, pour les utiliser, des moutons de l'âge de 2 ou 3 ans; ils préfèrent même les bêtes de 3 ans à celles de 2, elles sont plus fortes pour parcourir les montagnes. On les entretient pour le fumier et la laine jusqu'à l'âge de 6, 7, 8, 9 ans; les dents sont usées par les arbustes et les herbes dures et terreuses du pays que le poids de la viande a augmenté à peine.

Là où le terrain est moins stérile, sur les pelouses des plateaux, sur quelques landes, et sur les gazons communaux ou particuliers situés dans les vallées, ainsi que sur quelques parties du rivage de la mer, on nourrit des brebis et on produit des agneaux. Pour ces pays, les bords des routes même ont de l'importance. Nous avons entendu des propriétaires

7.

instruits se plaindre de ce que l'administration départementale voulait interdire le pâturage sur les berges des grands chemins et soutenir que cette défense rendrait impossible l'élevage du mouton dans une partie du département de l'Aude.

La multiplication des bêtes à laine n'est pas régulière comme dans les départements plus septentrionaux. Le nombre des brebis livrées au bélier varie tous les ans selon l'abondance des fourrages, fortement subordonnée elle-même à l'influence du climat. La crainte d'un mauvais hiver, quand la récolte des fourrages n'a pas été abondante, engage les éleveurs à ne pas livrer leurs brebis aux béliers.

Dans le siècle dernier, les troupeaux de la Clape de Narbonne et des basses Corbières allaient estiver sur les montagnes des Cévennes et du Gévaudan ; ils étaient même conduits jusque dans le Rouergue et dans l'Auvergne, sur les montagnes du Cantal et d'Aubrac.

Jusqu'à présent, l'engraissement avait eu lieu spécialement dans les plaines, mais l'on commence à engraisser dans la montagne avec les fourrages artificiels. Des cultivateurs des bords de la mer s'en plaignent; ils trouvent moins de moutons maigres et les payent plus cher. Dans l'Ariége on engraisse aussi des bêtes venues des environs de Limoux, de Conques. Si les animaux sont plus petits que ceux de la race ariégeoise, ils sont moins rôdeurs, plus faciles à garder et mangent moins. On peut, sur un terrain donné, en engraisser un plus grand nombre.

Dans beaucoup de fermes, comme dans le Languedoc, le sang de rate fait certaines années de rudes ravages ; on ne peut le prévenir, quand l'émigration n'est pas possible, que par un régime uniforme et par la culture de plantes aqueuses, de fourrages d'été peu nutritifs; on éloigne les troupeaux des bords de la mer quand on craint cette maladie, tandis qu'on cherche à leur faire manger des plantes salées pour les préserver de la pourriture. Quelques cultivateurs considèrent *la Roquette*, commune sur les bords de la mer, comme produisant le sang de rate.

AMÉLIORATION. — C'est dans des contrées très-peu fertiles

qu'on élève des bêtes à laine. Il faut tenir compte de cette circonstance pour s'occuper de l'amélioration de la race.

A mesure que les cultivateurs du Midi étendent les prairies artificielles, s'ils conservent les troupeaux ils les nourrissent mieux et les améliorent; mais ils en diminuent le nombre, quelques-uns cessent même d'en tenir quand ils peuvent soumettre à un assolement continu les terres qu'ils laissaient en jachère. Cela nous explique pourquoi l'amélioration des moutons ne suit pas le progrès agricole : on cherche peu à améliorer la culture sur les coteaux et les montagnes où l'on s'occupe surtout d'élevage.

Quoi qu'il en soit, il faut indiquer comme devant d'abord être mis en usage le moyen d'amélioration propre à perfectionner les formes des animaux. Sans une nourriture suffisante donnée aux agneaux au moment du sevrage, tous les croisements resteront infructueux. Des rations de grains, de provendes distribuées à ceux que l'on destine à la reproduction produiraient les meilleurs effets. Par un bon appareillement, on pourrait obtenir une grande amélioration, car il y a dans l'Aude beaucoup de brebis et de moutons bien conformés.

Par les mêmes moyens, soins des reproducteurs et appareillement, on pourrait aussi améliorer les toisons, les rendre uniformes, fermées et faire disparaître cette laine soyeuse qui caractérise le mouton des Corbières. On doit, autant que possible, exclure de la reproduction les bêtes dont la laine présente un aspect brillant et rechercher les individus à mèche carrée, à toison bien fermée.

Sans être indispensables les croisements peuvent être utiles pour accélérer le progrès. Il en a été pratiqué de tout temps, mais irrégulièrement. Pendant longtemps la bergerie de Perpignan les avait rendus faciles. Comme les moyens dont nous venons de parler, ils doivent tendre à améliorer les formes et à perfectionner les toisons plutôt qu'à élever la taille.

Les béliers dishley, accouplés avec les brebis des bons troupeaux de l'Aude, donnent d'excellents résultats à ce double point de vue : « En les accouplant avec nos bêtes mérinos à toison clause, bien tassée, bien fine, nous écrivait notre confrère, M. Pinaud, nous faisons d'emblée les anglo-mérinos, que vous nous envoyez. Il est surprenant de voir combien d'un seul coup les formes se modifient, les charpentes se transforment; ainsi les produits d'un croisement ont le corps horizontal, la côte ronde, rapprochée de la hanche, le poitrail ouvert, la hanche aussi, le quartier descendu ; tandis que les mères ont le poitrail étroit, la côte plate, écartée de la hanche, le derrière serré. Quant à la laine, elle perd moins au tassé que je ne l'appréhendais: le brin est plus long, brillant et assez doux. Tous les propriétaires qui ont essayé du croisement en sont enchantés. »

Ces bons produits s'expliquent par la qualité du lainage de ces belles brebis à toison clause et fine. Les métis ainsi obtenus contribueront puissamment par leur nombre à l'amélioration de la race dans tout le département. Les éleveurs de l'Aude ne manqueront pas de soigner les troupeaux où sera introduit le sang anglais et de choisir de préférence, pour la reproduction, les béliers qui seront à corps épais, trapu, mais à lainage plutôt mérinos qu'anglais.

La Société d'agriculture de Carcassonne s'occupe avec persévérance et succès de l'amélioration des troupeaux. Depuis plusieurs années elle a distribué des béliers-mérinos quelquefois gratuitement, d'autres fois aux propriétaires qui, en les demandant, s'engagent à payer une somme de 25 francs destinée à couvrir une partie du prix d'achat. Elle a également fondé trois prix dont un de 200 francs et deux de 100 francs chacun, pour les troupeaux composés au moins de 100 bêtes âgées de plus d'un an, les plus remarquables, sans distinction de race ni de provenance. A qualité égale, elle accorde la préférence aux troupeaux qui ont en plus forte proportion, des brebis portières et les plus beaux béliers. La bonne construction des bergeries, la tenue et la nourriture des troupeaux sont prises en considération.

Un cinquième de la valeur des prix est accordé au berger.

Pour mettre à la disposition des propriétaires les **types** améliorateurs d'un prix élevé, elle les place chez un propriétaire où sont reçues les brebis qu'on leur destine. Le propriétaire des brebis n'a qu'à payer une rétribution de 5 centimes par jour et par tête.

Elle a fait ainsi l'essai des béliers anglais et anglo-mérinos sur divers points du département. Quatre béliers ont pu couvrir en une année 400 brebis appartenant à 15 ou 20 troupeaux : comme la monte n'a pas lieu à la même époque dans toutes les parties du département, les béliers peuvent faire de nombreuses saillies sans s'épuiser.

On a fait dans le département de l'Aude quelques importations de béliers de la race de Naz et de la race électorale. Ces types ne se sont pas propagés. Étant dans des conditions d'élevage très-difficiles, les cultivateurs tiennent surtout à la laine. Ils recherchent les animaux dont les toisons ont le plus de valeur. Les bonnes laines intermédiaires sont celles qui remplissent le mieux cette condition ; elles souffrent moins des privations imposées aux animaux, et elles sont moins facilement altérées par la poussière.

Dans le Midi, les marchands, abusant souvent de l'ignorance des vendeurs, ne veulent pas payer au-dessus du cours des laines du pays, les qualités supérieures, et cela retarde l'amélioration. Le meilleur moyen de vaincre cette mauvaise volonté, c'est, comme le disait M. C. Bonnet à la Société d'agriculture de l'Aude, de ne pas se décourager, mais de continuer l'amélioration afin d'augmenter la quantité des laines fines et d'attirer une concurrence plus nombreuse.

Ce conseil s'applique à tous les pays ; l'effet en est d'autant plus assuré dans l'Aude que le débouché pour les laines s'élargit tous les jours. Avant la révolution, les laines du Roussillon, du Languedoc, n'étaient employées que dans les fabriques du Midi ; les plus communes étaient travaillées dans les petites villes des Pyrénées. Aujourd'hui il en vient beaucoup à Paris. Sous le nom de roussillonnaises, elles sont utilisées en grande partie dans les fabriques du Nord.

§ 14. — Moutons du Roussillon.

Le Roussillon est, de toutes nos provinces, celle où se trouvent les conditions les plus favorables aux bêtes ovines. Il possède des plaines de nature très-variée, quelques-unes salubres, d'autres humides, marécageuses, c'est vrai, mais propres comme les premières à nourrir des moutons pendant l'hiver. D'ailleurs l'humidité est moins nuisible dans les plaines du Roussillon que dans d'autres parties de la France, soit à cause des brusques mouvements éprouvés par l'atmosphère, de la fréquence des vents du Nord qui chassent l'air altéré et le remplacent par de l'air pur des montagnes, soit surtout à cause de l'émigration des troupeaux qui, dès l'arrivée des chaleurs, s'élèvent tous les ans sur les Pyrénées.

La mer contribue, dans quelques cantons bas, à rendre le pays malsain, mais elle porte jusqu'à un certain point le remède au mal qu'elle tend à produire : par les mouvements de l'atmosphère qu'elle concourt à rendre plus fréquents, par le sel et l'iode dont elle imprègne les plantes du rivage, et surtout par les vapeurs qui, en se répandant sur les coteaux et les montagnes, en tempèrent l'aridité, alimentent les sources et favorisent la végétation.

C'est sous l'influence de ces circonstances heureuses que s'était formée ou conservée l'ancienne race roussillonnaise, alors que les animaux domestiques étaient, beaucoup moins qu'à notre époque, modifiés par l'action de l'homme. De toutes nos races, c'était la plus remarquable au point de vue du lainage. On la faisait descendre d'importations de mérinos et de croisements avec ce type. Ses caractères démontrent en effet qu'elle avait du sang espagnol. Elle était à corps trapu, laineux jusqu'au bout des pattes, à laine belle, tassée et chargée de suint, à tête forte, et à cornes grosses en spirale.

Elle différait cependant selon les contrées où elle était élevée. On indiquait dans le pays comme races distinctes les bêtes de la *Salanque*, dont les toisons surpassaient en finesse celles de l'Aragon et de l'Andalousie; les bêtes du *Vallespir*, plus communes, souvent brunes ou grises; celles de la *Cerdagne*, de même couleur, plus fortes, mais peu laineuses, parce que les éleveurs recherchaient les animaux à ventre nu; enfin celles du *Capsir* et du *Conflans*, en général blanches, mais à tête et à pattes rousses, et supérieures pour la laine à celles du Vallespir. Les troupeaux de la montagne, de la Cerdagne, du haut Conflans, du Vallespir, avaient une laine plus grosse, moins chargée de suint, que celle des troupeaux de la plaine, de la Salanque.

A ces anciennes races ont succédé graduellement, depuis la fin du siècle dernier, des mérinos et des métis mérinos.

MÉRINOS. — Les mérinos sont en général ensellés, pourvus de fanons et de fortes cornes. Leur taille varie; nous en avons vu au pied des Pyrénées qui par le poids, la corpulence, ressemblaient à de forts mérinos beaucerons, tandis que du côté des Corbières, du côté de Salce, ils sont petits, trapus.

Les mérinos du Roussillon proviennent de la bergerie que l'État avait établie dans la Salanque et qui rendait aux éleveurs des Pyrénées-Orientales, de l'Aude, de l'Hérault, de la Haute-Garonne, les services que rend aux éleveurs des environs de Paris celle de Rambouillet : elle facilitait le croisement de l'ancienne race du pays avec le type espagnol en propageant ce dernier.

MÉTIS. — Les métis sont beaucoup plus répandus que les mérinos. Ils sont de taille moyenne, souvent à jambes et à tête rousses comme l'ancienne race indigène, et pourvus de cornes. La laine, d'assez belle finesse, est de bonne qualité, mais elle est très-variée : nous avons trouvé dans les vallées, comme sur la Cerdagne, de bons métis avec des courbiérengs à mèches pointues. L'ancienne race des montagnes n'a pas complétement disparu; il s'en trouve encore quelques individus à tête busquée, marquée de taches brunes, à cornes arquées, dirigées en arrière, à laine grosse, chez les petits cultivateurs des vallées. Ces animaux sont les uns nés dans le pays, les autres proviennent du côté de l'ouest, de l'Ariége.

ENTRETIEN. — Comme dans l'Aude, les troupeaux diminuent dans les Pyrénées-Orientales sur les bonnes terres des plaines et des collines, à mesure que la culture se perfectionne. C'est dans la Salanque, du côté de Saint-Laurents, et sur les montagnes qu'on élève le plus de moutons.

Pendant l'hiver, les bêtes à laines du Roussillon sont entretenues économiquement dans les plaines, et au commencement du printemps on les conduit sur les montagnes. Les troupeaux, même des parties les plus élevées des vallées, émigrent; ils vont dans des lieux plus élevés encore. Ceux de la Cerdagne, de la Tour de Carol, sont conduits vers les sources de l'Ariége, du côté de Porté, du val d'Andorre.

L'estivage n'offre rien de particulier. Les troupeaux de la vallée de Foix, de Tarascon, d'Ax, vont vers l'Hospitalet; ceux de la Salanque sont conduits du côté du Vallespir, du Capsir, du Conflans. Il en coûte de 1 fr. 50 à 2 fr. par tête d'estivage. On donne du sel, quelques bergers une fois par semaine, d'autres tous les 10, 12 ou 15 jours; des propriétaires m'ont dit avoir remarqué que l'engraissement est plus prompt quand ils en donnent plus souvent.

Les propriétaires de la montagne possèdent aussi des troupeaux. Ils les nourrissent en été sur leurs herbages et en hiver ils les conduisent, les brebis principalement, dans les vallées et dans la plaine.

Pour les recevoir les propriétaires des vallées ont adopté un assolement dans lequel entre, pour une grande part, la culture des plantes fourragères, — blé, maïs et haricots, prairies. Ils sèment celles-ci en septembre, plus tôt dans les endroits exposés au froid que dans les bas-fonds. Elles sont composées d'un mélange de lupin blanc, et de trèfle du Roussillon, farouch; d'autres fois de l'une ou de l'autre de ces plantes semée séparément. A l'entrée de l'hiver ces plantes sont déjà fortes; en général, on les fait consommer sur place. Les moutons prennent le lupin avec avidité pendant l'hiver.

Ces prairies se louent de 2 à 300 francs l'hectare pour la saison. Le propriétaire fournit la bergerie, mais les soins et la garde du troupeau sont à la charge du propriétaire des animaux. L'hivernage des brebis coûte de 5 à 8 francs par tête.

Quelques troupeaux des villages rapprochés de la frontière vont passer l'hiver en Espagne. Ils y sont entretenus aux mêmes conditions à peu près que dans les basses vallées du Roussillon.

L'hivernage des troupeaux est difficile sur les montagnes; les fourrages susceptibles d'être récoltés y sont rares et en

hiver la nourriture fraîche , les racines manquent complète-
ment. Avec la longueur excessive des mauvais temps, le séjour très-long de la neige, il est difficile de nourrir les brebis
à lait et d'élever les agneaux. Il en meurt beaucoup en hiver
de ceux qui restent ou qui naissent sur la montagne. On y
conserve cependant les moutons.

AMÉLIORATION. — Quelques lots de mérinos des plaines du
Roussillon et du bas des vallées ont une très-forte taille et de
lourdes toisons. Les moyens d'amélioration , choix des reproducteurs, régime des agneaux, doivent tendre à les rendre plus épais, à en diminuer la tête et l'encolure. Même dans
les bons troupeaux, on voit des béliers à toisons mécheuses ;
il faut les faire disparaître en excluant les individus dont la
laine présente, derrière la nuque et sur l'épaule, une teinte
lustrée et des ondulations bien marquées.

Quoique tentés à différentes reprises, les croisements du
mérinos avec les moutons qui se trouvent au nord des Pyrénées, à l'est et au sud des Corbières et des Cévennes, n'ont été
bien suivis que depuis l'établissement de la bergerie de Perpignan. La facilité d'apprécier la race mérine a permis aux
cultivateurs qui n'ont pas voulu l'élever à l'état de pureté parce
qu'elle est trop exigeante en nourriture, qu'elle ne peut pas
s'habituer aux alternatives d'abondance et de disette, de profiter de ses avantages en introduisant dans leurs troupeaux, à
titre de reproducteurs, des individus qui en provenaient plus
ou moins directement. Ainsi se sont opérés, dans les bassins
de l'Aude et du Tet, de grandes améliorations. Les laines si
estimées dans le commerce sous le nom de roussillonnaises,
proviennent de ces croisements souvent renouvelés.

On trouve aujourd'hui des troupeaux considérables composés de ce métis regardé comme constituant la race indigène;
et en effet, depuis un grand nombre de générations il se reproduit par lui-même e se conserve; il s'améliorera même,
mais à condition qu'on soignera les appareillements, qu'on
choisira les reproducteurs très-jeunes, qu'on leur donnera
les soins nécessaires pour en développer les qualités, qu'on
n'emploiera que des béliers réunissant aux caractères mé-

rinos pour le lainage, les formes carrées, le poitrail ouvert, le garrot bas, le dos épais, qui distinguent les bêtes de boucherie.

Des croisements nouveaux ne sont donc pas indispensables, mais ils pourraient être utiles pour hâter l'amélioration, pour redonner de l'uniformité à la laine dans les troupeaux où elle dégénère : c'est encore le métis dishley mérinos, plus mérinos qu'anglais, que nous conseillerons aux propriétaires qui ne veulent pas élever la race mérine pure.

Nous avons dit que la perte de la bergerie de Perpignan avait été un mal pour les provinces du Sud. Les propriétaires qui veulent acheter un bélier améliorateur ont à le faire venir de 150 ou 200 lieues. L'industrie des producteurs de béliers n'existe pas dans ces contrées, et malgré le zèle de quelques éleveurs intelligents qui s'en occupent, elle s'y établira difficilement.

C'est en raison de ces circonstances que chaque éleveur doit choisir les plus remarquables de ses agneaux, en faire un petit lot qu'il nourrit à part et dans lequel il prend ensuite ses reproducteurs.

ARTICLE IV. — Moutons à laine extra-fine. Race de Naz.

CARACTÈRES. — Les laines que l'on considérait anciennement comme les premières en finesse, sont devenues les secondes quand on a trouvé dans le commerce les qualités supérieures que nous appelons *extra-fines, superfines*. Celles-ci sont à brins d'une très-grande ténuité, 1/50 à 1/60 de millimètre de diamètre, disposés en mèches courtes ou même très-courtes, moelleuses, toujours très-douces et très-élastiques, le plus souvent carrées, quelquefois vrillées et manquant de nerfs. Les toisons sont assez étendues, mais peu tassées, se laissant trop facilement pénétrer par la terre et le fumier. La grande finesse de la laine ne se rencontre jamais avec une forte quantité : deux ou trois livres de laine en suint, c'est le rapport ordinaire d'une bête extra-fine.

Des variétés du mérinos obtenues en Allemagne et en

France à la suite de soins minutieux, produisent la laine extra-fine ; elles ont toutes les caractères de la race espagnole fortement marqués : la tête grosse, busquée, pourvue de cornes, le garrot saillant, souvent la côte plate et les genoux rapprochés. Elles sont à corps petit et fournissent très-peu de viande.

PRODUCTION. — Les races à laine extra-fine réclament pour prospérer certaines conditions hygiéniques : en première ligne, un pays salubre, des terres bien égouttées produisant plutôt des plantes nutritives que des plantes abondantes et vigoureuses, pour pâturages des gazons courts et surtout ne contenant ni broussailles, ni herbes à haute tige pouvant souiller les toisons, enfin un air sec et une contrée peu pluvieuse, surtout si l'hivernage à la bergerie ne doit pas être de longue durée ; en seconde ligne, une nourriture convenable, distribuée en moyenne quantité : trop abondante, elle produit chez les jeunes bêtes une santé vigoureuse, un corps replet, une peau épaisse et, comme conséquence, une laine d'une moins grande finesse ; chez les bêtes adultes, elle pousse à l'engraissement qui fait perdre à la peau de sa vitalité, à la laine de sa force et de sa souplesse ; insuffisante, elle laisse périr les animaux de misère ou du moins rend la laine maigre, sèche, faible et se détachant spontanément ; elle produit en outre la pourriture à laquelle les moutons extra-fins sont paticulièrement exposés ; en troisième lieu enfin, des soins minutieux apportés à la multiplication, une grande connaissance de la laine, l'habitude de juger une toison, de voir si elle est uniforme et d'apprécier le degré de finesse du brin afin de savoir quels sont les individus les plus aptes à perpétuer les qualités de la race.

Une grande propreté est de première nécessité pour l'entretien des troupeaux extra-fins. Le parcage imprègne les toisons de terre, et sous son influence la laine prend de la roideur. Il ne doit pas être pratiqué ou ne l'être qu'après la tonte et pendant peu de temps. Des bergeries mal tenues, incomplétement aérées, nuisent à la douceur, à la souplesse, à la perfection des toisons, car le fumier rend la laine rude et la brûle ; le gaz ammoniac la décompose et la rend cas-

sante ; enfin les brins de foin, les graines des plantes fourragères salissent les toisons, les altèrent, et nécessitent des travaux de nettoyage et la perte d'une plus ou moins grande
quantité de laine.

Race de Naz. — La France possède une race de mérinos à
laine superfine des plus remarquables. Entretenue dans l'arrondissement de Gex, département de l'Ain, elle porte le nom
de race de Naz de l'exploitation où elle s'est formée. Elle a
acquis un très-haut degré de perfection par les soins habiles
de MM. Girod de l'Ain et Perrault de Jotemps.

Les animaux de cette race sont petits, trapus, agiles, ardents, à tête forte pour leur taille et pourvue de cornes grosses
en spires rapprochées, à peau fine sans fanons, à laine en
zigzags courts, nombreux et réguliers : mèche courte, brins
d'une très-grande finesse, mais peu tassés; toison légère.

Les soins que les propriétaires de ce troupeau ont pris de
fixer les caractères de la race, et les résultats remarquables
qu'ils ont obtenus lui ont donné une grande supériorité et
une réputation universelle. Il a fourni des types reproducteurs à toutes les parties du monde.

En hiver, le troupeau de Naz reçoit à la bergerie une ration
de foin et de racines très-régulièrement distribuée, jamais
trop forte ; et pendant l'été il pacage sur les montagnes des
environs de Genève où le sol est salubre, l'herbe de bonne
nature, mais trop peu abondante pour pousser au grand développement des organes, de la peau et de la laine en particulier.

Le Châtillonnais, quelques cantons des départements de
l'Aube et de l'Yonne seraient, dans le Nord, nos contrées les
plus appropriées à la production des laines extra-fines. Dans
le Midi, les départements de l'Aude et des Bouches-du-Rhône
en produiraient aussi s'ils y trouvaient de l'avantage. Dans
une collection des laines de plusieurs troupeaux de la Provence et en particulier de celui de M. Tardieu de Virette, collection que nous devons à l'obligeance de notre ami M. Delorme, il y a plusieurs échantillons qui doivent être classés
parmi les belles laines superfines.

Les troupeaux extra-fins de la Bourgogne, du Languedoc, de la Provence, proviennent de la race de Naz et des races de l'Allemagne. Il en existe peu aujourd'hui qui aient conservé leur finesse. Les plus remarquables ont donné des revenus à leurs propriétaires, non-seulement par la vente de la laine, mais encore par les types reproducteurs qu'ils ont fournis en France et surtout à l'étranger. C'est probablement à ces circonstances heureuses que nous en avons dû la longue conservation.

On dit que la laine extra-fine française est mousseuse, vrillée, que la toison prend la poussière jusqu'à la racine ; mais il n'y a pas de différence entre cette laine et les meilleures laines saxonnes quand les animaux ont été élevés et entretenus de la même manière.

ARTICLE V. — Moutons Algériens.

Parmi les industries qui conviennent le mieux à l'Algérie, la production des bêtes à laine doit être placée au premier rang. Le mouton possède des qualités qui le rendent, pour les populations arabes, supérieur aux autres animaux domestiques. En raison du peu de viande qu'il fournit, il peut être abattu, surtout pendant les chaleurs, dans plusieurs circonstances et dans beaucoup de localités où il ne serait pas possible d'utiliser la viande d'un bœuf ; et son principal produit, la laine, peut être plus facilement transporté que la plupart des autres produits agricoles.

Même quand ces raisons n'auront plus la même importance ; quand l'agglomération plus grande de la population permettra d'utiliser de plus grands animaux de boucherie, en même temps que l'ouverture de nouvelles routes multipliera les débouchés, le mouton sera pour les colons comme pour les indigènes, l'animal de rente par excellence. De tous les herbivores domestiques, c'est le plus approprié aux climats secs ; seul il peut utiliser les coteaux arides et ramasser les quelques plantes fort rares, même dans les bonnes terres, qui, pendant les fortes chaleurs, résistent à la sécheresse. Quand

des vaches, fussent-elles de la plus petite espèce, se nourrissent à peine sur nos garrigues du Midi comme dans les pâturages de l'Algérie, les brebis y trouvent encore une nourriture suffisante pour produire beaucoup de lait. Le mouton
est, en outre, l'animal qui s'accommode le mieux de la vie er-
rante : il se prête avec facilité aux émigrations, à la transhumance ; pourvu d'une épaisse fourrure, il souffre peu d'être
privé de logement ; enfin par le parcage, il fournit un moyen
excellent de fertiliser les terres qu'il foule sans les tasser, en
raison de son peu de poids. Le mouton deviendra pour l'Africain pacifique ce que le cheval a été pour le belliqueux Mu-
sulman.

Caractères. — Toutes les bêtes algériennes sont remarquables par la force et la solidité des membres, la largeur
des jarrets et la grosseur des tendons. La tête est un peu
grosse et l'encolure forte. On ne trouve ni de très-grandes ni
de très-petites bêtes ; elles pèsent de 40 à 50 kilogr. et fournissent de 18 à 22 kilogr. de viande. Elles ont des muscles
volumineux et fermes. Aussi si elles sont engraissées assez
jeunes et convenablement, elles fournissent de l'excellente
viande : la composition du sol et la nature des plantes en expliquent du reste les qualités.

Quelques-unes ont des cornes, deux, quatre, ou six même,
et d'autres en sont dépourvues. Ces organes se remarquent
sur des bêtes à laine longue comme sur celles dont la toison
est frisée. La peau est généralement unie, quelquefois cependant elle forme un petit fanon, mais beaucoup moins
développé que dans nos mérinos.

Beaucoup de bêtes algériennes ont des plaques brunes à la
tête et aux membres. Il en est de tigrées, et surtout de brunes à teinte plus ou moins foncée, et même de grises.

Très-prolifiques, les brebis font souvent deux portées
par an, et ont fréquemment des portées doubles. Elles fournissent en grande quantité un lait excellent qu'elles conservent très-longtemps après le part : les mamelons supplémentaires sont quelquefois développés et donnent du lait.

L'Afrique septentrionale produit les diverses sortes de

laines que nous avons en France ; mais les troupeaux y sont beaucoup plus mélangés. Quoique les variétés à laine intermédiaire se trouvent plus communément dans l'est de la colonie, dans les cercles de Biscara, de Bathna, de Tebessa, de Constantine, il y a aussi, dans ces contrées, beaucoup de bêtes à laine commune ou grosse ; tandis que, du côté du centre et de l'ouest , dans les cercles d'Alger, d'Aumale , d'Oran, de Mascara, où sont nourris surtout les troupeaux les plus communs, se trouvent des bêtes dont la laine convient, par la finesse et la douceur du brin, à la fabrication de nos belles étoffes.

Comme en France, les plus grosses laines sont produites dans les lieux bas, herbeux et humides , et les plus belles sur les plateaux salubres. Elles dégénèrent, en général, à mesure que l'on se rapproche de l'ouest et du rivage ; mais quoique inégalement disséminées, les bêtes à belle toison se retrouvent dans les trois provinces, et en assez grande quantité pour démontrer la possibilité d'en produire dans toute la colonie, et même pour fournir en nombre suffisant des types améliorateurs.

L'hétérogénéité des troupeaux arabes est produite par le commerce qui tend à faire venir vers le rivage les races en général supérieures de l'intérieur des terres ; par les razzias, par le pillage, que se font subir mutuellement les tribus ; par la grande émigration annuelle des troupeaux du nord au sud et du sud au nord. Elle provient aussi de la négligence que les Arabes apportent dans la multiplication et l'entretien de leurs troupeaux. Ces diverses circonstances expliquent pourquoi, malgré les différences assez grandes de sol et de climat, les moutons ont tant de caractères communs dans tout l'Algérie.

RACES. — Indépendamment des bêtes ovines, considérées comme propres à nos possessions africaines, et que l'on distinguera peut-être un jour en *numides* ou fines de la province de Constantine, en *algériennes* ou intermédiaires des provinces occidentales, nous trouvons, en Algérie, deux autres races.

La plus remarquable est celle que nous appelons *barbarine*, à grosse queue. Elle forme une variété dégénérée du mouton à large queue de la Syrie. On ne la trouve un peu répandue que du côté de Tunis, vers La Calle. C'est la race qui a été importée en France, et dont nous avons parlé à l'occasion du mouton languedocien (*voy.* page 55).

La seconde race est dite *touareg*. Elle se trouve vers le centre de l'Afrique, chez des tribus dont elle porte le nom ; elle est mal conformée, ensellée, à jambes longues, à oreilles pendantes ; son corps est couvert, au lieu de laine, d'un poil court, lisse et roide. Les animaux de cette race, les seuls peut-être qui puissent vivre dans les régions inhospitalières du désert, contribuent à nourrir les barbares qui les entretiennent, mais n'offrent pour nous aucun intérêt.

ENTRETIEN. — Pendant un voyage que nous avons fait dans une partie de l'Algérie, nous nous sommes convaincu que cette belle contrée est admirablement appropriée à la production des laines, et que les efforts de la métropole devraient tendre surtout à y développer l'élevage du mouton ; mais nous n'étions pas à même de prendre des renseignements ni sur les races ni sur le régime des troupeaux. Nos confrères de l'armée ont publié, à ce sujet, des travaux précieux ; M. Bernis, en particulier, chargé par M. le Gouverneur général, d'étudier cette branche importante de la richesse algérienne, a rédigé un mémoire d'un grand intérêt, qu'il a adressé au Ministre de la guerre, en l'accompagnant d'une collection très-complète des laines de l'Algérie. Il a publié, en outre, dans les *Annales de la Colonisation algérienne*, des articles qui nous ont été aussi fort utiles.

M. le général Daumas, qui a été porté, par son esprit d'investigation, à observer si profondément tout ce qui se rattache à la vie du désert et à l'avenir de la colonie, a bien voulu nous donner une note que nous sommes heureux de communiquer à nos lecteurs. Elle se rapporte principalement à cette partie de l'Algérie que nous connaissons le moins et qui est la plus intéressante, au point de vue de l'industrie lainière. On y verra que les Arabes n'ignorent pas les règles essentielles de l'hygiène du mouton, et qu'ils possèdent des races comparables, par la nature et par l'étendue de la toison, à nos bons mérinos. Mais cet abandon absolu des intérêts terrestres à la volonté de la Providence, et cette absence de besoins que l'Arabe nous exprime avec tant d'énergie par la plume de M. le général Daumas, seront toujours un grand obstacle à l'adoption des méthodes d'élevage qui, nécessitant de la prévoyance, le forceraient à sortir de l'indolente quiétude dont il s'enorgueillit.

« Dans le Sahara, on n'élève pas de bœufs. Pourquoi? Parce que l'eau est rare, les pâturages peu abondants, le terrain pierreux et les déménagements très-fréquents.

« Mais si le désert n'est pas favorable au développement de la race bovine, c'est en revanche la véritable patrie du mouton.

« Il y trouve les arbustes salés dont nous avons parlé pour le chameau, ainsi qu'une foule d'autres plantes odoriférantes et nutritives connues sous le nom générique de EL AACHEUB.

« On l'abreuve dans des réservoirs alimentés par les eaux pluviales ou dans des bassins établis à côté de puits que l'on entretient avec un soin tout particulier. Ces puits sont, le plus souvent, entourés d'une petite maçonnerie et mis à l'abri des sables.

« Le mouton sait supporter la soif; on le fait boire :

« Au printemps, tous les cinq ou six jours ;

« En été, tous les deux jours ;

« En automne, tous les trois jours ;

« En hiver, tous les quatre jours.

« L'usage des flaques d'eau disséminées sur le sol lui est interdit pendant les grandes chaleurs de l'été. On a remarqué qu'à cette époque de l'année, toute eau croupie et chauffée par le soleil lui devient très-nuisible.

« Quand il y a eu sécheresse pendant les deux premiers mois du printemps et que le troisième, étant pluvieux, l'herbe vient à pousser en abondance, on donne à cette herbe le nom de KHELFA (*remplacement*), le mouton, comme pour se

8.

dédommager de sa longue abstinence, la mange avec avidité, mais elle lui donne habituellement une maladie que l'on appelle EL GHOCHE (*la trahison*). Elle ne se déclare qu'après les chaleurs de l'été, la tête et la ganache enflent considérablement, l'animal tousse beaucoup et il meurt le plus souvent.

« Suivant les Arabes, un automne pluvieux qui amène, de bonne heure, l'herbe nouvelle dans le désert, atténue considérablement les influences pernicieuses du GHOCHE.

« Les brebis sont très-fécondes. Elles mettent habituellement bas deux fois par an, au commencement de l'automne et au commencement du printemps.

« Les grandes tribus possèdent de 2 à 300,000 moutons ; ces moutons sont divisés, pour la surveillance, en troupeaux de 400 têtes que l'on appelle GHELEM ou AASSA (*Bâton*). Les gens riches ont de 15 à 20 Ghelem, les plus pauvres un demi-Ghelem, un quart de Ghelem.

« Dans un GHELEM, il doit y avoir une trentaine de béliers et un certain nombre de mâles châtrés. Ces derniers, toujours plus gras que les autres, sont destinés au commerce ou aux besoins de l'hospitalité.

« Dans le Sahara, il y a une espèce de moutons qui donne une laine magnifique et très-douce, mais peu longue ; c'est avec cette laine qu'on fabrique les effets de luxe. Ils ont la tête presque rouge, les femelles rendent aussi beaucoup de lait, malheureusement on n'en soigne pas les appareillements.

« Les brebis les plus estimées de cette race sont celles dont on dit :

  « TECHOUF, CHOUFET EL HAMA

  « OU TEMCHY, MECHIT EL HAYTAMA.

  « *Elle voit comme le hibou*

  « *Et marche comme la tortue.* »

« La laine leur descend jusqu'aux onglons, et leur couvre la tête de telle sorte qu'on ne leur voit littéralement que les yeux.

« Dans le Sahara et dans les Kuesours, une toison, ZEDJA, ne vaut qu'un boudjou. Arrivée dans le Tell et sur le littoral, elle augmente nécessairement de prix.

« On trouve des moutons qui n'ont pas de cornes ; on les nomme Fertass (*Chauve*).

« On en voit, au contraire, qui en ont quatre. On les appelle el Kuerboube.

« D'autres, enfin, ont les cornes recourbées ; on les désigne sous le nom de el Kherouby.

« Les Arabes ne prennent aucun soin de leurs moutons : ils n'ont ni hangars pour les mettre à l'abri de l'intempérie des saisons, ni approvisionnements de fourrages pour les préserver de la disette ; aussi, dans les mauvaises années, perdent-ils quelquefois la moitié de leurs troupeaux. Quand on les blâme de cette négligence ou qu'on veut leur donner des conseils, ils vous répondent tout simplement :

« *A quoi bon tout cela*, *c'est le bien de Dieu* (Kher Eurby), *il en fait ce qu'il veut. Nos brebis nous donnent deux agneaux par an et l'année prochaine nos pertes seront réparées.*

« L'Arabe fait tenir aux moutons le langage suivant :

  « Nehheb el id chedida
  « Ou souag el Baaida
  « Ou dar Djedida. »

« *Je veux une main fermée*, c'est-à-dire appartenir à un
« avare qui ne nous vende pas ou ne nous tue pas pour ac-
« cueillir les hôtes.

« *Des marchés éloignés;* quand ils sont près de mon maître,
« chaque jour pour un motif ou pour un autre, on nous vend
« et on nous égorge.

« *Et chaque jour une maison nouvelle,* c'est-à-dire de nou-
« veaux et plus abondants pâturages. »

« Les moutons, c'est la fortune de l'enfant du désert. Il les appelle el metamir Rahala, *les silos ambulants,* et dit d'eux :

« *Leur laine* sert à confectionner nos tentes, nos tapis, nos
« vêtements, nos couvertures pour les chevaux, nos sacs à far-
« deaux, nos musettes, nos bâts de chameau, les cordes, nos
« coussins ;

« Et ce qui excède nos besoins, nous le vendons dans les
« Kuesours ou dans le Tell quand, après la récolte, nous allons
« y acheter des grains.

« *Leur chair*, nous la mangeons ou nous la faisons man-
« ger par les invités de Dieu. Séchée au soleil, elle se conserve
« et nous sert dans nos voyages (KHELÉAA).

« *Leur lait* est très-utile à nos familles soit comme boisson,
« soit comme aliment. Nous en faisons du LEBEN ou du CHENINE
« (lait aigre) et le surplus nous le donnons à nos chevaux. Nous
« en tirons encore du beurre qui entre dans la préparation de
« nos aliments, ou que nous échangeons dans les Kuesours
« contre des dattes.

« *Leur peau* nous en faisons des coussins (MEZOUEUD), des
« seaux (DELOU), pour puiser l'eau dans les puits. Nous en or-
« nons les AATATICHES (espèce de fauteuils que l'on place sur les
« chameaux) de nos femmes, ou nous la préparons pour nos
« chaussures.

« Comme le misérable habitant du Tell, nous n'avons pas
« besoin de labourer, de semer, de récolter, de dépiquer les
« grains, de travailler, en un mot, comme de vils esclaves ; non,
« nous sommes indépendants, nous prions, nous commerçons,
« nous chassons, nous voyageons, et si le besoin de nous pro-
« curer ce qui, chez les autres, n'est obtenu que par la sueur
« et le travail, se fait sentir, nous vendons des moutons et nous
« avons immédiatement, armes, chevaux, femmes, bijoux,
« vêtements, tout ce qui peut nous plaire ou embellir notre
« existence. »

« Le maître du mouton n'a pas besoin de travailler et il
« ne manque jamais de rien : *Ainsi Dieu l'a voulu.* »

« Paris, 1er novembre 1856.　　　　　*Général* E. DAUMAS. »

QUALITÉS, DÉFAUTS. — Les bêtes à laine de l'Algérie sont
très-fortes, supportent impunément les longs parcours qu'elles
ont à faire tous les jours pour ramasser leur subsistance ;
elles sont assez robustes pour résister aux froids humides de
l'hiver et aux chaleurs étouffantes de l'été comme au souffle
brûlant du siroco. Surtout elles sont très-sobres et assez peu
difficiles sur la nourriture pour vivre pendant plusieurs mois
de l'année sur des terres arides, de quelques plantes dures,
complétement desséchées.

Au point de vue des formes, elles sont défectueuses : elles ont le squelette trop lourd, la tête trop forte, l'encolure trop développée, les membres trop gros.

D'une manière générale la toison du mouton africain n'est pas assez étendue ; elle est trop ouverte et s'imprègne trop facilement de terre, de grateron, de luzerne et de fenasse. La laine est trop hétérogène, trop jarreuse : celle même qui est fine présente ce défaut à un degré très-marqué. Il est inutile de citer ces moutons à toison formée de brins isolés, droits, pendants, roides et complétement inextensibles comme le poil des chèvres.

Amélioration. — C'est par elles-mêmes, par le régime et les appareillements, que les races ovines de l'Algérie doivent être améliorées. Nous en examinerons les moyens, quand nous aurons parlé des croisements souvent préconisés et mis en usage par les colons. Après l'indication que nous avons donnée des défauts des moutons africains, il serait inutile d'énumérer les améliorations que ces animaux réclament.

Croisement. C'est exclusivement au point de vue de la laine que le croisement peut être utile. On trouve, en Afrique, toutes les qualités du lainage, — brins fins, belles mèches et toisons abondantes, — mais elles sont disséminées, et il est rare qu'elles se trouvent toutes réunies sur le même individu.

Il manque aux troupeaux africains cette uniformité dans la perfection, qui est le caractère de ceux que nous élevons en France dans toutes les provinces où prospère un peu l'industrie ovine ; le grand avantage de croisements bien faits serait de la communiquer, en très-peu de temps, aux troupeaux de l'Algérie. A ce point de vue, l'introduction dans notre colonie de béliers choisis parmi les mérinos, et même parmi les métis, dans les Bouches-du-Rhône, l'Aude et les Pyrénées-Orientales, pourrait être d'une grande utilité. Nous croyons moins rationnelle l'importation de nos mérinos du Nord ; ils peuvent réussir, mais leur entretien nécessite des soins que tous les colons ne peuvent pas donner à leurs troupeaux. Les mérinos élevés dans le Midi sont moins exigeants que ceux de Chartres, et se rapprochent plus, par leur taille, des animaux que le sol de l'Algérie peut nourrir.

Quoique nous ayons été plusieurs fois consulté sur la convenance des béliers anglais en Afrique, nous ne croyons pas nécessaire de nous étendre sur ce sujet. Ces béliers ne conviennent pas à notre colonie, parce qu'ils sont trop au-dessous, par leur laine, de ce que la terre africaine peut produire, parce qu'ils ont besoin d'un climat doux et d'une nourriture copieuse, et parce que leurs qualités, comme bêtes de boucherie, n'auraient pas l'importance qu'elles ont dans les pays où se trouve une population concentrée : ils ne payeraient pas les soins qu'ils exigeraient pour prospérer. Les éleveurs, qui, ayant exceptionnellement de riches herbages, veulent une race plus parfaite pour la boucherie que la race mérine et que nos métis, doivent importer le bélier dishley-mérinos.

Nous ne croyons pas devoir insister non plus sur le croisement avec les races à laine extra-fine. Sans doute l'Algérie serait, à certains points de vue, propre à nous fournir les laines superfines qui manquent à notre industrie, et que l'agriculture métropolitaine produit si difficilement avec bénéfice ; cependant nous n'oserions conseiller, ni le bélier de Naz, ni celui des races électorales de la Saxe, pour en multiplier les types de l'autre côté de la Méditerranée, ni même pour croiser les brebis africaines.

Il faut à l'Algérie des animaux rustiques, sobres, à peau forte, épaisse, pouvant résister à un temps de disette sans être affaiblis, sans que la laine tombe ou devienne cassante ; des animaux à toison tassée, fermée et craignant peu les altérations par la poussière, la boue, le fumier des parcs, par les graines hérissées et les débris de végétaux desséchés. Au mouton à laine superfine (*voir* page 109), il faut des soins que les Musulmans, ni même les colons algériens, ne peuvent que rarement donner à leurs troupeaux.

C'est cependant, au point de vue du lainage, que l'amélioration est urgente ; c'est la plus facile à obtenir, et c'est, en même temps, celle qui produirait les plus importants résultats. La colonie doit tendre à la production des belles laines intermédiaires et de ces laines fines ordinaires qui sont toujours en toisons fortement tassées. Avant tout, il faut qu'elle recherche les toisons lourdes ; elle y est engagée et par la valeur du produit à obtenir en plus grande quantité, et par la valeur des animaux qui dépouillent beaucoup de laine.

Appareillement. Mais de grandes améliorations pourraient être réalisées sans le secours du croisement. C'est à l'apathie des Arabes qu'il faut attribuer l'infériorité des laines barbaresques : le mélange, dans le même troupeau de brebis presque irréprochables et de béliers très-défectueux, a produit ces moutons, dont le corps est couvert en partie de laine passable et en partie de véritable crin, ou de laine et de jarre mêlés à peu près en quantité égale sur toute l'étendue de la toison.

Le premier moyen à employer, c'est le choix de béliers à laine belle et uniforme, à toisons tassées, couvrant toute la surface du corps, et à mèches douces, extensibles et carrées. Sans doute, dans beaucoup de troupeaux on ne trouverait pas un seul animal ayant à un degré bien prononcé toutes les qualités que nous disons de rechercher, mais il n'est pas nécessaire d'avoir des béliers parfaits pour opérer une très-grande amélioration. Pour faire disparaître les moutons à laine grosse et rude, et même ceux à laine commune médiocre, il suffirait d'employer exclusivement à la reproduction les meilleurs béliers du troupeau ; on opérerait ainsi un progrès rapide et considérable.

Régime. Le second moyen, le régime, n'est pas d'un emploi aussi facile, heureusement il a moins d'influence que la génération, les appareillements ; l'action qu'il exerce sur la production de la laine est secondaire : il influe surtout sur la conservation de ce produit, et c'est à ce point de vue que nous devons l'étudier. Les laines de l'Algérie se vendent mal d'abord à cause de leur nature et ensuite en raison de leur altération par des corps étrangers.

Conduite des troupeaux. Il faut changer les parcs assez souvent pour éviter le fumier, les placer sur des gazons et des lieux bien disposés. Autant que possible on éloignera les troupeaux des terrains boueux ou couverts de poussière et des pâturages où les plantes sont hautes et pourvues de graines susceptibles d'adhérer à la laine, notamment quand approche l'époque de la tonte.

Tous les animaux vivent ensemble et la saillie s'effectue dans toutes les saisons, surtout quand les fourrages sont abondants. L'agnelage qui dure de même toute l'année, est difficile à soigner. A la vérité il arrive à propos pour fournir constamment du lait aux Arabes, mais cet avantage est chèrement acheté. Il faut autant que les circonstances le permettent, séparer les béliers d'avec les brebis et employer les moyens dont nous parlerons pour que celles-ci deviennent en chaleur à peu près toutes à la fois. Rien n'empêche de faire faire deux agnelages tous les ans, le point principal, c'est que tous les agneaux naissent, à chaque saison, dans l'espace de six semaines à deux mois, afin qu'on puisse les soigner d'une manière particulière. Par ce moyen, les Arabes pourraient même avoir des brebis à lait toute l'année, et sans cette régularité dans les naissances, il ne sera jamais possible de donner aux agneaux les soins sans lesquels aucun élevage ne saurait être productif.

Élevage. Il faut, dans tous les cas, laisser teter les agneaux deux ou trois mois, et leur réserver pour l'époque du sevrage des pâturages d'un accès facile où l'herbe soit assez abondante pour leur fournir une nourriture suffisante.

On tient trop, en Afrique, même les colons, à posséder de nombreux troupeaux. Quand il naît deux agneaux d'une brebis, il n'y a pas toujours avantage à les élever tous les deux, surtout si l'on est dans la saison des chaleurs.

Entretien. Une conséquence de l'habitude que nous venons de blâmer, c'est le nombre trop considérable de bêtes à laine que possèdent les Algériens, les Arabes surtout, relativement aux ressources que fournissent les pâturages durant les chaleurs. M. le général Daumas nous en a donné le motif, et malheureusement la conduite des chefs arabes est conforme à leur raisonnement. N'ayant pas des intérêts à servir, pas de fermages à payer, étant peu chargés d'impôts, dépensant peu pour leur entretien et ne dépensant rien pour leur exploitation, ils ne sentent pas le besoin d'accroître leurs ressources et d'avoir des revenus assurés.. Tant qu'ils seront persuadés que les biens acquis par le travail ne compensent pas les fatigues qu'ils occasionnent, on les fera difficilement sortir de leur indolence.

Mais même au point de vue de l'égoïsme oriental, le calcul des Arabes est erroné. En effet, il n'est pas possible de compter sur la moindre réussite des troupeaux si le succès de l'élevage est subordonné aux chances si souvent défavorables du climat.

Supposons qu'au lieu de porter le nombre de leurs bêtes ovines à 18 ou 20,000, les tribus n'en aient que 12 ou 15,000 ; elles conserveraient probablement tous leurs animaux ou n'en perdraient, dans les mêmes circonstances, que de minimes quantités ; en même temps qu'elles bénéficieraient tous les ans, et notons-le sans travail, de la vente des toisons et des animaux réformés, dont elles tireraient profit au lieu de les laisser mourir.

Ajoutons que le conseil de se baser sur ce que les herbages peuvent fournir dans les temps de sécheresse, pour régler le nombre des bêtes à laine, ne s'adresse qu'aux Arabes que nous savons indolents et paresseux. Les colons doivent se guider d'après d'autres considérations : par des fourrages artificiels, surtout par la récolte des herbes que tant de parties de l'Algérie produisent en abondance pendant l'hiver, les cultivateurs dignes de ce nom doivent se mettre à même de suppléer à l'insuffisance des pâturages pendant les temps de sécheresse ; ils peuvent ainsi entretenir un nombre d'animaux beaucoup plus considérable que celui dont la nourriture est assurée par les herbages de l'été. Ils doivent calculer sur toutes leurs ressources, mais en ayant grand soin d'avoir plutôt des fourrages de reste que des animaux en excès. Comme la trop grande humidité, la rareté des fourrages est nuisible au mouton. Quand il se fatigue sans trouver une nourriture suffisante, il produit peu de sang, devient maigre, pâle, et périt de misère. Le manque de prévoyance ou le mauvais calcul est le plus grand ennemi de l'industrie ovine en Afrique.

L'émigration est pratiquée en Algérie sur une grande échelle. Les troupeaux du désert viennent dans le Tell passer l'été sur les montagnes du rivage septentrional, et ceux des montagnes sont conduits vers le sud, dans le Sahara, pour passer l'hiver. Les déplacements s'opèrent très-régulièrement, à petites journées et de la manière la plus favorable aux troupeaux. Le pâturage est payé par les tribus les unes aux autres ou avec du beurre, ou avec de la laine, ou avec des agneaux selon les usages du pays.

Mais çe moyen ne saurait offrir en Algérie les avantages qu'il a en Espagne et en France ; les montagnes n'y sont pas assez élevées pour conserver leur fraîcheur et l'herbe s'y dessèche presque comme dans les plaines. Sous la latitude de l'Afrique, le soleil absorbe, brûle, détruit l'herbe, et quand les moutons quittent les plaines pour arriver sur les montagnes, ils trouvent des pâturages presque semblables à ceux qu'ils viennent de quitter. Donc l'émigration n'a d'autre avantage que celui de mettre à la disposition des troupeaux de plus vastes surfaces de pays, et les éleveurs qui tiennent à améliorer la race, à avoir des troupeaux donnant un revenu certain et dont le croît soit assuré, ne doivent compter pour l'été que sur les fourrages emmagasinés, distribués en plus ou moins grande quantité selon que les troupeaux trouvent plus ou moins d'herbe dans les pâturages.

Tonte. La tonte, la récolte de la laine n'a pas d'influence directe sur les qualités de ce produit, mais elle peut influer sur la valeur des toisons. Les Arabes tondent très-irrégulièrement, ils emploient à cette opération un couteau ou la faucille ! ils ne peuvent la pratiquer que lorsque la laine est très-longue et la pratiquent toujours très-mal, ne tondent ni les extrémités, ni le ventre, ni la tête, et laissent beaucoup de laine sur le corps. M. Bernis rapporte qu'on a enlevé 450 grammes de laine sur des brebis qui venaient d'être tondues par les Arabes, Il serait superflu de démontrer le grand avantage de tondre à des époques convenables et avec des instruments, forces ou ciseaux, qui coupent exactement la laine, sans tirailler la peau, de tondre régulièrement les agneaux, à l'âge de 4 à 5 mois, sauf à devancer un peu l'opération en automne, afin que la laine ait repoussé avant les grands froids, et à retarder un peu la tonte du printemps pour que les agneaux soient libres, dégagés pendant les fortes chaleurs.

CHAPITRE III.

Des races étrangères de l'espèce ovine.

Deux contrées nous intéressent quant à la production des bêtes ovines : l'Angleterre par ses races de boucherie, et l'Allemagne par ses races à laine superfine. Nous rappellerons aussi l'Espagne un peu par reconnaissance et pour rechercher de quelle manière la race mérinos s'y est conservée. Nous signalerons enfin quelques circonstances de la production des laines au sud de l'Afrique et dans l'Australie; car tout en voulant insister particulièrement sur les races que nous pouvons avoir intérêt à importer, nous ne devons pas négliger ce qui, dans l'industrie lainière à l'étranger, peut nous fournir des données instructives sur la manière de gouverner et d'améliorer nos troupeaux.

§ 1. — Moutons mérinos espagnols.

Ces moutons, souche de nos mérinos, ont été proposés de nos jours pour améliorer les races ovines de l'Algérie.

ORIGINE. — L'histoire ne donne pas de détails assez précis sur les importations dont nous avons parlé à l'occasion des mérinos français, pour nous permettre d'apprécier l'influence que les moutons africains ont exercée sur la production des bêtes ovines de l'Europe méridionale; mais nous pensons qu'on ne se tromperait pas en supposant qu'il faut attribuer la perfection à laquelle le mouton espagnol était parvenu, dès le commencement du siècle dernier, moins à ces importations, qu'au sol et au climat de l'Espagne, aux soins dont les bêtes à laine ont été l'objet, et surtout au mode d'entretien auquel les troupeaux ont été soumis depuis plusieurs siècles.

Chacun connaît la richesse naturelle de l'Espagne, la fertilité sans égale de ses magnifiques vallées échauffées par un soleil presque africain et arrosées par de larges fleuves qu'alimentent les neiges perpétuelles des montagnes. Trop souvent, il est vrai, les habitants de ces terres privilégiées n'ont pas su utiliser les ressources naturelles dont ils disposaient, mais l'industrie ovine a moins souffert de leur apathie que les autres branches des occupations rurales. Elle a d'abord prospéré, comme l'agriculture en général, pendant les temps de tranquillité donnés à l'Espagne par la domination romaine, et pendant l'occupation des Maures, qui avaient su rendre leur nouvelle patrie si riche et si florissante, pour lesquels d'ailleurs, l'agriculture était l'occupation principale et la plus honorée; elle a prospéré ensuite dans le temps même où l'Espagne, plus préoccupée de l'or du Pérou que de ses terres, négligeait le plus son agriculture, sous l'influence de la *transhumance*. Si cette émigration, qui s'opérait alors au profit d'une vaste association appelée *mesta*, association qui jouissait de priviléges considérables, s'opposait à tout travail lucratif d'une grande partie des terres, elle favorisait considérablement la multiplication des troupeaux. Avec la *transhumance,* les bêtes ovines se trouvaient dans les conditions les plus heureuses qu'il soit possible de concevoir dans des siècles où l'on ne pratiquait pas encore la culture des plantes fourragères.

Les trois époques que nous rappelons sont mémorables les Romains tiraient les laines qui servaient à confectionner leurs étoffes de luxe de l'Andalousie; du temps des Maures, l'Espagne, Grenade en particulier, fabriquait les plus belles étoffes connues avec la tonte des troupeaux andaloux; enfin, pendant les derniers siècles, l'Europe enviait les moutons transhumants et ne connaissait d'autres belles laines que celles qui en provenaient.

CARACTÈRES. — La race mérine espagnole présente les caractères suivants : taille moyenne, corps ramassé, tête grosse, chanfrein arqué, cornes en volute, jambes courtes, garrot saillant, dos ensellé, laine fine, frisée, courte, élastique, fortement chargée de suint, peau fine, rose, ample, et formant, dans beaucoup d'individus, des fanons au cou, sur les épaules et sur les cuisses.

ENTRETIEN. — Aucun autre État n'est aussi bien disposé que l'Espagne pour l'industrie ovine. Ses riches vallées, ses plaines si fertiles, son climat si doux en hiver, procurent aux troupeaux, pendant la mauvaise saison, des conditions très-favorables à leur entretien ; tandis que les hautes montagnes, quelques-unes couvertes de neige toute l'année, sont constamment fraîches, et par l'eau de pluie tombée en hiver, et par les vapeurs qu'elles condensent en été; elles fournissent ainsi des conditions très-favorables pour l'estivage des moutons.

Mais l'Espagne n'utilise ses ressources qu'au détriment de son agriculture et de sa richesse. Ces immenses troupeaux, qui partent du sud-ouest de cette contrée pour se diriger les uns à l'est et les autres au nord, s'opposent, dans les provinces qu'ils traversent, à toute culture rationnelle.

Les troupeaux transhumants hivernent dans l'Estramadure, l'Andalousie et la Nouvelle-Castille. Ils se mettent en marche dans la première quinzaine d'avril et arrivent à leur destination vers la fin de mai ou au commencement de juin. Ils séjournent sur les montagnes jusqu'à la fin de septembre, et mettent ensuite un mois ou six semaines pour retourner à leur cantonnement d'hiver. On les tond au printemps, et, en route, dans des établissements appelés *esquileos*, dans chacun desquels se trouve un personnel assez nombreux pour tondre, en un jour, un troupeau de huit cents à mille têtes.

On distingue deux principales variétés de moutons espagnols, d'après les montagnes sur lesquelles estivent les troupeaux. L'une passe les hivers dans le bassin de la Guadiana, aux environs de Mérida. Vers le 15 avril, elle se met en route, passe le Tage à Almares et se dirige vers les Asturies. Une partie arrive dans le royaume de Léon, et l'autre séjourne sur les montagnes de la Vieille-Castille.

La seconde variété hiverne un peu à l'est des terres habitées par la précédente sur les confins de l'Andalousie, de la Vieille-Castille et de l'Estramadure, passe le Tage en partie au pont d'Arzobispo et en partie à Talavero; elle se dirige ensuite vers le nord-est; quelques troupeaux séjournent dans l'intendance de Soria et les autres traversent l'Ebre et s'avancent dans la Navarre jusqu'aux Pyrénées.

La première de ces variétés est appelée *léonaise*, du royaume de Léon, où elle passe l'été. C'est la plus renommée. Elle se divise en plusieurs familles célèbres, parmi lesquelles, celle de *negrette*, *negretti*, possède des colonies, qu'on conserve à l'état de pureté, dans l'Europe septentrionale. L'autre est connue sous le nom de *soriane*, et compte aussi diverses sous-variétés. La *navarrine*, venant pâturer sur les Pyrénées-Occidentales; la *ségovienne*, dans le royaume de Ségovie, à l'est de Léon et à l'ouest de Soria, sont moins connues.

Indépendamment des bêtes à laine *transhumantes*, il y a, en Espagne, les *estantes* ou sédentaires. Les troupeaux de ces dernières sont quelquefois formés du rebut des troupeaux transhumants, mais le plus souvent, de bêtes communes, quelques-unes à laine grosse.

On trouve aujourd'hui en Espagne, la race électorale, importée dans ce pays pour régénérer la race indigène.

Avec ces conditions d'élevage si avantageuses, l'Espagne tenait le premier rang dans l'industrie ovine, quand les autres États n'employaient que leurs ressources naturelles pour nourrir leurs moutons. Mais, du moment que les éleveurs de l'Allemagne, de la France ont soumis leurs troupeaux à un régime bien réglé, qu'ils les ont logés convenablement pendant les mauvais temps, et nourris régulièrement durant toute l'année, tantôt avec les pâturages naturels, tantôt avec des fourrages cultivés pris sur place ou distribués au râtelier, ils leur ont imprimé une perfection qui les distingue du type espagnol.

Les variétés exportées d'Espagne forment, aujourd'hui, deux principaux types : celui de Naz et des races électorales, et celui deRambouillet et de la Beauce. Tous les deux diffèrent du mouton espagnol en ce qu'ils ont des toisons uniformes et sans jarre. En outre, celui de Naz s'en distingue par sa laine extra-fine, et celui de Rambouillet par son énorme corpulence et ses lourdes toisons : l'un a été produit par le régime de la stabulation longtemps continuée et par les aliments distribués avec parcimonie; l'autre, par les bons terrains et les provendes données à discrétion. Aujourd'hui, nous n'avons rien à demander à l'Espagne, pas même pour l'Algérie.

§ 2. — Moutons anglais.

Nous ne reviendrons pas sur les causes qui ont produit les qualités du bétail des Iles-Britanniques, au point de vue de la boucherie ; ce que nous avons dit de l'influence des lois anglaises, des grandes fortunes, du sol et du climat, en parlant des bêtes bovines, s'applique au mouton. L'appropriation à la boucherie, que nous produisons avec tant de peine et que nous ne conservons qu'à l'aide des soins les plus minutieux, s'opère en Angleterre spontanément, par le seul effet des forces naturelles. C'est sans la participation des éleveurs que les bestiaux prennent du poids, que les races petites, à laine courte des montagnes, se transforment en races fortes, à laine longue ! En vain pour les distinguer les unes des autres, on les appelle New-Kent d'un côté, Cotswold de l'autre, Cheviot ailleurs, partout sur les collines du Glocestershire comme dans les plaines marécageuses de l'embouchure de la Tamise, on ne trouve plus aujourd'hui que le type Dishley. Le plus souvent il n'a même été que légèrement modifié par son croisement avec les anciennes races dont il porte le nom.

I. — *Du mérinos en Angleterre.*

Du reste, au point de vue de l'industrie ovine, la France est mieux partagée que l'Angleterre; si nos herbages nous donnent moins de viande, ils la produisent infiniment meilleure; et si nous avons des animaux moins parfaits quant aux formes, nous trouvons une ample compensation dans la laine qu'ils fournissent. Les Anglais produisent avec peine des toisons un peu douces, des laines un peu fines; ils n'ont pu acclimater la race mérine qui a subi en France de si grandes et de si heureuses améliorations. Ils avaient d'abord montré peu d'empressement pour cette race précieuse, et n'avaient cherché à l'importer que vers 1790; mais quelques années plus tard, au commencement de ce siècle, pendant les guerres de la république et de l'empire, ils ont fait les plus grands efforts pour l'introduire dans leurs herbages. Georges III en avait importé à différentes reprises dans ses domaines; de grands personnages, agronomes justement célèbres, W. Coke, lord Sommerville, le duc de Bedford, essayaient de la multiplier. Dans le but de la propager, une Société puissante s'était formée sous la présidence de J. Banks; elle comptait des comices provinciaux autant presque que l'Angleterre de districts. Le patriotisme des Anglais, vers la fin de cette campagne, voyait dans la production des mérinos un moyen de répondre au blocus continental, et il s'en occupait avec d'autant plus de zèle que le système protecteur était alors envisagé avec faveur et largement pratiqué au profit des intérêts agricoles. C'est inutilement aussi que plusieurs fois, depuis cette époque, l'importation des mérinos a été essayée de nouveau : les races électorales *estantes* de l'Allemagne n'ont pas mieux réussi que les *transhumantes* de l'Espagne. Toutefois, les Anglais n'ont pas abandonné le mérinos parce qu'ils ont cru impossible d'en améliorer la conformation sans altérer la finesse du lainage, mais parce qu'il était difficile de conserver les animaux en santé pendant les temps pluvieux et les longs hivers, à moins de les entourer de soins

que ne compensait pas la vente des toisons. La race mérine
donnait moins de bénéfices que les races du pays.

II. — *Race dishley ou new-Leicester ou de Bakewell.*

Cette race a été créée, dans le comté de *Leicester*, à la
ferme de *Dishley,* par Robert *Bakewell.* De là, dérivent les
trois noms par lesquels on la désigne.

Le Leicestershire présente un sol fertile, un climat toujours
doux et de riches herbages. C'est à l'aide de ces influences
heureuses que Bakewell a transformé l'ancienne race du pays.
Il a commencé ses travaux en 1755. En 1760, il mit en usage la
pratique, aujourd'hui si répandue, de louer des béliers. D'a-
près David Low, il loua les premiers à raison de 20 à 25 fr. par
tête. En 1786, cette industrie, qu'il avait créée, lui rapportait
1,000 souverains (25,000 francs) ; quelques années plus tard,
en 1789, il loua trois béliers 1,200 souverains. Cette même
année il retira plus de 170,000 francs du louage de ses béliers.
Avant la saison de la lutte, il montrait les reproducteurs dis-
ponibles. Les éleveurs choisissaient et faisaient leurs offres
qui étaient acceptées ou refusées. Les animaux n'étaient jamais marchandés.

On ignore les moyens qu'employa Bakewell pour améliorer
son troupeau. Il agissait avec une discrétion extrême et ne
mettait pas toujours, d'après ce qu'on rapporte, une excessive bonne foi dans ses confidences, ni même dans ses relations d'affaires. On croit qu'il employa quelquefois les croisements sur une grande échelle et souvent la consanguinité.
L'observation lui avait appris qu'il existe un rapport constant
entre certaines formes et la facilité à se bien nourrir; aussi
recherchait-il les animaux qui lui convenaient le mieux par
leur conformation, quelle qu'en fût l'origine.

Quoi qu'il en soit, en même temps qu'il agissait par les
croisements et les appareillements, il ne négligeait pas le régime. Il plaçait son troupeau dans les conditions les plus favorables au développement du tissu graisseux, dans des herbages fertiles et plutôt humides que secs. Négligeant complétement les qualités qui tiennent au lainage et au poids des

9.

animaux, il ne s'attachait qu'à des bêtes précoces et donnant une grande quantité de viande en proportion du poids du corps.

Plus d'une fois il dépassa son but : au lieu de bêtes molles, lymphatiques, graisseuses, mais robustes, il obtint des bêtes débiles, hydropiques, pourries ou disposées à le devenir. C'est peut-être ce qui contribua à faire dire qu'il était d'un égoïsme étroit et sordide, qu'il ne vendait que des animaux affectés de la pourriture, incapables de donner de bons produits.

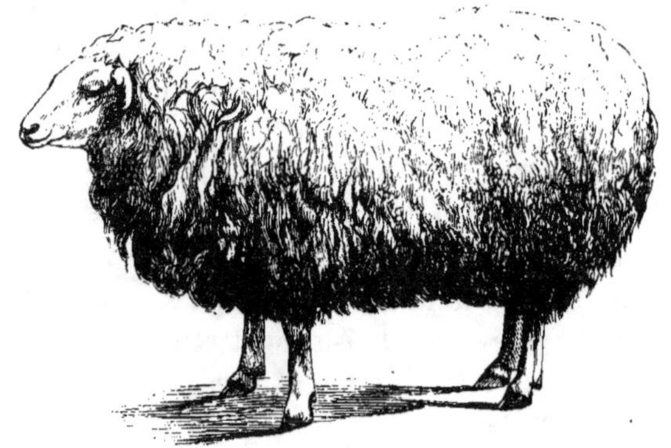

Fig. 3. — Mouton dishley.

Le mouton dishley (*fig.* 3) est remarquable par son corps ramassé, assez court, aussi épais de droite à gauche que de haut en bas, ce qui le fait paraître cylindrique ; par sa côte ronde ; son garrot épais et peu sorti ; sa région sternale épaisse, aplatie ; son abdomen peu développé ; son poitrail ouvert ; ses lombes larges ; son cou court, grêle, et complétement caché avant la tonte ; par sa tête petite, sans cornes, à chanfrein droit et paraissant directement attachée au tronc lorsque le corps est couvert de laine. Le squelette est ample, et cependant léger, car les os sont minces, ce qui rend la poitrine et le bassin spacieux, et offre une large surface aux muscles qui fournissent la meilleure viande, sans que cependant les os soient lourds. Cette ampleur du squelette, avec la petitesse des os, forme une des plus précieuses qualités de ce bélier : il en résulte que les viscères placés dans la poitrine peuvent bien fonctionner, et qu'il existe de vastes emplacements, sur le dos et les lombes, pour recevoir de grandes quantités de chair et de graisse. Comme signe de la légèreté des os, il faut noter le peu de volume des cartilages : les oreilles sont, proportionnellement à la taille, étroites, courtes et très-minces ; le flanc est court et l'abdomen peu développé. Les membres sont fins, mais longs, quoiqu'ils paraissent courts avant la tonte, à cause de la longueur de la laine ; les genoux et les jarrets sont très-écartés.

La laine longue, propre au peigne, est grosse et rude ou soyeuse, et tombe en mèches pointues et pendantes ; elle est claire, et les membres, le ventre, le scrotum et la tête en sont dépourvus ; les toisons ne pèsent pas en proportion de la taille des animaux et de la longueur des brins ; et même, à mesure que les animaux prennent de la graisse, vers l'âge de 3 ou 4 ans, le poids des toisons diminue, et la laine perd de ses qualités.

On remarque sur la face, autour des yeux et sur les oreilles, dans la race dishley, des taches foncées, brunâtres. C'est un caractère qui, joint à la petitesse de la tête, à la finesse des oreilles, fait reconnaître le sang de cette race dans les races new-kent, cotswold, améliorées dans le courant de ce siècle.

Les bêtes de Dishley varient beaucoup quant au poids selon la manière dont elles ont été élevées. Bakewell tenait peu à la taille et n'a pas cherché à créer de grands animaux ; depuis cet éleveur célèbre la race a pris plus de développement. Les femelles sont moins fortes à proportion que les mâles, et présentent à un haut degré cette tête petite, ces oreilles fines que nous avons dit être un caractère de la race.

Dans le mouton new-leicester, la viande longue et lâche laisse beaucoup à désirer, quant aux qualités. Elle est souvent trop grasse et la graisse est plus abondante à l'extérieur qu'à l'intérieur du corps, mais ce défaut tient à la précocité, à la manière dont les animaux sont nourris. Il n'a aucune importance pour nous ; il suffirait d'engraisser les moutons

avec des aliments convenables pour en obtenir de la viande
de première qualité.

Lent et paresseux, le mouton dishley est peu propre à
marcher. Il ne doit pas être exposé à de fortes chaleurs ni
fréquenter des herbages éloignés de la bergerie; il faut qu'il
ait toujours à sa disposition une nourriture facile à prendre.
Il mange et se couche; ne faisant pas de déperditions, il consomme peu, et cependant fait beaucoup de graisse. Mais ce
n'est que par une nourriture de très-bonne nature, donnée
en abondance dans le jeune âge, qu'on lui communique ces
formes larges, ce corps cylindrique, cet abdomen peu développé qui le distinguent. Des aliments de qualité médiocre lui
suffisent quand il est développé.

Nourri à la bergerie, il ne réclame pas une nourriture de
choix et supporte de plus fortes rations de racines que les
animaux de nos pays. Il y a même, quand on élève des béliers anglais ou des métis qui en proviennent, de l'avantage
à cultiver des fourrages racines pour en distribuer pendant
l'hiver. Les Anglais font parquer leurs troupeaux sur des
champs de navets et de raves.

Les bêtes dishley sont peu prolifiques, surtout quand elles
sont déjà âgées, et qu'elles ont pris de la graisse; il faut,
pour conserver leur fécondité, les entretenir sans les engraisser. Les béliers doivent faire la monte en main. Les brebis
entrent en chaleur fort tard, même quand elles ont été importées en France: l'aguelage est donc retardé. Ce retard, qui
contrarie les habitudes de nos fermes, se fait plus ou moins remarquer dans les métisses qui proviennent de la race dishley.

Nous n'aurions aucun avantage à entretenir sur une grande
échelle la race dishley. Le climat, le sol, les herbages des
contrées où l'élevage du mouton a une grande importance,
lui conviennent fort peu; il nous faut d'ailleurs des bêtes
plus en rapport avec notre climat, et qui produisent non-seulement de la viande, mais encore une laine abondante et de
belle qualité. Nous devons nous borner à employer le bélier
anglais pour croiser quelques races françaises, les perfectionner et en créer de nouvelles.

Ce bélier a été employé pour améliorer, pour croiser toutes les autres races anglaises, celles des comtés de Kent, de Glocester, de Lincoln, d'Oxford, de Northumberland. Il a même croisé les bêtes à laine des rives méridionales de la mer du Nord et des bords de la Baltique : les béliers exposés comme venant de la Hollande et du Texel avaient tous des caractères du dishley à un degré très-prononcé.

La race dishley est précieuse pour améliorer les races des pays qui, en raison de leur humidité excessive, ne peuvent pas songer à garder longtemps leurs moutons, ni à produire de belles laines. Nous en apprécierons l'utilité pour la France.

III. — *Race new-kent ou kent perfectionnée.*

On la trouve dans le comté de Kent, où elle a été formée par le croisement de la race du pays avec le bélier new-Leicester. C'est l'ancienne race améliorée ; de là dérive son nom de *new-kent*. On l'appelle encore *race des Marais de Romney perfectionnée, race du Romney-Marsh*.

Situé au sud de l'Angleterre, le marais où la race new-kent a été produite est presque au niveau de la mer ; il est formé d'une riche alluvion, qui, la plus grande partie de l'année, fait pousser une herbe aussi bonne qu'abondante. Des digues préservent cette plaine des inondations, et des canaux nombreux facilitent l'écoulement des eaux qui y pénètrent. L'air, toujours tempéré, y est constamment humide. Ce pays, d'une quinzaine de lieues de long sur quatre de large, côtoie le détroit du Pas-de-Calais sur les comtés de Kent et de Sussex.

Sous ces influences hygiéniques, il s'était produit une race de bêtes à laine fort nombreuse, eu égard à l'étendue du pays : elle était remarquable par son corps volumineux, sa tête longue, busquée, ses oreilles larges et pendantes, ses membres gros et forts, son flanc long, son ventre énorme et ses pieds gros. La toison assez lourde, à laine longue, était plus douce que ne semblaient le comporter ce climat humide et ces herbages si fertiles. Chaque bête en dépouillait jusqu'à six, sept demi-kilogrammes. Ces animaux étaient d'une précocité moyenne, mais fort recherchés par les bouchers en raison de la quantité de suif intérieur.

Les éleveurs du Romney-marsh résistèrent longtemps à l'enthousiasme qui régnait en Angleterre dans le siècle dernier, pour la race de Bakewell. Cependant, au commencement de ce siècle, ils introduisirent dans leurs troupeaux quelques béliers de cette race, pour les croiser avec leurs brebis indigènes. En même temps qu'ils agissaient par métissage, ils portèrent plus de soin au choix des reproducteurs de leur race, et leur sol et leur climat aidant, ils créèrent en peu de temps une race *à certains égards* supérieure au type améliorateur : plus forte de taille, plus chargée de suif, plus prolifique, meilleure nourrice, d'un entretien plus facile, plus rustique, enfin à laine plus douce. Mais la plupart des individus étaient, surtout il y a quelques années, beaucoup moins bien conformés. En raison de leur taille élevée, de la longueur de leur corps, ils sont quelquefois à côte plate, à genoux et à jarrets rapprochés, à ligne dorsale mal soutenue et à flanc grand. C'est en comparant le flanc, le garrot, le dos, les jarrets, la tête, les oreilles, du type new-kent à ces mêmes parties dans le type dishley, qu'on est frappé de la supériorité de conformation de ce dernier.

Nous verrons que les béliers new-kent avaient été particulièrement conseillés à cause de leur taille, de leur toison et de leur rusticité relative, pour croiser nos races dans les contrées où l'on tient au développement de la taille, et où les races indigènes étant à laine grosse, auraient besoin de s'allier à des races à laine douce.

IV. — Race cotswold.

Le mouton cotswold a hérité de la faveur dont pendant un temps a joui le new-kent. Il est peut-être même plus à la mode aujourd'hui que ne l'a jamais été ce dernier.

Originaire des coteaux appelés *collines à parc*, situés à l'est du comté de Glocester, le mouton cotswold a été profondément modifié dans ces derniers temps. La race était mal conformée, à squelette lourd et à laine douce et courte : les anciens auteurs comparaient les laines produites sur ces collines calcaires aux laines d'Espagne. Mais à mesure que les pâturages communaux ont été supprimés, que le sol a été amélioré, la race a grandi et la laine s'est allongée.

Aujourd'hui le mouton cotswold diffère à peine du leicester avec lequel il a été croisé. Il est cependant en général plus fort de taille et il a une laine plus douce, une toison plus tassée, plus lourde, plus étendue sur le corps : la laine s'avance entre les oreilles, en toupet qui tombe sur le front ; il est plus blanc et les petites taches brunes, bleuâtres qu'offre le dishley au chanfrein et aux oreilles, sont moins marquées. L'aptitude à prendre la graisse est très-grande : nous avons vu un mouton cotswold chez un boucher de Paris qui avait un décimètre de lard à la croupe et au poitrail. Par la nature de ses tissus et la disposition de ses chairs, il ressemble aux races anglaises dont nous venons de parler ; cependant la viande en est plus estimée, ce qui s'explique par la nature du terrain où il est produit et par la qualité des herbages.

Le mouton costwold dont on parle beaucoup sur le continent depuis trois ou quatre ans, y avait été importé déjà et recommandé il y a une trentaine d'années : pendant la restauration, la Société fondée pour l'amélioration des laines l'avait introduit en France ; le baron de Staël l'avait importé à Coppet sur les bords du lac Léman en 1824. Il le trouvait, nous apprend le professeur Grognier, supérieur à la race dishley. Mais depuis cette époque il avait été à peu près complétement abandonné.

De même que les autres races anglaises à laine longue, cette race pourrait, en croisant nos belles brebis mérinos, produire de ces métis que nous appelons anglo-mérinos, et qui seront la perfection de l'espèce ovine, quand les caractères qui en constituent le mérite auront été bien fixés.

On a surtout préconisé le bélier cotswold comme plus rustique et plus fort que le dishley : on l'a même recommandé à cause de sa sobriété. Ce n'est pas avec cette qualité que des béliers parviennent au poids de 90 à 100 kilogr. à l'âge de quatorze ou quinze mois. Comme le new-kent, il peut rem-

placer le dishley dont il a les qualités et les défauts; il n'a
pas d'autre mérite.

V. — *Race cheviot.*

Même le cheviot, ce mouton de petite taille, qui avait des
os gros, un corps long, une poitrine étroite comme tous les
animaux mal nourris, qui était à moitié sauvage et assez rustique pour vivre sur les montagnes à sept ou huit cents
mètres au-dessus du niveau de la mer, ce qui est énorme à
cause de la latitude du pays; même le cheviot assez vigoureux pour hiverner dans ces régions inhospitalières, sous des
abris formés par des arbres ou simplement dans des enclos
en pierre sèche, assez sobre pour vivre de quelques herbes
fanées, s'est présenté à nos concours transformé en dishley!
et aussi gras. aussi parfait que ses compatriotes.

L'ancienne race s'était formée sur les montagnes qui sé-
parent l'Écosse de l'Angleterre. Petits plutôt que forts, les
vrais cheviots sont d'une rusticité prodigieuse; ils passent les
hivers dans la neige, recevant à peine un peu de mauvais
foin. Les jeunes animaux seuls ainsi que les mères sont placés dans des lieux abrités où ils trouvent un peu plus d'herbe
et où, quand le temps est mauvais, on leur fait des distributions de foin et de turneps.

Comme les autres races anglaises, celle de ces montagnes
a été, au moins dans les parties moins froides du pays, croisée
avec celle de Leicester. Les métis prennent les qualités de
cette race. Ils ne se distinguent ni du kent ni du cotswold; ils
perdent avec leur rusticité leur sobriété, la finesse de leur
laine, les qualités de leur viande et jusqu'aux nuances brunes
de la tête et des membres qui les faisaient reconnaître. Dans
nos expositions, il n'est pas possible de distinguer les moutons cheviots de ceux de Leicester naguère si différents.

Le new-cheviot n'a pas encore, que nous sachions, été
particulièrement recommandé pour croiser nos races. Du
reste, il donnerait avec nos grandes brebis à belle toison
d'excellents métis *anglo-mérinos*.

VI. — *Utilité des races anglaises à laine longue pour l'amélioration
des moutons français.*

Les races anglaises n'ont été utilisées avec suite, en France,
que depuis les importations faites après 1830 par M. Yvart à
la bergerie de l'École d'Alfort : à dater de cette époque, elles
ont été fréquemment importées soit par l'État, soit par des
particuliers ; elles sont aujourd'hui connues dans tous nos
départements.

Nous n'avons intérêt à importer aucune de ces races pour
la multiplier à l'état de pureté. Toutes sont trop inférieures
pour la laine, trop exigeantes et manquent de rusticité. Nous
ne pourrions en prévenir la dégénérescence que par des soins
dispendieux que la vente, au cours ordinaire, de la viande et
des laines, ne compenserait pas. Il faut donc nous en tenir
au croisement qui, avec certaines de nos races et dans quelques départements, peut être avantageux : les Anglais ont
communiqué à leurs moutons une perfection dans les formes
dont nous devons chercher à profiter.

Toutes les races anglaises à laine longue se ressemblent à
plusieurs égards, nous venons de le voir, et malgré quelques
différences que nous signalerons, elles peuvent produire sur
les races indigènes les mêmes améliorations. Examinons leur
influence au point de vue des formes, de la laine, de la précocité et de la santé. Nous rechercherons ensuite si l'une est
préférable aux autres.

CONFORMATION. — Au point de vue de leur aptitude à être
améliorées dans leur conformation par les béliers anglais,
nos races doivent être divisées en grandes et en petites. Parmi
les premières, nous trouvons, avec les forts mérinos et leurs
dérivés, les races de la Flandre, de l'Artois, de la Picardie,
de l'Ile-de-France, de la Normandie, de l'Anjou, de la Vendée,
d'une partie du Poitou et de la Saintonge.

Les métis qui proviennent de ces diverses races et des béliers anglais ont à peu près tous la même conformation et se
distinguent par la légèreté de la tête, la brièveté du cou, la
finesse des oreilles, les taches de la face ; ils ont générale-

ment un tronc plus carré, une poitrine plus ample, des jarrets plus écartés, un poitrail plus large que les races françaises ; ils ont aussi le ventre moins avalé, le flanc plus plan et la ligne qui s'étend du garrot à la croupe plus soutenue; quoique moins hauts de taille que les grandes races françaises qui ont concouru à les produire, ils sont plus lourds, en raison de leur épaisseur plus grande. La viande des métis est moins savoureuse que celle de nos anciennes races ; le suif est moins abondant et la graisse, comme dans la race anglaise pure, occupe plutôt l'extérieur du tronc que l'intérieur des cavités. Plus prolifiques que les anglais, mais moins que la plupart de nos races, ils craignent plus la chaleur et supportent moins les fatigues. Il est presque inutile de dire que quand on pousse le croisement au deuxième ou au troisième degré, les caractères de la race qui entre deux ou trois fois dans le produit, dominent de plus en plus.

Toutes les races françaises dont nous parlons appareillent bien par leur taille les béliers anglais; mais cette circonstance n'est pas la seule qui rende ce moyen d'amélioration avantageux ; nous devons ajouter que les contrées où se produisent nos fortes races : la Flandre, l'Artois, la Picardie, la Normandie, étant fertiles et généralement à climat doux, sont favorables au développement des métis.

Les béliers anglais à laine longue n'ont pas seulement été employés dans les fertiles vallées du Nord et de l'Ouest, ils ont été importés aussi dans le Nivernais, le Charollais, le Berry, la Sologne, la Touraine.

Dans ces provinces, le métissage n'a pas toujours été aussi heureux. Les produits croisés ont bien, dans le jeune âge surtout, la conformation générale de ceux dont nous venons de parler : la tête fine, le dos bien soutenu; ils sont plus forts que les bêtes indigènes et moins que les races anglaises ; mais ils se développent mal : la mère ne les nourrit pas suffisamment et ils ne trouvent pas, après le sevrage, une assez bonne nourriture à la pâture. Pendant la sécheresse ils deviennent faibles et contractent la pourriture à l'époque des pluies.

Il ne faut faire des croisements entre les béliers anglais et les petites races du centre et de la Bretagne, quand on n'a pas des terres fertiles et de bons pâturages à livrer aux métis, que lorsqu'on peut leur fournir une nourriture à la crèche pouvant suppléer à l'insuffisance des herbages pendant l'époque des fortes chaleurs et en automne. En général cependant, les métis qui ont un quart de sang anglais et trois quarts de sang indigène, sobres et rustiques comme les races françaises, quoique ayant en partie la conformation des anglais, prospèrent bien dans la Sologne, le Berry et le Nivernais.

LAINE. — Généralement les béliers anglais dont nous parlons, déprécient plutôt qu'ils n'améliorent les laines des races françaises. L'étude du croisement doit avoir pour but d'éviter les imperfections de la toison. Nous diviserons encore nos brebis en deux catégories, mais sans avoir égard à la taille. Nous parlerons d'abord des métis produits par notre mérinos et ses dérivés à laine fine, et ensuite de ceux qui proviennent des brebis à laine grosse ou commune.

Nous avons déjà étudié les premiers sous le nom de métis *anglo-mérinos*. Nous avons vu qu'ils réunissent généralement aux formes, à la carrure des béliers anglais, une laine presque aussi fine et plus longue que celle des mérinos communs, ou au moins des bons métis mérinos.

C'est surtout par le croisement avec nos races à laine fine que le bélier dishley peut donner de bons produits. La toison des métis est souvent tassée, à mèches carrées, plus longue que celle des mérinos, et assez fine pour former une très-bonne laine intermédiaire ; mais nous ne pouvons arriver à ce degré de perfection, nous l'avons dit, qu'en employant de bonnes brebis pour créer des métis ayant à peu près trois quarts de sang mérinos ; et, une fois arrivés à ce degré de métissage, en soignant bien les appareillements, en retournant tantôt au demi-sang, tantôt même au pur sang de l'une ou de l'autre souche ; car les métis provenant de races aussi différentes l'une de l'autre que la race dishley et la race mérine ont très-peu de constance, *jouent* beaucoup.

La diversité dans les animaux est une cause puissante de dépréciation pour la tonte ; mais les éleveurs qui ont eu de mauvaises laines ne doivent point se décourager après la première génération : s'ils appareillent convenablement les métis, s'ils font reproduire ensemble, par la consanguinité au besoin, les individus qui présentent les qualités les plus appropriées à leur exploitation, ils ne tarderont pas à voir se fixer les caractères qu'ils recherchent.

C'est en persévérant dans ces croisements, en les dirigeant avec méthode, en s'arrêtant pendant quelques générations sur certains degrés de métissage, en employant même au besoin des reproducteurs de l'une des races pures, que nous produirons, avec le plus de rapidité, une race aussi propre à fournir beaucoup de viande qu'à donner de fortes toisons. L'éleveur qui poursuit ce but doit avoir à sa disposition un grand troupeau afin de pouvoir, selon ses besoins, bien choisir ses types jusqu'à ce qu'il ait créé une race fixe, *constante*.

Anglo-français. C'est le nom générique par lequel on désigne les métis provenant des béliers anglais, du dishley le plus souvent, avec les brebis françaises de race commune. On les appelle *anglo-flamands, anglo-artésiens, anglo-berrichons*, selon la race des brebis données au bélier anglais, et *dishley flamand, kento-flamand*, selon le bélier croisé avec nos brebis.

L'inconvénient qu'offre le bélier anglais de donner des métis à grosse laine est peu nuisible dans les anglo-mérinos, parce que la femelle corrige en partie dans ce croisement les défauts du mâle ; mais quand ce bélier se reproduit avec des brebis à laine grosse, la toison des descendants est souvent fort défectueuse. Les cultivateurs du Nord, du Pas-de-Calais s'en plaignent, et cependant ils tiennent moins à la finesse de leurs tontes que ceux de la Beauce et de la Brie.

Si les éleveurs français ont intérêt à conserver des métis provenant de brebis indigènes et de béliers anglais, c'est par exception et seulement dans quelques parages maritimes ou dans quelques vallées très-humides, où l'on devrait même plutôt s'occuper de l'engraissement des moutons que de l'entretien des brebis et de l'élevage des agneaux. Pour les sept-

huitièmes de nos communes, les métis ont besoin d'être
adoucis par du sang mérinos. Le meilleur moyen d'obtenir
ce résultat, c'est de faire reproduire d'abord le bélier anglais
avec de fortes brebis à laine fine, et de donner les produits
aux brebis communes. C'est ce que nous avons conseillé à
l'occasion de presque toutes les races que nous avons étu-
diées.

Nous ne croyons pas que le bélier anglais soit indispensable pour créer des races PRÉCOCES. La précocité se développe toujours quand on distribue dans le jeune âge d'abondantes rations d'avoine ou de tourteaux. C'est exclusivement
du mode d'élevage, d'une castration complète, d'une bonne
nourriture et du repos que provient cette qualité : nous
voyons aujourd'hui à tous les marchés de Sceaux des moutons gras de toutes les races, même de celles qui sont réputées les plus tardives, qui n'ont pas encore perdu leurs
premières pinces. Les métis sont vendus aussi jeunes que le
permettent les convenances de notre économie rurale, ce n'est
jamais leur tempérament qui est une cause de retard.

SANTÉ. — De ce que le bélier anglais à laine longue a été
produit dans des contrées humides, on l'a cru beaucoup
moins exposé à la pourriture que les races françaises, et particulièrement que les races à laine courte. Sa réputation à cet
égard provient en partie de ce qu'il est souvent livré à la
boucherie avant que cette maladie ait pu se déclarer, ou de
ce que les éleveurs, pour développer et utiliser sa précocité,
le nourrissent avec des aliments de bonne qualité. Dans tous
les cas, les éleveurs français qui ont cru préserver leurs troupeaux de la pourriture en employant ce reproducteur, ont
été trompés s'ils ont négligé de prendre d'autres précautions.
Nous croyons même que les métis provenant des béliers anglais deviendraient, quand les pâturages sont maigres et les
parcours pénibles, plus facilement cachectiques que les petits
moutons indigènes. La cachexie n'est pas seulement produite
par l'humidité, elle est aussi la conséquence de la misère,
des privations et de la fatigue : ces deux causes agissent en
prédisposant les animaux si elles n'occasionnent pas direc-

tement la maladie ; car de plusieurs moutons exposés ensemble à l'humidité les plus faibles et ceux qui, relativement à leur taille, sont les plus mal nourris, deviennent malades les premiers, quelle que soit la race à laquelle ils appartiennent.

VII. — Race southdown.

Aucune race d'animaux ne jouit, dans ce moment, d'une plus grande réputation que la race southdown ; aucune peut-être n'a donné lieu à plus de controverses.

Origine. — La race southdown appartient aux races de montagne, aux races à laine courte ; elle s'est formée dans le comté de Sussex, et se trouve sur des collines calcaires, appelées dunes du sud, qui ont une largeur de 6 à 8 kilomètres, sur une longueur de 80 à 90, et sont entourées de plaines richement cultivées : cette dernière circonstance ne doit pas être oubliée de ceux qui veulent introduire dans leurs exploitations pauvres en fourrages le bélier southdown. Les dunes méridionales de l'Angleterre nourrissent un nombre considérable de moutons ; le sol un peu élevé, l'air doux et sec, les plantes courtes, mais sapides, y sont favorables à la santé de ces animaux.

Le mouton southdown que nous connaissons, ne remonte qu'au siècle dernier ; c'est l'ancienne race du pays, améliorée par un accroissement de nourriture, par l'addition de fourrages artificiels aux aliments que les troupeaux prenaient dans les pâturages, et par des soins apportés dans le choix et l'appareillement des reproducteurs.

Le progrès d'où est résulté le southdown a commencé à l'époque de la révolution américaine, mais ce ne fut qu'au moment des guerres avec la République française que la perfection de la race reçut une grande impulsion : étant dans l'impossibilité d'acheter leurs laines fines sur les marchés où ils s'approvisionnaient habituellement, les Anglais disposèrent leurs manufactures pour utiliser les laines du pays ; les toisons des moutons southdowns acquirent de cette circonstance une grande valeur.

Ellmann est un de ceux qui ont le plus fait pour la production des southdowns perfectionnés. Ses premiers travaux remontent à 1780, à l'époque où il prit possession de la ferme de Glynde, située dans le Sussex, dans les environs de Lewis. Il occupa cette ferme pendant un demi-siècle.

Cet éleveur célèbre poursuivit son système de perfectionnement gradué avec zèle, persévérance et beaucoup de sagacité. Ne poussant à l'extrême aucun principe, il modifiait son plan selon les circonstances; il attachait une grande importance à la santé de ses animaux. On ne sait rien de positif, de précis sur ses opérations, quoiqu'il communiquât avec complaisance les détails de sa pratique, et qu'il fût, dit son historien, exempt des préjugés illibéraux de son contemporain et compatriote Bakewell. Ellmann, dont le caractère brillait par une grande sincérité et une indépendante simplicité, termina sa longue et honorable carrière, regretté de tous ceux qui avaient apprécié ses rares vertus sociales, en 1832, à l'âge de quatre-vingts ans.

On trouve encore, en Angleterre, plusieurs races de moutons à jambes et à têtes noirâtres; le corps en est presque blanc; néanmoins on en voit quelques individus d'un brun plus ou moins foncé. La plupart ont des cornes, et tous sont à laine courte, mais fort commune. Ces animaux sont élevés sur des montagnes, ou dans des plaines peu fertiles. La race qui fait le sujet de cet article, descend d'une de ces races qui habitait les *dunes du sud* de l'Angleterre. De là dérive le nom anglais qu'elle porte, race *southdown*. Il faut la considérer comme une race *new*-southdown, ou southdown perfectionnée. L'ancienne race, d'après David Low, n'était pas supérieure à celle des autres contrées de nature calcaire.

CARACTÈRES. — Le bélier southdown perfectionné (*fig.* 4) est facile à distinguer : il est de taille moyenne pour un mouton de plaine, mais de forte taille pour un mouton de montagne ; son corps est bien fait, son garrot assez épais, sa ligne dorsolombaire bien soutenue, sa côte ronde, son flanc plein et son poitrail large et saillant. La tête, dépourvue de cornes, est de grosseur moyenne et à chanfrein très-légèrement busqué;

elle est toujours brune. Les oreilles, souvent relevées, sont de grandeur moyenne ou courtes. Les membres sont forts, droits, assez bien plantés, et de couleur brune comme la tête.

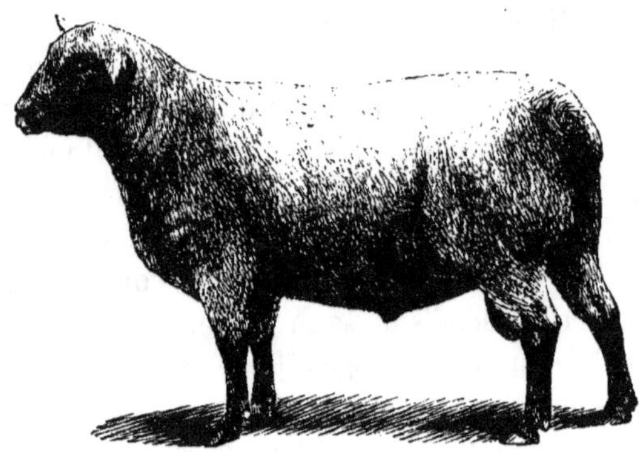

Fig. 4. — BÉLIER SOUTHDOWN.

Nous n'en connaissons pas dont les formes soient plus harmonieuses : il porte la tête haute, a le regard plein d'assurance, la démarche fière et le pas relevé. On dit qu'il est fort et robuste, qu'il peut faire de longs parcours, supporter les intempéries, résister aux fatigues, et qu'il s'acclimate mieux que les autres races anglaises propres à la boucherie. Comme ces autres races, il ne répond pas cependant toujours, ni lui ni sa femelle, aux désirs de nos éleveurs pour la fécondité.

Quoiqu'à tête et à jambes noires ou brunes, le mouton southdown est blanc; sa laine, de longueur moyenne, est considérée en Angleterre comme courte, parce qu'elle l'est relativement à celle des races que nous venons d'étudier. Elle est le plus souvent presque grosse, rude, creuse, très-peu élastique et manque de nerf. La toison médiocrement fermée est légère, quoique volumineuse et aussi chargée que celle des autres races à laine de même longueur : par rapport à la laine, le mouton southdown a peu de valeur en général.

Il passe en Angleterre pour donner une viande courte, fine et très-savoureuse. Elle se vend plus cher que celle de la plupart des autres races du pays. Comme les moutons southdowns se distinguent par la tête et les membres noirs, les bouchers qui en tuent laissent adhérer ces parties aux quartiers de viande qu'ils exposent devant leurs étalages. A l'occasion de cette qualité, nous nous bornerons à ajouter qu'elle ne serait d'aucune utilité pour nous; puisque la viande de toutes nos races à peu près est très-bonne et perd plutôt qu'elle ne gagne à un croisement quelconque avec les races anglaises.

QUALITÉS.—On a préconisé la race southdown comme réunissant aux qualités des races de boucherie la sobriété, la force et la rusticité qui distinguent les races de montagne : elle peut supporter, disent les Anglais, le froid et les chaleurs, et faire les plus longues courses. C'est en raison de ces qualités qu'on la recommande pour la France, comme une race de boucherie qui réussit dans les contrées à sol peu fertile et montagneux.

Le mouton southdown est rustique et sobre pour les collines du sud de l'Angleterre et pour les fermes où il a été créé, mais il ne saurait résister aux intempéries qui règnent dans l'intérieur du continent, ni parcourir nos landes, ni s'entretenir sur les bruyères, où cependant on dit qu'il prendrait de la graisse.

Il n'est rustique et sobre que pour vivre sous un climat doux et sur des montagnes semblables à celles qui l'ont produit, où l'herbe est de bonne nature, sinon très-abondante, et à côté desquelles se trouvent des plaines fertiles pour fournir un bon supplément de nourriture quand cela est nécessaire. Les domaines où s'est formée cette race sont situés sur des collines, et possèdent des terres bien cultivées qui fournissent, dit M. Low, en *quantité suffisante*, un supplément de nourriture artificielle. « Les efforts faits par les éleveurs du comté de Sussex pour améliorer la race, rapporte ailleurs le professeur d'Édimbourg, en portant l'alimentation des animaux *au delà de ce qui leur était nécessaire*, ont très-bien réussi jusqu'à ce jour. »

C'est donc par une nourriture portée au delà du nécessaire que les éleveurs de ce comté ont communiqué à leurs moutons la supériorité qui les distingue. Et il serait bien peu

10.

sensé de croire que sans cette condition, on a pu produire une race de boucherie aussi parfaite de formes que celle qui nous occupe, que sans un excès de nourriture on peut former des béliers pesant 60, 70, 80 kilogr. à l'âge de 12 à 15 mois. Nous serions dans tous les cas fort imprévoyants si nous pensions que cette race conservera ses qualités dans la Sologne, la Champagne, le Berry, la Creuse, les coteaux du Rouergue, sans recevoir des soins particuliers que ne peuvent pas donner à leurs troupeaux les quatre-vingt-dix-neuf centièmes des éleveurs français.

La race southdown est très-répandue en Angleterre ; elle a remplacé ou croisé beaucoup d'autres races, depuis le Norfolk jusqu'aux parties basses du pays de Galles : on la trouve même en Écosse ; mais si elle prospère dans ces contrées, c'est qu'elle est dans de meilleures conditions que celles dans lesquelles on veut la placer en France. On la rencontre d'ailleurs bien rarement sur les bruyères, et seulement pour croiser les troupeaux indigènes. En Écosse, elle ne paraît pas devoir prendre la place des races montagnardes qui y sont acclimatées.

Utilité. — Après avoir joui en France d'une grande faveur il y a dix ou quinze ans, le bélier southdown était complétement tombé dans le discrédit, lorsqu'il a été recommandé de nouveau par quelques touristes frappés de la régularité de ses formes, et remis à la mode par les magnifiques béliers exposés dans nos concours par M. Jonas Webb. Sa race est donnée aujourd'hui par quelques agronomes comme indispensable, comme la seule capable d'améliorer les races françaises.

Elle peut, comme toutes les autres races anglaises que nous venons d'examiner, améliorer les formes de nos moutons, diminuer le poids de la tête, la longueur de l'encolure, rendre les lombes plus larges et la poitrine plus épaisse, mais elle ne leur est pas préférable. Les métis qu'elle donne avec nos races indigènes sont un peu moins forts que ceux du dishley, du new-kent, et ils sont par cela même non estimés dans les pays où l'on entretient nos fortes races, tandis qu'ils sont encore trouvés trop exigeants là où l'on n'élève que de petits moutons.

C'est avec les divers métis et les races communes du centre qu'on a le plus essayé le bélier southdown. Des éleveurs de notre connaissance dans la Nièvre, le Berry, la Marche, la Vienne l'ont abandonné, parce qu'il donnait une toison courte, sèche et légère; parce qu'il a une teinte brune qui se transmet aux agneaux et les déprécie; parce qu'il est exigeant en nourriture, qu'il n'acquiert les qualités qui le distinguent que lorsqu'il est très-bien nourri; parce qu'il a été trouvé plus exposé à la pourriture que les races indigènes; parce qu'il ne peut pas supporter le parcours éloigné de la bergerie et souffre du mauvais temps; parce que même dans l'entre deux mers, disent les *Annales de la Société d'agriculture de Bordeaux*, il est contrarié par la locomotion longue que nécessite la satisfaction de ses appétits, de ses besoins.

Les cultivateurs de ces pays qui, nourrissant bien, pourraient employer le bélier southdown, préfèrent, surtout à cause de la laine, les métis des autres races anglaises, les dishley mérinos en particulier. En effet, ces derniers sont supérieurs : ils sont aussi bien conformés, ils donnent une viande aussi bonne; ils supportent mieux les parcours, sont moins exigeants, et ils communiquent plus de finesse à la laine, plus de tassé et de poids à la toison, plus de nerf au brin et plus de longueur, de souplesse et d'élasticité à la mèche.

VIII. — *Convenance relative des divers moutons anglais.*

Si nous avions une race anglaise de boucherie à introduire en France pour l'élever en grand à l'état de pureté, nous devrions préférer la race de kent, la cotswold, la cheviot ou la southdown à celle de leicester : elles sont plus robustes, mieux constituées pour la fatigue et peut-être meilleures de laine; mais comme elles ne peuvent, les unes et les autres, nous être utiles que pour des croisements, nous n'avons à examiner leurs avantages relatifs qu'au point de vue des sous-races qu'elles pourraient former.

Toutes les races anglaises que nous venons d'étudier, sans

en excepter la southdown, peuvent produire à peu près le même genre d'amélioration. Cependant elles diffèrent, même celles qui ont du sang dishley, en ce qu'elles ont conservé quelques caractères extérieurs des anciennes races dont elles dérivent, et comme type améliorateur, elles n'ont pas toujours exercé la même influence, et elles ont été diversement jugées.

La new-kent, par exemple, a été considérée comme produisant des métis plus forts de taille et surtout meilleurs de laine. A ce titre, elle a été préférée à la dishley dans nos départements septentrionaux. C'est par les mêmes motifs que de nos jours on a recommandé le bélier cotswold : descendu de la brebis du Glocester, il a conservé, dit-on, un peu des qualités du lainage de sa mère. On disait, d'un autre côté, que le dishley donnait les métis les mieux conformés et les plus disposés à prendre la graisse, mais l'expérience a prouvé que les différences ont été exagérées, qu'il n'y en a pas de constantes. Ainsi, dans le centre de la France, les métis les plus gros de laine, et ceux qui ont paru les plus remarquables pour la boucherie, proviennent du New-Kent !

Jusqu'à ces derniers temps, dans l'emploi des bestiaux anglais au croisement de nos races, on a eu trop exclusivement en vue la production de la viande. Dans le commencement de l'importation, on a employé des béliers dishley souvent trop rudes de laine. De là est venue la mauvaise réputation de ces reproducteurs au point de vue des toisons. En les choisissant bien, nous en obtenons aujourd'hui des métis aussi bons de laine que ceux des autres races; et nous recommandons de les employer préférablement parce qu'ils sont de race plus ancienne, ont des caractères plus fixes, et doivent à cause de cela les transmettre plus sûrement; parce qu'ils donnent des métis au moins aussi bien conformés que ceux de n'importe quelle race de boucherie; que bien choisis ils égalent leurs compatriotes pour la valeur de la laine, et que les qualités de la viande sont toujours subordonnées à la manière dont on élève et dont on engraisse les animaux; enfin parce qu'ils sont plus communs en France, et qu'il est plus facile de s'en procurer des métis.

Mais il n'y a aucune raison positive qui doive faire préférer une des races anglaises à l'autre. Aussi nous dirons aux éleveurs : Si vous avez à acheter un bélier anglais pour améliorer votre troupeau, faites peu d'attention au nom qu'il porte, choisissez-le court, épais, et à laine aussi fine, aussi douce, aussi tassée que possible ; si parmi plusieurs individus ayant tous également les caractères que vous devez rechercher, vous avez à faire un choix, donnez la préférence au moins cher, serait-il le moins à la mode, et employez l'économie que vous aurez pu faire sur l'achat de votre reproducteur, en distributions d'avoine et de bonnes provendes à vos agneaux.

C'est parce qu'on a voulu souvent réaliser par le métissage des améliorations qui ne peuvent être produites que par le régime qu'on a été mécontent, qui du dishley, qui du southdown, qui du new-kent. Et pendant qu'un éleveur échouait dans l'emploi de l'un de ces reproducteurs, un autre en obtenait de bons résultats. De là des prôneurs et des détracteurs également consciencieux, et parlant d'après l'expérience. En définitive, la faveur est allée alternativement de l'une de ces races à l'autre, et nous avons perdu beaucoup de temps et dépensé beaucoup d'argent sans obtenir de grands résultats.

Disons-le en terminant, il faut n'acheter un bélier anglais que pour tenter une amélioration susceptible d'être produite par le croisement et bien soigner les métis. Si l'on remplit ces conditions, toutes les races réussissent; sinon, toutes échouent.

§ 3. — Moutons mérinos allemands.

Les races allemandes sont aussi variées que celles des autres contrées de l'Europe, mais celles dérivées du mérinos sont les seules qui nous intéressent. Elles remontent à des introductions de mérinos faites en 1765 par la Saxe ; en 1768 et en 1786 par la Prusse : cette dernière année par Frédéric le Grand ; et en 1775 par l'Autriche, par Marie-Thérèse qui introduisit en Hongrie 300 mérinos espagnols à la ferme de Merkopail où ils se sont multipliés et de là répandus dans toutes les parties de la monarchie où ils sont susceptibles de prospérer.

Plusieurs parties de l'Allemagne possèdent des conditions naturelles et économiques favorables à la production des belles laines : des terres qui n'ont pas une très-grande valeur, qui sont peu peuplées et où de larges surfaces de terrain peuvent être livrées aux troupeaux, ce qui rend le parcage moins nécessaire que dans les contrées où les terres sont plus largement livrées à la charrue ; un sol réparti en grands domaines que les tenanciers ont intérêt à exploiter de la manière qui exige le moins de main-d'œuvre et par conséquent en élevant de nombreux bestiaux et surtout des moutons ; une population rare, consommant peu de viande d'où résulte la difficulté de vendre le bétail et l'avantage relatif de produire des laines : il y a encore dans la Gallicie des contrées où l'on coupe les animaux par morceaux pour faire cuire ensemble, os et viande, et en extraire le suif. (*Notes sur l'élevage du bétail en Autriche.*)

A la vérité le climat, dans une grande partie des contrées où ces conditions existent, est peu favorable à la production des belles laines , et les moutons indigènes qu'on y élève sans soins particuliers ont un lainage très-grossier; mais la longueur même des hivers, en obligeant à tenir pendant longtemps les troupeaux à la bergerie, à soumettre les animaux à une très-longue stabulation, est devenue une condition favorable : l'abondance des fourrages a rendu ce régime facile à pratiquer.

Sous l'influence de la chaleur humide des habitations, la laine est devenue fine, douce et moelleuse. La laine des troupeaux nourris en plein air, recevant l'action du soleil et de la poussière, a, quelle qu'en soit la finesse, quelque chose de roide qui ne lui permet pas de rivaliser pour la confection des tissus moelleux avec celle produite dans les bergeries bien tenues : dans les parties méridionales de l'Europe orientale, dans la Hongrie, la Russie, les toisons sont moins douces que dans le nord à moins qu'on ne restreigne le pâturage plus que ne l'exige le temps et qu'on ne choisisse pour la dépaissance des lieux propres, non boueux, non pulvérulents.

Malgré ces conditions favorables les troupeaux à laine superfine ne se trouvent en Allemagne que chez les grands propriétaires. Pour 1,500 à 2,000 bêtes de cette race on compte 7, 8, 10,000 bêtes des races communes pures ou croisées. Et encore c'est souvent par amour-propre de famille, par orgueil, que les nobles allemands tiennent des troupeaux superfins : ils veulent conserver des animaux qui sont un des titres de gloire de la famille.

Les bêtes communes sont préférées, ou parce que les femelles donnent plus de lait et sont plus utiles à la fabrication du fromage ou à l'entretien du ménage, ou parce que leur peau sert à faire des habits, des housses, ou parce qu'elles sont plus rustiques et donnent de plus lourdes toisons. De nos jours même la plupart des propriétaires de troupeaux extra-fins ne recherchent pas exclusivement comme autrefois la finesse du brin, ils cherchent à y réunir le poids de la toison. Et cependant les éleveurs de bêtes extra-fines peuvent compter, pour payer l'entretien des troupeaux, non-seulement sur la vente de la laine, mais encore sur la vente des animaux qu'ils élèvent comme types reproducteurs et qu'ils vendent à des prix très-élevés.

Caractères. — Les mérinos de l'Allemagne sont petits, trapus, à poitrail souvent étroit et rentré, à tête forte, busquée, armée de grosses cornes en spires quelquefois allongées. La peau forme généralement des fanons et des cravates. La laine est très-fine, courte, peu abondante quoique recouvrant le plus souvent la totalité du corps ; elle varie par tête de 400 à 1,800 grammes.

On distingue la race *negretti* et la race électorale. La première provient de troupeaux importés de la sous-race negretti d'Espagne. Elle est conservée à l'état de pureté dans les États de la Prusse comme dans ceux de l'Autriche. Elle comprend des animaux très-divers par leur taille comme par la quantité de laine qu'ils donnent.

La race *électorale*, race saxonne, a été importée d'Espagne dans la Saxe par l'électeur, en 1765. Modifiée par les soins, rendue plus fine par le régime, elle est aujourd'hui la plus répandue et la plus connue ; elle compte des colonies dans toutes les parties du monde et presque dans tous les États. Comme la race précédente, elle est formée d'animaux petits, à corps mince, donnant de 1,000 à 1,500 grammes de laine et de 8 à 12 kilogrammes de viande. La laine électorale est la plus renommée pour la souplesse, le moelleux, le velouté des draps qu'elle sert à fabriquer.

C'est surtout d'après les pays que l'on distingue les sous-races extra-fines de l'Allemagne. Les plus remarquables sont celles de la Saxe, de la Moravie, de la Silésie, de la Bohême, de la Hongrie, de la Gallicie ; mais on doit moins juger des qualités et de la taille des moutons extra-fins d'après la race à laquelle ils appartiennent et le pays qu'ils habitent, que d'après les soins qu'ils reçoivent. Leurs qualités, produites exclusivement par la domesticité et à peu près indépendantes du climat, sont entièrement subordonnées à la nourriture, au logement, à la génération. Dans les troupeaux bien tenus, les animaux sont gouvernés avec les plus minutieuses précautions ; non-seulement toutes les mésalliances sont strictement évitées, mais la généalogie des individus est soigneusement inscrite depuis la formation des troupeaux.

UTILITÉ. — Il ne faut pas oublier, quand on veut employer les races électorale et negretti à l'amélioration d'autres races, que les qualités qui les distinguent sont exclusivement dues au mode d'entretien. Elles transmettent leurs caractères, c'est vrai, on l'a vu en Afrique, en Asie, en Amérique, en Australie ; mais les qualités du lainage se conservent ou disparaissent selon les soins que l'on donne aux animaux.

Du reste, les moutons extra-fins de l'Allemagne peuvent être employés ainsi que ceux de Naz dont nous avons parlé, non-seulement lorsque l'on tend à produire une race semblable à eux, mais aussi quand on veut adoucir la laine d'animaux beaucoup plus communs de lainage. Nous avons vu de très-belles laines provenant de métis engendrés dans le département du Nord par des brebis saxonnes et de bons métis anglo-mérinos. Les produits avaient hérité de la conformation du père.

§ 4. — **Moutons de l'Australie et du cap de Bonne-Espérance.**

Le cap de Bonne-Espérance et l'Australie sont deux grands centres de production de laine. Le développement si rapide des troupeaux, dans ces deux contrées, serait un fait curieux à étudier, mais malheureusement les auteurs qui nous donnent des détails fort circonstanciés sur le produit des troupeaux, le commerce auquel les toisons donnent lieu, se taisent sur les circonstances hygiéniques qui influent sur la santé.

Nous savons cependant que les laines de l'Australie sont plus douces, plus fines, que celles de l'Afrique ; qu'elles ont plus de nerf et sont plus estimées. Leur supériorité provient d'abord de la race qui, formée de toutes pièces dans les temps modernes, est belle et homogène. « En 1799, des baleiniers anglais, pêchant dans les mers du Sud, capturèrent un navire espagnol qui conduisait au Pérou trente bêtes mérinos de pure race et choisies parmi les plus beaux troupeaux d'Espagne. Telle est l'origine des célèbres laines australiennes. » (Bernis.) Sur ce noyau, on a greffé depuis les races les plus renommées de l'Europe. De nos jours, on y fait encore tous les ans des importations nouvelles.

En Afrique, le type est moins pur. Il provient des mérinos importés en Angleterre par Georges III, et croisés avec les très-mauvaises brebis du sud de l'Afrique, bêtes grandes, mal conformées et presque sans laine. Depuis, à la vérité, on y a fait de nombreuses importations des diverses races anglaises, de plusieurs races françaises et des races allemandes les plus renommées, notamment de la race électorale de Saxe, mais on comprend qu'une race ainsi produite est loin d'avoir l'homogénéité que présente celle de la Nouvelle-Hollande.

Les conditions hygiéniques sont d'ailleurs moins heureuses en Afrique qu'en Australie. Les deux contrées sont à peu près sous la même latitude, entre le 30e et le 40e degré, mais l'Australie est entourée de mers, tandis que le cap de Bonne-Espérance se continue avec les terres brûlantes de l'équateur, manque d'eau douce en beaucoup d'endroits ; le pays est cou-

vert d'un sable fin qui, transporté par le vent, salit la toison
et rend les laines rudes et cassantes : les laines australiennes
se vendent en effet, à finesse égale, 10, 12, 15 p. 100 de plus
que les laines du Cap.

Le cap de Bonne-Espérance et l'Australie fournissent tous
les ans au commerce des quantités prodigieuses de laine,
mais les animaux y dégénèrent et on a généralement besoin
de revenir souvent à la source de la race pour les renouveler.
Les producteurs de ces contrées ont un grand intérêt à conserver la finesse du lainage, car les frais de transport chargent trop les mauvaises laines.

CHAPITRE IV.

De l'entretien des bêtes à laine.

SECTION PREMIÈRE.

CONDUITE DES TROUPEAUX.

§ 1. — Des troupeaux et de la manière de les faire valoir.

Nous ne voulons pas faire sentir ici la nécessité d'entretenir
séparément les agneaux, les portières, les nourrices, les béliers, les moutons, les antenois et les antenoises ; c'est au
propriétaire à régler la division de son troupeau selon le
nombre et la destination des animaux, selon l'étendue des
pâturages et la capacité des bergeries. Nous n'avons pas non
plus à nous occuper de la manière de diriger les troupeaux
de progression ni ceux de perfectionnement, ni à parler de
ceux qu'on améliore par métissage ; nous renvoyons à ce
que nous avons dit du croisement des races et de l'introduction des animaux étrangers. Nous dirons seulement un mot
du nombre d'animaux qu'il convient de réunir en un seul lot,
et de la manière de faire valoir les troupeaux.

La division des propriétés en France permet rarement de

réunir un grand nombre de moutons dans la même ferme ; cependant ces animaux ne donnent de bénéfices que si le troupeau est assez nombreux pour occuper au moins tout le temps d'un gardien ; alors le gage de cet homme, réparti sur tous les individus qu'il a soignés, n'en charge pas sensiblement le compte. Si l'on n'a que dix ou douze bêtes, les frais de garde, de distribution des fourrages, à moins qu'on ne fasse ces travaux à temps perdu, et alors ils sont toujours mal faits, absorbent tous les bénéfices.

Cependant, il ne convient pas que le troupeau soit trop considérable. Pour le former, il ne faut pas prendre en considération la possibilité de le garder car à cet égard, et l'on n'a pas besoin de le démontrer, plus le troupeau est nombreux, plus la garde en est proportionnellement facile ; mais il faut prendre en considération les soins qu'exigent les individus : il est à désirer que le berger connaisse particulièrement toutes les bêtes soumises à sa garde ; qu'il se rappelle les faits relatifs à la santé, à la lutte, à la gestation, à la mise bas de chaque brebis ; qu'il distingue tous les agneaux, et puisse les conduire à leur mère. Il importe, sinon qu'il donne lui-même tous les soins que les animaux réclament, du moins qu'il les ordonne et qu'il veille à ce que les aides exécutent ses ordres.

D'après ces considérations, on conçoit que le troupeau doit varier en nombre selon le zèle et la capacité du gardien, selon le sexe, et le mode d'entretien des animaux. M. Demole, qui a fait ses observations dans la Russie méridionale, croit qu'un troupeau ne doit pas être de plus de mille portières. En Hongrie on compte qu'il faut un berger pour 400 moutons. Nous avons vu que dans l'Algérie, d'après ce que rapporte M. le général Daumas, les tribus qui ont 3 ou 400,000 moutons les divisent en troupeaux de 400 têtes. A l'autre extrémité de l'Afrique, au cap de Bonne-Espérance, selon M. Blancheton, un berger peut suffire à 800 ou à 1,000 bêtes ; quand un établissement possède plus de 1,000 à 1,200 têtes, le bénéfice est absorbé par les maladies contagieuses, la complication des travaux et les frais de surveillance.

Les troupeaux formés pour aller estiver sur les montagnes peuvent être plus nombreux parce que les brebis agnèlent après la descente ; en Espagne les moutons transhumants sont divisés en troupeaux de 1,000 bêtes sous la conduite d'un berger et de trois ou quatre aides. Les troupeaux qui vont estiver sur les Alpes sont de 12 à 1,300 bêtes. C'est l'entrepreneur de l'émigration, auquel appartiennent les ânes et les chèvres de la caravane, qui en dirige le gouvernement. Il loue le pâturage, achète le sel, en ordonne l'administration et il paye les aides dont il peut avoir besoin. Quoiqu'il n'ait pas l'embarras de l'agnelage, qui a lieu quand les brebis sont rendues à leur propriétaire, il ne pourrait pas réunir un plus grand nombre d'animaux car il lui faudrait des pâturages trop étendus et les bêtes se fatigueraient, sans se rassasier, en les parcourant les uns après les autres.

Il y a différentes manières de faire valoir les troupeaux. On peut les faire soigner sous ses ordres directs dans la ferme qu'on exploite, ou les placer à cheptel. Nous n'avons pas à traiter de l'avantage qu'il y a à faire valoir soi-même son bien, ni à examiner les conventions qui doivent régler les cheptels ; nous conseillerons seulement aux personnes qui veulent placer des moutons chez un cultivateur, de ne choisir ni le cheptel simple, ni le cheptel à moitié, mais de profiter de la latitude laissée par les articles 1802, 1803 du code, et de régler le contrat selon les localités, et le caractère, l'intelligence et la moralité du preneur. Il faut, dans tous les cas, intéresser celui qui garde les animaux à les soigner non-seulement par l'appât du gain, mais par la crainte des pertes. On ne saurait trop éviter les conséquences des articles 1810 et 1827 du code qui disent : « Si le cheptel périt en entier sans la faute du preneur, la perte en est pour le bailleur. S'il n'en périt qu'une partie, la perte est supportée en commun. » N'est-il pas à craindre, avec ces dispositions, que si le preneur est malhonnête, il ruine à dessein la totalité d'un troupeau, dont une grande partie a péri par accident, afin de ne pas avoir à supporter une partie de la perte ? Il est plus convenable de stipuler dans les conventions, que le preneur supportera toujours une partie de la perte, afin qu'il soit intéressé à soigner tous les animaux jusqu'au dernier.

Toutes les fois qu'on introduira des bêtes étrangères dans un troupeau il faut prendre certaines précautions : d'abord leur faire faire une assez longue quarantaine pour prévenir l'extension des maladies contagieuses surtout si l'on a des doutes sur l'état sanitaire du pays d'où elles proviennent; ensuite les mettre le soir dans le troupeau afin que les animaux se sentent pendant la nuit et se trouvent ensemble sans s'effrayer réciproquement. On évitera même d'introduire dans un troupeau un bétail bien différent de celui qui le constitue. Il suffit d'une bête noire amenée au milieu de bêtes blanches, pour causer des avortements, faire jeter tout le troupeau dans les récoltes et dans les fossés.

Quant aux précautions à prendre pour diriger un troupeau, nous allons les indiquer en énumérant les fonctions du berger.

§ 2. — Du berger.

Des professions qui ont pour but les travaux de la campagne, celle de berger est, dans quelques parties de la France, la moins considérée. Si un jeune homme, parvenu à l'âge de 17, 18 ans, et assez fort pour conduire une charrue, veut encore consentir à garder des moutons, il passe pour un paresseux et un vagabond. Ce sont des enfants, le plus souvent incapables de se conduire eux-mêmes, qui gouvernent nos troupeaux. Ils ne recherchent jamais les besoins des animaux, et ne leur donnent aucun soin; tantôt ils les pressent, tantôt ils les retiennent sur un terrain communal pour pouvoir jouer avec leurs camarades. Ainsi sont gardées nos bêtes à laine chez tous nos petits cultivateurs.

Des bergers incapables sont cependant aussi nuisibles aux récoltes qu'aux animaux, et il n'y a pas, dans une exploitation rurale, une fonction qui exige plus de qualités et de savoir que celle de berger. Sa conduite influe beaucoup sur les bénéfices de la ferme. Tous les autres valets peuvent être surveillés ; on peut contrôler leur conduite, voir s'ils ont fait les travaux dont ils ont été chargés; mais comment aller sur-

veiller un berger ? Comment savoir s'il a porté assez de soins
à éloigner des troupeaux les causes de maladie, à faire couvrir
les femelles, à soigner l'agnelage et à faire teter les agneaux?

FONCTIONS DU BERGER. — Il faut que le berger apprécie ce
qui peut convenir ou nuire à son troupeau, et qu'il donne à
temps aux animaux les soins qu'ils réclament; il a à diriger
des êtres faibles qui, ayant des facultés très-bornées, retom-
bent sans cesse dans les fautes que l'instinct, les besoins du
corps, les portent à commettre; il doit avoir sans cesse l'œil
sur tous ses animaux, pour remarquer ceux qui souffrent;
savoir traiter les maladies les plus simples et donner les premiers soins pour celles qui sont graves; les vétérinaires ne
sont ordinairement appelés, pour les bêtes à laine, que dans
les cas d'épizootie et c'est le berger qui traite les tympanites,
qui remet les fractures, qui aide les brebis qui ont un part
laborieux, qui soigne le piétin et guérit la gale. Il doit tenir
note de la naissance des agneaux, les marquer, surtout s'il
dirige un troupeau de perfectionnement; rendre compte des
peaux des animaux morts; ne jamais prêter les béliers à des
voisins; diriger l'appareillement, la lutte; préparer la nourriture, la distribuer, faire paître ou faire parquer conformé-
ment aux principes de l'hygiène et du perfectionnement des
races.

S'il est chargé d'un troupeau communal, d'un troupeau
appartenant à plusieurs cultivateurs, il faut qu'il répartisse
les engrais, qu'il fasse coucher le troupeau sur les terres de
chaque sociétaire pendant un temps relatif au nombre de
bêtes de ce sociétaire; il doit en outre chercher à répartir
convenablement les engrais par un bon aménagement des
pâturages, les animaux ne devant pas être mieux nourris
quand ils parquent sur les terres d'un propriétaire que lorsqu'ils parquent sur celles d'un autre.

Il est très-important qu'un berger connaisse les plantes
nuisibles, et qu'il éloigne les animaux des lieux où se trouvent de mauvaises herbes; il doit toujours arracher celles-ci,
détruire les taupinières, et, dans quelques cas, diriger les
irrigations et soigner les clôtures.

Il y a peu de propriétaires, en France, qui n'aient pas vu leur troupeau prospérer entre les mains d'un berger, et dépérir entre celles d'un autre; mais c'est surtout dans les contrées où les moutons sont particulièrement exposés à quelques graves maladies, et où le régime de ces animaux doit être bien réglé, que l'action du gardien se fait sentir. Ainsi, dans la Beauce, où les bêtes à laine sont si exposées à la maladie de sang, les bergers ont, dit M. Delafond, la plus grande influence sur le développement de cette affection. Nous avons eu plusieurs fois occasion de faire la même observation relativement à la pourriture.

Qualités d'un berger. — Pour remplir ces importantes et difficiles fonctions, il faut des hommes intelligents, actifs, laborieux, probes, observateurs même, des hommes doux, naturellement bons et patients, vigilants, forts, jouissant d'une bonne santé et surtout, qui aient du goût pour leur profession.

Lorsqu'un propriétaire a un bon berger, il ne peut jamais faire de trop grands sacrifices pour le conserver; mais s'il n'en a pas, doit-il rechercher un berger expérimenté? Oui, s'il est incapable de diriger lui-même son troupeau, de connaître l'âge des animaux, d'en apprécier la conformation, de distinguer les qualités d'une toison, de choisir les reproducteurs, de diriger les appareillements, de régler le régime et de savoir les pâturages qui peuvent nuire au troupeau; non, s'il peut et s'il veut surveiller ces différentes opérations, car un berger expérimenté a ses méthodes à lui qui lui ont réussi précédemment, mais qui peuvent ne pas convenir à la nouvelle situation dans laquelle il a à opérer. Sera-t-il assez intelligent, assez savant alors, pour comprendre les changements qu'il doit apporter dans ses habitudes; et surtout ne se prévaudra-t-il pas de son expérience? Nous avons vu beaucoup de propriétaires ne pas s'accorder longtemps avec des bergers qui cependant avaient parfaitement dirigé des troupeaux.

Le propriétaire qui veut avoir un troupeau ou pour améliorer l'espèce ovine, ou pour spéculer sur l'entretien des bêtes à laine, fait toujours mieux d'étudier lui-même les règles de l'hygiène, de l'amélioration des races qui s'y rapportent, de consulter quelques fermiers expérimentés et de visiter des bergeries bien tenues, d'arrêter son plan et de tracer dans son esprit la marche qu'il veut suivre, de commencer sur une petite échelle et d'étendre ses opérations à mesure qu'il acquiert de l'expérience. Dix-huit mois, deux ans peuvent suffire pour faire éviter bien des mécomptes.

Il peut ensuite choisir un homme offrant par son âge, sa capacité et sa conduite, toutes les garanties nécessaires ; si cet homme a été appelé à soigner des animaux, s'il a vécu dans une ferme où l'on entretient des troupeaux, on ne peut rencontrer mieux, mais cela n'est pas nécessaire. Quand Victor Yvart a fondé à Maisons-Alfort la bergerie qui, dit-on, a fait sa fortune, il a pris pour berger un maçon.

Engagement. — Il n'est pas avantageux de permettre au berger de posséder des bêtes à son compte. Dans quelques pays où l'argent est très-rare, les fermiers donnent au berger la faculté d'avoir, dans le troupeau qu'il soigne, des brebis appelées *hivernes* ; mais cette pratique est mauvaise ; le berger vole à son maître du pain, du sel et du grain pour ses propres animaux ; il leur donne la ration des chiens, et néglige le cheptel du maître pour soigner le sien.

Il faut surtout ne pas intéresser les bergers à la perte des animaux en leur accordant une partie des dépouilles des bêtes mortes. Il peut être convenable d'associer le berger aux bénéfices du troupeau ; mais ce doit être en lui donnant une part dans les prix de vente des agneaux, de la laine, et des moutons gras.

Le berger doit être bien habillé, et peut-être est-il convenable qu'il reçoive une partie de son gage en étoffes, afin qu'il ne cherche pas à économiser mal à propos sur ses vêtements ; car s'il n'est pas convenablement couvert, s'il a froid, si la moindre averse le mouille, il ne faut pas attendre qu'il ait du courage pour soigner ses animaux.

C'est surtout dans les pays de montagnes qu'il faut lui faciliter le moyen de braver les mauvais temps. Une *limousine* lui est précieuse ; on fait aussi avec de la paille de grands capuchons, des espèces de guérites que les bergers placent sur leur tête et qui les préservent des plus fortes pluies.

On doit lui fournir aussi sa *houlette*, un *coutcau-bistouri* pour nettoyer les pieds des moutons, pour couper l'onglon au besoin, un *râcloir*, une *lancette*, des *ciseaux,* de l'*onguent* pour la gale, une *pannetière* et une petite *poche à sel.* La houlette lui est remise pour enlever des mottes de terre, afin qu'il ne soit jamais tenté de lancer des cailloux contre les animaux maraudeurs.

Dans quelques provinces on fait filer, tricoter les bergers et les bergères; cet usage est blâmé. En général, le gardien d'un troupeau a assez d'occupation s'il soigne ses animaux convenablement, s'il donne quelque attention au pâturage; mais si une quenouille, des aiguilles devaient l'empêcher de s'amuser, et le retenir attentif auprès de son troupeau, il vaudrait mieux l'occuper que de l'abandonner à la paresse. Sous ce rapport, il n'y a pas de mal à faire filer les enfants qu'on charge de la garde de troupeaux, dans les pays de petite culture.

§ 3. — Des chiens.

Il faut deux espèces de chiens pour garder les troupeaux : les uns sont destinés à écarter le loup et l'ours, les autres à aider le berger dans la conduite des animaux.

On emploie pour chasser le loup des chiens *mâtins.* On les choisit de forte taille, capables de poursuivre l'ennemi du troupeau, et au besoin de l'attaquer. Ils ne sont pas également nécessaires dans tous les pays.

Pour que les chiens soient *bons pour le loup,* il faut qu'étant jeunes, ils soient dressés par des individus de leur espèce. Lorsqu'ils ont poursuivi deux ou trois fois le loup, qu'ils y ont été encouragés par le berger, ils montrent ensuite beaucoup d'ardeur à remplir leur mission ; arrivent-ils dans un bois, ils en parcourent tous les détours; entendent-ils crier *au loup,* ils se rendent aussitôt du côté d'où vient la voix. Les chiennes sont, en général, meilleures que les mâles ; ces derniers sont quelquefois indulgents pour les louves.

11.

Les chiens doivent être armés de colliers en métal ou en cuir très-épais, et hérissés de pointes de fer. C'est par le cou que le loup cherche toujours à les prendre, et c'est par là qu'il les tue s'il peut les saisir. C'est en hiver, quand le pays est couvert de neige, que les loups font la guerre aux chiens; ils viennent les attendre, les saisir dans les villages, à la porte des fermes.

Le chien destiné à aider le berger dans la garde et la conduite des troupeaux est appelé *chien de berger*, *chien de brie*, *Labrie*, *Briard*, du nom de la province où l'on trouve les meilleurs. Tous les chiens qui sont vifs, alertes, intelligents, sont bons; mais on doit rechercher de préférence ceux qui descendent de parents bien exercés, car ils sont eux-mêmes faciles à dresser.

Un bon chien bien dressé, comme il s'en trouve beaucoup dans les pays où il y a de grands troupeaux, est plus utile qu'un aide : il va, revient, fait le tour du troupeau, accélère ou ralentit la marche au moindre signe, à un son de voix, à un mouvement de la main; il préserve les récoltes, fait avancer les bêtes retardataires, tient le troupeau réuni, empêche les animaux de sortir des chemins et des pâturages, va chercher les moutons fuyards, ramène les vagabonds. Si le chien est bon, la personne chargée de garder le troupeau peut lui confier la garde d'un côté du pâturage pendant qu'elle surveille elle-même l'autre côté. Le chien évite beaucoup de courses au berger, et prévient même les accidents qu'occasionnent les gardiens paresseux en lançant des cailloux contre les bêtes qui s'écartent. Si les pâturages sont petits, enclavés dans des terres en culture, le troupeau un peu nombreux, il faut employer plusieurs chiens.

Mais les chiens mal dressés sont toujours nuisibles; ils mordent les animaux, les pressent, occasionnent des accidents et des avortements. Un mauvais chien nuit directement en pressant, mordant les animaux, et indirectement en les effrayant, en allant et venant brusquement et sans motifs à travers le troupeau. Trop souvent les bergers s'amusent à exciter les chiens contre d'autres chiens ou contre des voyageurs, et sont ainsi la cause de l'avortement de beaucoup de brebis.

On ne saurait donner trop de soins à dresser les chiens de berger, à les accoutumer à faire sentinelle, à tenir le troupeau convenablement ramassé, et surtout à ne pas effrayer les moutons et à ne pas les mordre. Pour les dresser, il faut les prendre jeunes et employer beaucoup de persévérance, des caresses, des friandises et au besoin des châtiments. Il faut surtout leur donner l'exemple d'un chien déjà dressé. Les premières fois qu'on les commet contre un mouton, il faut être à côté d'eux et les surveiller attentivement; s'ils ont l'air de vouloir mordre, on les saisit et on les corrige; on doit laisser pendre une ficelle à leur cou afin de pouvoir les arrêter plus promptement. Au moyen de cette corde, on peut même les corriger, leur faire sentir qu'ils ont mal fait.

Si l'on a des chiens précieux, actifs, intelligents, mais un peu méchants, qui mordent les bêtes à laine, et qu'on ne puisse pas les corriger, il faut les museler ou mieux leur casser les dents canines et même au besoin les incisives.

§ 4. — Des sonnettes.

Les sonnettes qu'on place au cou des moutons, ont pour but de faciliter la garde des troupeaux, de faire connaître au berger la direction que prennent les animaux disséminés dans les broussailles, d'offrir à ceux-ci un point de ralliement, d'attirer l'attention du gardien toutes les fois que les animaux sont effrayés.

Dans quelques pays, les sonnettes appartiennent aux bergers qui, pour se faire honneur, en achètent beaucoup et de très-lourdes. Quoique ces instruments fassent entendre, chacun isolément, un son peu agréable, ils forment, si le troupeau marche lentement et que les bêtes qui les portent soient un peu écartées les unes des autres, une harmonie qu'on écoute avec plaisir. Malheureusement les sonnettes qui sont lourdes fatiguent les animaux, les font maigrir, les rendent mous, faibles, et peuvent occasionner la pourriture.

Les propriétaires doivent les acheter eux-mêmes, et les

choisir aussi petites et aussi légères que possible, pourvu qu'elles aient un son assez fort, veiller à ce qu'on les fasse porter aux bêtes les plus fortes, et à ce qu'on les change même de temps en temps. On les met de préférence aux moutons et aux brebis *turques, bréhaines,* c'est-à-dire à celles qui, n'étant pas devenues en chaleur ou n'ayant pas retenu, n'ont pas été fécondées. Il faut toujours en mettre le moins possible; il pourrait suffire à la rigueur si le troupeau est peu nombreux et s'il va pâturer sur des terres nues, d'en mettre à une des bêtes qui vont d'habitude en tête du troupeau et à une de celles qui restent en arrière.

Les sonnettes guident le troupeau: les moutons s'habituent à suivre les bêtes qui les portent; elles servent de rappel dans les bois, aux brebis qui s'égarent; le berger peut remarquer, par les sonnettes, qu'une partie du troupeau reste en arrière; enfin si quelque chose effraie le troupeau, le berger s'en aperçoit, quelle que soit son inattention; elles avertissent de la présence du loup, et sont précieuses pour la nuit dans les parcs comme lorsque l'on fait paître dans des taillis et des genêtières.

SECTION II.

LOGEMENT; ABRIS DES TROUPEAUX.

§ 1. — Des bergeries et de leurs accessoires.

Le mouton peut résister à toutes les températures de notre climat; il est pourvu d'un poil long, touffu qui le rend très-peu impressionnable à l'action du froid.

Les Anglais n'ont pas de bergeries pour leurs troupeaux, ils les font coucher dans des parcs établis sur des champs de turneps; si le temps est mauvais, ils mettent les brebis et les agneaux sous des espèces de hangars. On sait combien avec ce régime, leurs animaux sont robustes.

Daubenton avait voulu supprimer, en France, les bergeries comme inutiles et même comme nuisibles; mais les essais qui ont été faits à ce sujet, n'ont pas été satisfaisants. Il est reconnu aujourd'hui que notre climat est trop chaud en été, et trop froid en hiver ; que la température en France est trop variable dans toutes les saisons, et surtout au printemps et en automne, pour qu'on puisse suivre la pratique des Anglais ; que même les races de l'Angleterre, importées de ce côté du détroit, ne peuvent pas résister au parcage continuel. Les essais, souvent renouvelés depuis Daubenton, ont toujours donné les mêmes résultats.

En France, les bêtes les plus robustes des troupeaux peuvent seules résister, sans en souffrir, aux intempéries du climat : les gneaux et les individus faibles ont besoin d'être protégés contre les frimas. En outre, sans abris convenables, les brebis ont peu de lait et les agneaux se développent mal.

Mais de ce que des abris sont nécessaires aux moutons, il ne faut pas croire que ces animaux aiment des habitations chaudes, constamment fermées, comme le sont la plupart de nos bergeries. D'un tempérament mou, ils ont besoin d'un air sec, vif et pur. Des étables mal tenues sont peut-être plus nuisibles que les intempéries : celles-ci ne nuiraient qu'aux individus faibles, tandis que l'air impur nuit à tout le troupeau.

Pour être avantageuses, les bergeries doivent être toujours propres et bien aérées ; chaudes et un peu humides pour les bêtes à l'engrais, les brebis nourrices et les agneaux, et plutôt fraîches que chaudes pour les élèves et les animaux que l'on entretient sans les engraisser. Elles exercent sur la laine une influence salutaire ou nuisible selon qu'elles sont bien ou mal tenues : la laine devient douce, fine, moelleuse dans un air chaud et un peu humide, ferme, dure dans un air sec et froid, cassante dans un air impur chargé de gaz ammoniac.

M. le comte J. de Turenne a eu dans ses laines une plus-value de plus de 35 pour 100 sur le produit de 318 bêtes, en substituant à une bergerie petite, étouffée, que les bergers fermaient toujours soigneusemennt en hiver, un bâtiment de 32 mètres de long, de 7 mètres de large et de 3 mètres de haut, sous poutre, fermé seulement, du côté du levant, par une claire-voie placée sur un mur d'appui de 1 mètre de haut (*Bulletin de la Société d'amélioration des laines*).

Des considérations qui précèdent nous pouvons conclure que des abris sont nécessaires à l'entretien du mouton en France; qu'on doit le préserver en hiver du grand froid, en été des fortes chaleurs; mais qu'il faut toujours des habitations sèches où l'air soit pur, constamment renouvelé.

EMPLACEMENT. — L'assiette des bergeries doit être choisie avec soin; autant que possible, il faut les placer sur une pente douce, légèrement inclinée à l'est et au midi. Rien n'est plus nuisible aux moutons que les sols humides et l'air chargé de vapeurs. Si l'on ne peut pas disposer d'un terrain sec, dit Tessier, on doit le rendre tel en remplaçant l'argile ou la terre franche de la surface par du gravier ou du mâchefer.

CONSTRUCTIONS. — Les bergeries les plus convenables sont des espèces de hangars que l'on peut fermer à volonté. On place le toit sur des poteaux ou sur des pilastres, et on garnit l'espace qui sépare ces supports d'une muraille à hauteur d'appui sur laquelle on dispose, ou des galandages, ou des paillassons, ou des cloisons en planches selon le climat et les ressources de la ferme.

M. Bella a fait construire à Grignon deux rangs de pilastres en maçonnerie brute qui, concurremment avec deux rangs de poteaux en bois, supportent la charpente. Les espaces de 2^m, 80 de largeur restant entre les pilastres, sont remplis jusqu'à 1^m, 30 de hauteur par de petits murs dans lesquels sont pratiquées des portes; le reste de la hauteur jusqu'au sommet des pilastres est occupé par de simples châssis qu'on recouvre de paillassons, ceux du nord en hiver, ceux du midi en été. Les deux extrémités de la bergerie sont fermées par des murs pleins qui forment pignons, dans lesquels sont pratiquées deux portes charretières pour le passage des voitures qui rentrent les fourrages et qui enlèvent le fumier. Le plancher est élevé de 3^m, 55 au-dessus du sol.

La bergerie est divisée intérieurement par des râteliers doubles occupant les espaces compris entre les poteaux de chaque travée.

Aucune espèce de bâtiment ne varie peut-être autant par la nature des matériaux qui le constituent que les bergeries;

elles sont en pierre, en pisé, en torchis ; sur nos montagnes nous en voyons souvent en planches ; dans la Russie méridionale on les construit en palissades, qu'on enduit de terre glaise et de fiente, ou en poutres liées au sommet et couvertes de paille, de roseaux. En apportant des soins à l'emploi de ces matériaux, on fait des bergeries aussi chaudes qu'on puisse le désirer ; et elles sont très-économiques, avantageuses, non-seulement pour les fermiers qui ne sont pas assurés d'avoir longtemps les mêmes domaines à exploiter, mais pour les propriétaires : elles durent toujours longtemps, relativement à ce qu'elles ont coûté, et ne chargent pas l'exploitation, comme les bergeries de luxe, d'un grand capital dont l'intérêt absorbe la plus grande partie des bénéfices du troupeau.

DIMENSIONS. — Les dimensions des bergeries, même pour un nombre donné d'animaux, ne peuvent pas être indiquées d'une manière absolue : elles doivent varier selon la taille de ces animaux. Une surface de 1 mètre pourrait à la rigueur suffire pour recevoir une brebis ou un bélier, et c'est l'espace moyen qu'il est le plus raisonnable de conseiller.

COMPARTIMENTS. — Il est rare que toutes les bêtes à laine d'une ferme exigent le même régime. Sous ce rapport les divisions sont plus utiles dans les bergeries que dans les autres étables. Des compartiments incomplets tels que ceux qui résultent du placement des râteliers entre les pilastres, suffisent quand les animaux sont du même sexe ; mais il faut avoir des bergeries différentes pour mettre les béliers, et les agneaux à l'époque du sevrage. Il faut pouvoir séparer complétement les animaux qui ne doivent ni se voir, ni se sentir sans se fatiguer réciproquement. Il est souvent utile de pouvoir loger à part les malades.

PORTES ET FENÊTRES. — Les portes et les fenêtres seront construites d'après les règles que nous avons établies pour toutes les étables. Les portes des bergeries doivent s'ouvrir en dehors, car les moutons ont l'habitude de se coucher dans tous les coins, et ils empêcheraient de pousser les portes si elles s'ouvraient en dedans.

Elles doivent être à deux battants et coupées à hauteur d'appui, afin qu'elles servent de fenêtres en été. Souvent on les remplace par une claie. A la bergerie de Grignon le seuil des portes est élevé de 50 centimètres au-dessus du sol, et il est établi de chaque côté un plan incliné, sur lequel ne passent à la fois que les animaux qui peuvent aisément traverser la porte. Si les animaux veulent se presser pour sortir ou pour entrer, ceux qui sont sur les bords du pont sont obligés d'en descendre, et il n'arrive jamais entre les huisseries que ceux qui peuvent passer sans difficulté.

Une bergerie en murailles doit être pourvue d'ouvertures à différents niveaux afin qu'on puisse aérer suffisamment. On ouvre celles qui sont près du sol pour laisser entrer l'air froid et les autres pour livrer passage à celui qui est altéré ; il doit y en avoir au nord qu'on ouvre l'été, et au sud pour aérer en hiver. Quand la construction est à claire-voie, on règle l'aérage avec des ventaux ou des paillassons.

Crèches et rateliers. — Les crèches et les râteliers, dont chacun connaît l'usage, sont tout aussi utiles pour les bêtes à laine que pour les autres animaux ; ne pas en placer dans les bergeries, déposer sur la litière le foin destiné aux moutons, c'est faire une économie que la perte des fourrages fait payer bien cher.

Les râteliers sont simples ou doubles ; ils adhèrent à la crèche ou sont fixés isolément au mur.

La fig. 6 représente un râtelier simple fixé au mur M, au-dessus de la crèche B ; celle-ci, supportée par de la maçonnerie, est élevée de 0^m,45 au-dessus du sol ; elle a 0^m,10 de profondeur et 0^m,20 de largeur. Le râtelier, dont les barreaux sont espacés l'un de l'autre de 0^m,10, est fixé par ses deux extrémités ; il est éloigné du mur de 0^m,45 par son bord supérieur et de 0^m,35 par son bord inférieur. Celui-ci en est séparé par un plan incliné D, en planches, qui fait couler dans la crèche les feuilles et les graines qui se détachent du fourrage.

La fig. 5 représente un râtelier double fixé sur la crèche. Le tout sur maçonnerie ou sur un madrier de 1^m,10 de largeur ; les crèches B ont 0^m,22 de largeur et 0^m,11 de profon-

dèur. Les deux râteliers, disposés comme dans le râtelier
simple, sont séparés par une cloison en plâtre P ou en planches. Cette séparation permet, quand le râtelier divise la bergerie en compartiments, de donner aux animaux de chaque
compartiment une nourriture différente.

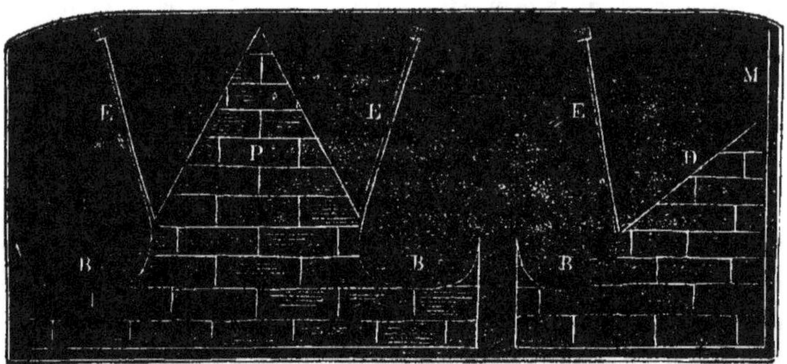

Fig. 5. — RATELIER DOUBLE.   Fig. 6. — RATELIER SIMPLE.

Ces râteliers doubles peuvent être suspendus au plancher
au moyen d'une corde ou d'une chaîne, ce qui permet d'a-
baisser ou d'élever le râtelier à volonté, selon la taille des
animaux et à mesure que la couche de fumier augmente d'é-
paisseur. Malgré cet avantage, nous ne conseillons pas cette
disposition. Quand les animaux passent à côté du râtelier ils
l'éloignent de la verticale, et quand ils ont cessé de le pousser, le râtelier retombe quelquefois avec une vitesse assez
grande pour blesser les bêtes qu'il frappe, pour faire avorter
les brebis. Il est préférable de poser les râteliers sur de la
maçonnerie.

Nous conseillons aussi de mettre sur maçonnerie les crèches
des râteliers simples, afin qu'il ne reste pas, au-dessous de la
crèche, un espace dans lequel peuvent s'engager les agneaux
et y périr.

Les barreaux des râteliers E doivent avoir de 40 à 45 cent.
de longueur entre les deux pièces de bois transversales dans
lesquelles ils sont implantés, afin que le râtelier puisse con-
tenir une assez forte quantité de fourrage.

Les barreaux seront assez espacés l'un de l'autre pour que

les animaux puissent tirer facilement le fourrage ; mais surtout ils seront à peu près verticaux, ou légèrement inclinés en avant, afin que le fourrage, en tombant, ne salisse pas les toisons.

Nous avons beaucoup de bergeries où l'on ne trouve que des râteliers ; tout le fourrage qui tombe se mêle à la litière, il est foulé par le bétail. Une crèche, ne fût-elle formée que d'une planche placée de champ au-dessous du râtelier à 2 décimètres du mur, serait fort utile. La forme des crèches et des râteliers a beaucoup varié dans ces derniers temps. Chacun les construit à sa manière. Ce qu'il importe, c'est que ces meubles facilitent la préhension de la nourriture et qu'ils empêchent les animaux d'en perdre.

Nous avons vu, dans le Charolais, devant le râtelier, et assez élevé pour que les moutons puissent passer dessous, un trottoir en planches sur lequel marchait le berger pour affourager. Cette disposition a pour but de faciliter la distribution des fourrages pendant que les animaux sont dans la bergerie ; mais elle nous paraît bien compliquée pour le résultat à obtenir. Il est plus simple de faire sortir le troupeau dans la cour qui doit être à côté de la bergerie, quand on veut distribuer le fourrage.

Dans beaucoup de bergeries on trouve des râteliers sans crèches ; dans d'autres, des crèches sans râteliers ; les uns et les autres sont nécessaires. Les râteliers le sont même là où l'on nourrit principalement les troupeaux avec des menues pailles et des résidus, ne fût-ce que pour y déposer le soir la paille avec laquelle on doit faire la litière le lendemain.

Fumier. — Beaucoup de cultivateurs n'enlèvent le fumier de leurs bergeries que tous les trois ou tous les six mois, quelquefois seulement tous les ans ; d'un autre côté, Rozier recommande de nettoyer les bergeries, d'en balayer le sol tous les huit jours dans toutes les saisons. Si les bergeries sont bien placées, convenablement aérées, et qu'on renouvelle la litière assez souvent, le fumier peut, sans danger pour la santé des animaux, y rester plus longtemps : il suffit de l'enlever quand il devient gênant par son épaisseur, et quand des causes particulières d'insalubrité le nécessitent, comme lorsqu'après l'agnelage la putréfaction des délivres répand une mauvaise odeur. Il faut, dans tous les cas, l'enlever plus fréquemment en été qu'en hiver.

En raison de ce que les bêtes à laine urinent peu, on a conseillé d'arroser de temps en temps la litière pour favoriser la putréfaction de la paille. C'est une complication toujours inutile et qui peut devenir dangereuse. Il est préférable d'enlever plus souvent le fumier, avant que le blanc se développe, et de le porter dans la fosse où on peut l'arroser à volonté et plus économiquement avec la pompe à purin.

Litière. — C'est de la paille que l'on emploie le plus souvent pour faire la litière des moutons; on se sert même de préférence de paille longue, peu brisée, afin que les toisons ne soient pas souillées par ses débris. Les feuilles comme les fougères adhèrent trop facilement à la laine. Si l'on veut porter de la terre, du sable ou du gazon dans les bergeries, et cela peut être utile, il faut la ramasser en temps sec, la conserver en tas, et quand elle est répandue dans la bergerie la recouvrir d'une couche de paille avant d'y faire coucher le troupeau. Cette dernière précaution doit être prise quand on fait passer, pour l'améliorer, le fumier des autres animaux dans la bergerie; car il ne faut pas que des excréments mous puissent être en rapport avec la laine. En tout cas, on remettra de la litière souvent, afin que les animaux soient toujours sur un lit sec.

On a rapporté dans le temps qu'un propriétaire du Gard avait préservé son troupeau du tournis en le faisant coucher sur un mélange de buis et de genièvre. Ces plantes peuvent agir par leur odeur et par leurs propriétés toniques et excitantes; elles augmentent, dans tous les cas, la quantité du fumier, et il n'y a que de l'avantage à les employer.

Moyens d'assainir les bergeries. — Une bergerie mal tenue nuit, et par le fumier, et par l'air. Par le fumier humide, elle pourrit la corne, produit le piétin et altère la laine, brûle l'extrémité des mèches; par l'impureté de l'air, elle nuit à la respiration et peut produire la pourriture, la gale, la chute de la laine; dans tous les cas elle l'altère, la rend rousse, dure et cassante.

Pour prévenir ces pertes, on doit reconstruire les bergeries si elles sont petites et si, adossées à d'autres bâtiments, elles ne peuvent pas être disposées d'une manière convenable. Il vaut mieux une bergerie en planches, en hangar, en pisé, ou en mousse, mais grande et bien aérée, qu'une en maçonnerie, mais petite et défectueuse.

Dans beaucoup de fermes, il suffirait de faire des ouvertures aux bergeries ou d'y établir des cheminées d'appel et d'y placer des ventouses, des vasistas, pour purifier l'air suffisamment.

Si les bergeries sont insalubres, on fera durer davantage le régime du parc; on sortira les animaux tous les jours, même pendant le mauvais temps.

Parc domestique. — Pour faire éviter aux troupeaux l'air impur et la chaleur des lieux clos, on les fait quelquefois coucher en plein air, dans un espace entouré de claies, de planches, d'une palissade, ou d'un mur en pisé, en pierre sèche ou en maçonnerie; c'est cet espace qu'on appelle parc domestique. On peut placer ce parc dans la cour de la ferme ou dans un verger voisin de l'habitation, ou de préférence sous un grand hangar ouvert de tous les côtés : dans ce dernier cas, les animaux jouissent de l'air pur sans être exposés ni à la pluie ni au soleil. Un éleveur de la Beauce, M. Baillean, avait obtenu de la commune, la permission d'établir un parc sous les tilleuls d'un terrain communal.

On construit quelquefois des parcs près des pâturages. Cela a lieu lorsqu'on a des terres éloignées des habitations; on a pour but de faire éviter aux animaux les fatigues et quelquefois de diminuer les frais de transport du fumier. Ces parcs sont le plus souvent en claies, mais des bergeries très-simplement construites sont préférables.

Le sol du parc doit être sec, uni, légèrement en pente pour faciliter l'écoulement des eaux; on le couvrira souvent de litière, ou on balayera le sol pour ramasser les excréments des animaux et tenir ces derniers dans une propreté convenable.

Il est en général avantageux de garnir ces enclos de crèches
et de râteliers.

§ 2. — Du parc et du parcage.

Le parcage est une pratique qui consiste à placer les troupeaux dans des enceintes nommées *parcs :* on a pour but de
répandre les engrais sur les terres.

CONSTRUCTION DES PARCS. — Les parcs sont en filets, en
cordes ou en claies. Les filets sont à larges mailles, faits avec
de la très-grosse ficelle ; ils ont 1ᵐ,40 ou 1ᵐ,50 d'élévation le
plus souvent, et une longueur proportionnelle au nombre
d'animaux qu'ils doivent renfermer. Ils offrent sur chaque
bord une corde passée dans les mailles et servant à les fixer
à des piquets implantés dans le sol. Ces filets sont quelquefois
en corde de *sparte*, ils sont légers, faciles à déplacer, et suffisants dans les pays où l'on n'a pas à craindre les loups.

Les *claies* sont en baguettes de bois flexible croisées entre des montants, ou en planchettes minces assemblées au
moyen de pièces de bois.

On laisse aux claies de coudrier trois ouvertures, une à
chaque extrémité, pour recevoir les crosses, et une au milieu, dans laquelle le berger passe le bras ou la crosse quand
il change le parc de place. Ces claies servent d'abris aux animaux, mais elles offrent beaucoup de prise au vent qui les
renverse quelquefois ; ensuite, les animaux en cherchant à se
mettre à l'abri, se rapprochent tous d'un côté, et la terre est
très-inégalement fumée.

Les claies ont 1ᵐ,50 de hauteur plus ou moins, et ordinairement 3 mètres de longueur (9 pieds). On les fixe au sol au
moyen de crosses ; on a soin de les faire chevaucher un peu
afin que la même crosse contribue à en fixer deux.

On donne au parc la forme d'un carré long, d'une *bergerie*.
On le fait même beaucoup plus long que large. De cette manière, les animaux s'agglomèrent moins dans les coins, et
s'ils s'agglomèrent à une extrémité, il est facile, quand ils y
sont restés assez longtemps, de les faire avancer vers l'extrémité opposée.

Si le parc ne doit pas durer toute la nuit, il faut avoir des claies pour le faire double. On fait le carré assez long pour loger un nombre d'animaux double de celui que l'on a, et on le divise en deux parties égales par des claies placées au milieu. Dans la nuit, pour changer le parc, le berger ne fait qu'enlever une des claies de la séparation et pousser le troupeau d'un compartiment dans l'autre.

ÉTENDUE, DURÉE DU PARC. — Le parc n'aura jamais que l'étendue nécessaire, car, trop grand, le terrain n'est pas uniformément fumé, les animaux cherchent toujours à s'agglomérer; trop petit, les bêtes seraient gênées, et, pour ne pas faire la fumure trop forte, il faudrait changer le parc trop souvent. Aujourd'hui on cherche généralement à mieux fumer les terres qu'anciennement et l'on fait les parcs moins grands. On compte qu'il faut de 28 à 30 claies pour faire parquer 100 moutons, ce qui peut limiter, selon la manière dont elles sont disposées, une surface de 3 à 400 mètres.

De même que l'étendue du parc, la durée du parcage doit être subordonnée aux animaux, aux aliments qu'ils consomment et à l'état du sol. On laisse les brebis dans le parc moins de temps que les mâles, parce qu'elles mangent davantage, rendent des excréments plus mous, et urinent plus souvent. Au printemps, lorsque les plantes sont aqueuses, abondantes, et dans toutes les saisons, si les animaux sont bien nourris, on changera les claies plus souvent que dans les temps où les pâturages sont secs, arides, et où l'on donne peu d'aliments; enfin, si le sol est fertile, le parcage aura peu de durée.

D'ordinaire quand les nuits sont longues, on fait deux parcs : le premier depuis le soir à la tombée de la nuit, alors que le troupeau rentre, jusque vers les quatre heures du matin; le second dure ensuite jusqu'à dix, onze heures, au moment où le troupeau va au pâturage.

On ne peut donner aucune règle fixe à cet égard; c'est à chaque propriétaire à régler la durée du parc d'après les besoins de ses terres. Il faut même quelquefois *donner un double coup de parc*, c'est-à-dire, faire parquer deux fois la même place.

Époque du parcage. — Le parcage commence plus tôt dans le Midi que dans le Nord. Il dure ordinairement depuis les mois d'avril, de mai ou de juin, jusqu'à l'automne ; il doit cesser aussitôt que les pluies froides arrivent, et même aussitôt que l'herbe est rare dans les pâturages ; car les animaux qui passent la nuit à l'air frais ont besoin de plus de nourriture que ceux qu'on tient dans les bergeries, et ils souffrent davantage de la pénurie d'aliments ; ensuite, s'ils sont mal nourris, ils rendent peu de fumier, et la terre où ils couchent est mal engraissée. On le cesse plus tôt dans les sols humides que dans les terres légères.

Effets du parcage.— *Sur les terres*. On dit que les engrais laissés par les animaux sont fugaces, qu'ils se perdent en partie dans l'atmosphère, ou sont entraînés par les eaux, par la pluie ; qu'il est préférable de réunir les animaux dans une étable où l'on peut concentrer convenablement toutes les excrétions ; que le parcage, comme tous les engrais dont l'effet est prompt et de peu de durée, rend les céréales riches en paille, mais pauvres en grains ; que la fumure qu'il fournit aux récoltes étant épuisée au moment où les grains se forment, ceux-ci sont maigres et en petite quantité ; que l'orge et le froment venus après le parcage sont inférieurs en qualité à ceux qu'on a obtenus par l'emploi du fumier d'étable.

Les effets du parcage varient selon la nature du sol et la manière dont il a été préparé : ils durent souvent pendant plusieurs années. Il est bien prouvé que les animaux ne laissent pas seulement sur le sol l'urine et les excréments solides; mais qu'ils le fument par les produits de la transpiration cutanée, de la transpiration bronchique, et que le suint agit surtout avec efficacité. Si le sol est léger, perméable ; s'il a été bien ameubli avant l'opération; si on fixe les engrais en donnant un labour, moins pour renverser la terre que pour la remuer après le parc, l'on obtient des récoltes très-belles, et eu paille, et en grain. Les agriculteurs qui ne peuvent pas faire parquer annuellement tout leur domaine ont soin de faire passer le parc successivement sur toutes les terres.

Le parcage a l'avantage incontestable d'économiser la litière, de réserver la paille pour nourrir et faire coucher le bétail en hiver; il simplifie les travaux en économisant les frais de transport, quelquefois considérables, du fumier.

Il agit sur la puissance du sol comme sur sa fertilité, il augmente la première sur les terres légères, les tasse et les améliore.

Terres qu'il convient de faire parquer. Le parc doit être établi sur des sols sains, éloignés des lieux humides, des marais; autant que possible, il faut le rapprocher des pâturages pour faire éviter au troupeau les longues courses, les fatigues, et pour prévenir la perte du fumier; s'il était à côté des bergeries, on pourrait faire rentrer les animaux en cas d'orage, mais d'ordinaire on fait parquer de préférence sur les terres où il est difficile de porter le fumier, sur celles dont les abords sont difficiles, qui sont situées sur les montagnes. Il faut préalablement préparer le sol, le labourer pour qu'il soit facile d'y fixer les claies, le herser pour le rendre meuble, perméable à la fiente, à l'urine et à la transpiration cutanée.

Il y a souvent avantage à faire parquer sur des récoltes, car lors même que les animaux broutent quelques feuilles, les plantes se trouvent bien de cette fumure; en automne on fait quelquefois coucher les bêtes à laine sur les semailles des céréales. On a pour but surtout de donner de la consistance au sol, et on peut ainsi cultiver du froment sur des terres naturellement trop légères pour en produire. En faisant le parc plus ou moins étendu pour un nombre donné d'animaux et en le déplaçant plus ou moins souvent, on proportionne le tassement de la terre et la fumure aux besoins des récoltes.

Le parc, établi sur les prairies naturelles et sur les prairies artificielles, nuit à la qualité des fourrages, mais en fait pousser beaucoup; il doit y rester plus longtemps que sur une terre labourée. Les Anglais font parquer sur des champs de turneps et de navets; les animaux pâturent tout en engraissant la terre.

Sur les animaux. Le parcage fait à propos est favorable à la santé : en été, il préserve les moutons de la chaleur étouffante des bergeries, et sous ce rapport il est salutaire au agneaux; il est même favorable à la guérison des maladies qui tiennent à la malpropreté et peut faire disparaître le piétin et la gale.

Mais si le parcage est mal dirigé, si on y soumet les animaux qui viennent d'être tondus, si on fait rester les troupeaux au mauvais temps, si on les laisse exposés aux rayons du soleil sur une terre brûlante, il peut occasionner diverses maladies, donner lieu à des affections nerveuses, à des toux, à des catarrhes et à des congestions sanguines; si l'air est humide et les plantes aqueuses, il peut produire la pourriture. Les moutons enfermés dans un parc souffrent d'un état de l'atmosphère qui n'aurait pas de mauvaise influence sur ceux qui seraient en mouvement, soit dans un pâturage, soit sur une route.

Pour prévenir et diminuer les mauvais effets du parcage, on le commencera à une époque convenable et surtout par un beau temps ; on le pratiquera graduellement en faisant d'abord coucher les animaux sous un hangar, dans une cour, afin de les accoutumer insensiblement à la fraîcheur des nuits. On cessera le parcage en automne aussitôt que le temps sera humide, pendant la pluie, et quand on sera menacé d'un orage.

Le parcage au grand air rend la laine forte, nerveuse, élastique, mais dure et grosse. Sous ce rapport, les avantages du parcage sont subordonnés aux qualités de la laine. En Saxe et en Autriche, où l'on tient aux toisons superfines, le parcage de nuit n'est pas usité; tandis qu'en Angleterre, où l'on tient plus à la viande des animaux qu'à la finesse des laines, on fait parquer les moutons toute l'année.

C'est par la terre que le parcage nuit à la toison ; il la rend dure et la salit; sous ce rapport il déprécie surtout les laines superfines ordinairement peu tassées. Les laines en mèches, à toison ouverte, en souffrent plus aussi que celles à toison fermée. Pour ménager la laine, c'est en général après la tonte de l'année que l'on commence le parcage.

AVANTAGES RELATIFS AU NOMBRE D'ANIMAUX. — Le parcage nécessite des frais, exige un parc avec tous ses accessoires,

12.

un berger fort, intelligent et des chiens. Ces dépenses sont peu importantes pour un grand troupeau, car il faut alors relativement peu de claies. Ainsi 48 claies de 3 mètres chacune, formeraient un parc de 1,296 mètres, soit pour recevoir 324 moutons, tandis que 24 claies ne limitent que 324 mètres, soit l'espace réservé pour 81 moutons, et 12 claies, 81 mètres, soit pour 20 moutons seulement. Quand il y a un grand nombre d'animaux, les frais répartis sur l'ensemble ne chargent pas sensiblement le compte de chacun. A moins de circonstances exceptionnelles, les cultivateurs qui ont de petits lots de moutons ne peuvent faire parquer qu'en s'associant, en faisant un parc par société : on fait parquer dans les terres de chacun des associés un nombre de jours égal à celui des bêtes qu'il a dans le troupeau commun.

PRÉCAUTIONS POUR ÉCARTER LES LOUPS. — Le berger ne doit jamais quitter le parc; on lui construit une cabane dans laquelle il couche et où il dépose les objets nécessaires aux soins du troupeau. Cette cabane, couverte en chaume, est ou non portée sur des roues; il est bien d'avoir une loge pour faire coucher les chiens, afin que ces animaux restent dans l'endroit où l'on croit leur présence nécessaire.

Il faut aussi prendre quelques autres précautions pour écarter les animaux carnassiers; si le parc est en claies, il offre déjà un moyen de résistance. On a conseillé, pour éloigner les loups, des lanternes composées de verres diversement colorés et suspendues à des cordes. Lorsque le vent agite ces fanaux, ils dispersent dans l'espace des nuances diverses, quelquefois brillantes, qui effraient les bêtes sauvages. On peut aussi tendre à une certaine distance du parc, du côté qui n'est pas gardé, des filets, des trappes; les loups s'y prennent, se débattent, et avertissent ainsi de leur présence; mais un berger vigilant, un bon chien, suffisent presque toujours; et si les loups se sont quelquefois introduits dans des parcs, s'ils y ont fait de grands ravages, c'est lorsque les troupeaux étaient mal gardés. Un fusil peut être utile; il suffit que le berger tire un ou deux coups dans la nuit pour écarter les loups, qui, du reste, deviennent de plus en plus rares.

SECTION III.

RÈGLES GÉNÉRALES DE LA DISTRIBUTION DE LA NOURRITURE. — Les bêtes à laine doivent être bien nourries pour jouir d'une bonne santé, et pour donner de bons produits en laine et en viande.

La nourriture agit sur la *santé* du mouton par sa quantité et par sa nature : trop copieusement distribuée, elle produit un sang épais, riche en fibrine, en matière colorante, et occasionne des congestions sanguines sur le foie, la rate et les intestins ; trop peu abondante, elle ne soutient pas convenablement l'économie, le sang devient aqueux et les animaux périssent en présentant à peu près les symptômes de la pourriture, moins les œdèmes.

Une nourriture trop aqueuse composée, soit de plantes trop jeunes, trop vigoureuses, soit de plantes couvertes de rosée ou de pluie, produit un sang fluide, pauvre en globules, et donne lieu à des affections atoniques, à la maladie de Sologne, à la pourriture. Ces dernières maladies attaquent souvent les moutons qui, ayant été bien nourris, ne prennent pas des rations capables de les entretenir dans l'état où ils sont ; de sorte que la nourriture ne doit pas seulement être donnée en quantité convenable, il faut qu'elle soit distribuée d'une manière uniforme : le passage de l'abondance à la disette et *vice versâ* occasionne en très-peu de temps la perte des animaux.

C'est de la nourriture du troupeau que dépendent les qualités de la *laine* et le poids de la toison ; si les moutons mangent beaucoup, la laine est grosse, forte, élastique et moite ; s'ils souffrent de la faim, elle cesse en partie de croître et devient grêle, sèche et cassante. Quand, dans le courant de l'année, les troupeaux manquent de nourriture pendant un mois, six semaines et plus, on peut, au moment de la tonte, reconnaître la laine qui a poussé pendant ce temps ; elle est mince et moins tenace.

En parlant de l'engraissement, nous verrons que la nourriture qui contribue exclusivement, pourrions-nous dire, à produire *la viande*, a plus d'influence sur les qualités de ce produit que la race à laquelle les moutons appartiennent.

Les bêtes à laine vivent de l'herbe qu'elles broutent ou des fourrages qu'on leur distribue au râtelier ; souvent aussi elles vont chercher une partie de leur nourriture pendant le jour et reçoivent un supplément le soir et le matin à la bergerie. Nous étudierons le régime du pâturage, le régime de la stabulation et le régime mixte.

§ 1. — De la nourriture au pâturage.

Le régime du pâturage est le plus ordinaire ; il dure toute l'année, dans la plus grande partie de la France ; cependant le nombre des agriculteurs qui ne conduisent pas les troupeaux dans les herbages, lorsque le temps est mauvais, augmente tous les jours.

C'est le régime le plus avantageux, s'il est modéré, si le troupeau reçoit à propos un supplément de nourriture au râtelier ; car il est économique et, avec cette condition, favorable au développement, à la santé des animaux ; les moutons ramassent et transforment en laine et en viande des produits végétaux répandus sur les terres en trop petite quantité pour qu'on puisse les récolter.

Pâturages qui conviennent aux bêtes a laine. — Pour choisir les pâturages, il faut avoir égard à la nature du sol, à l'abondance de l'herbe, et à la qualité des plantes.

Les moutons aiment les terres saines, les lieux secs, en pente ; ils y jouissent d'une bonne santé, et sont robustes ; tandis que dans les lieux humides, gras, ils contractent la pourriture et périssent en peu de temps. Il faut avoir des expositions différentes ; en été on conduit le matin les troupeaux sur les sols exposés au couchant, et le soir sur ceux qui reçoivent le soleil levant, à moins que la rosée ne soit abondante et qu'on tienne à l'éviter. Des coteaux tournés au midi sont précieux pour l'hiver.

Nous avons des races pour utiliser tous nos pâturages, même les plus mauvais. Les petits moutons de nos pays pauvres sont précieux pour ramasser les plantes qui viennent dans les landes, les bruyères, les bois, les coteaux arides ; ces animaux, sobres, rustiques et forts, y jouissent d'une bonne santé malgré les intempéries, les disettes qu'ils supportent, et quoiqu'ils fassent tous les jours de grandes courses.

Mais la dépaissance ne doit pas être une fatigue absorbant les produits fournis par les aliments ; il faut toujours que les animaux puissent prendre sans peine ce qui est nécessaire à leur entretien.

Quand on a des pâturages peu fertiles et d'autres de bonne qualité, on peut, dans la même exploitation, multiplier, élever et engraisser des bêtes à laine ; si l'on n'a que des terres vagues, on doit se borner à multiplier et à élever ; si tous les herbages sont très-bons, on doit exclusivement engraisser. Au commencement de la saison on donnera les plus mauvais paquis, et ensuite les médiocres pour terminer par les meilleurs. Il est toujours avantageux d'avoir des herbages variés ; le lait des brebis augmente toutes les fois qu'elles changent de pâturage, lors même que la qualité de ceux qu'on livrerait les derniers ne serait pas supérieure.

Les *prés* sont livrés aux bêtes à laine en automne, quand les grands ruminants ne peuvent plus y vivre. Ces herbages donnent au mouton de la force pour passer l'hiver ; mais il ne doit pas y rester trop tard ni manger l'herbe trop ras de terre. Comme il a les lèvres minces, et les dents bien disposées pour couper l'herbe, il ronge les plantes jusqu'à la racine, et nuit à la récolte qui doit suivre. Les prés naturels servent quelquefois, au printemps, pour engraisser des troupeaux, mais c'est au détriment de la récolte, et d'ailleurs ils prédisposent à la pourriture dans cette saison : il ne faudrait pas garder longtemps les bêtes qu'on y a engraissées dans le mois de mai. En été, ils sont également nuisibles : l'herbe jeune, les plantes qui, sous l'influence de la chaleur et de l'arrosage, poussent en été dans l'espace de deux ou trois jours, sont dangereuses ; elles affaiblissent les animaux, donnent la pourriture en très-peu de temps.

Certaines plantes qui croissent dans les lieux humides ont

la réputation de produire la pourriture, mais leurs propriétés doivent être attribuées, moins à leur nature particulière, qu'au sol sur lequel elles végètent, et toutes les espèces sont dangereuses quand elles poussent dans des conditions semblables.

Les *prairies artificielles*, à base de légumineuses, souffrent d'être pâturées, et occasionnent souvent des indigestions aux moutons qui les broutent; cependant les dernières pousses de la luzerne, de l'esparcette surtout, sont de la plus grande utilité, servent à remettre les troupeaux qui ont souffert en été, et à préparer les brebis à bien nourrir leurs agneaux.

Les *chaumes* sont généralement réservés pour les bêtes à laine; l'herbe de ces pâturages, les épis, quoique rares, qui ont échappé au moissonneur, remettent les brebis qui ont nourri, et les mettent en état de recevoir le mâle. Ces herbages fournissent une excellente ressource, mais il faut les faire consommer avec précaution; ils sont nuisibles dans les pays argilo-calcaires où la récolte des céréales est faite en grand, souvent avec la faux, et où on laisse beaucoup de grain sur la terre, nuisibles surtout quand on y conduit des brebis qui cessent de nourrir et qui sont déjà pléthoriques: elles y contractent le sang de rate.

Les *pâturages artificiels*, qu'il est si facile d'assortir aux besoins des animaux et à la nature du sol, forment une ressource précieuse. En Allemagne, en Saxe, en Angleterre, des pâturages vivaces entrent dans toutes les rotations de culture; en France on sème plus souvent pour les troupeaux des plantes annuelles.

De toutes les plantes, les meilleures sont le *sainfoin* pour l'automne; le *trèfle rampant* et la *minette*, l'*ivraie vivace* pour toute l'année; la *vesce*, les *gesses*, les *pois* et la *moutarde blanche* pour l'été. Les prairies de graminées : *orge*, *avoine*, *seigle*, sont encore utiles pour cette saison. On fait consommer la vesce, les pois, sur place, tantôt en livrant tous les jours une partie de la pâture au troupeau avant de le rentrer au parc, tantôt en fauchant le fourrage et en le faisant consommer dans des râteliers qu'on porte sur la prairie.

En Espagne, comme sur le versant septentrional des Pyrénées, on cultive pour nourrir les troupeaux de ces montagnes en hiver, le *farouch* et le *lupin blanc*. Cette dernière plante est favorable à la santé. On la mêle diversement, soit avec le farouch, soit avec d'autres légumineuses, ou avec des graminées annuelles.

Certaines plantes, le *pastel*, la *pimprenelle*, le *colza*, recommandées à cause de leur précocité, peuvent être utiles pour la nourriture des agneaux et des nourrices après l'hiver, mais elles ne sont pas encore entrées dans la grande culture.

Pour l'été, un champ de *topinambours*, peu éloigné de la bergerie, peut être d'une grande utilité. Les brebis y trouvent de l'ombre, et les feuilles fournissent une nourriture très-bonne pour la saison.

Le *persil* excite l'appétit, dispose les agneaux à manger plus tôt, facilite la digestion, et donne à la viande un goût excellent. Par ses propriétés diurétiques bien connues, cette plante peut prévenir, guérir même les hydropisies, la pourriture, en déterminant l'absorption de la sérosité répandue dans le corps, et en activant la sécrétion des reins.

Les *plantes* un peu *amères,* toniques, conviennent aussi au tempérament lymphatique du mouton; celles qui sont riches en sel marin, en principes amers, en arome, en sels calcaires, en substances azotées, en albumine, lui sont très-salutaires.

Nous ajouterons à ce que nous avons dit dans un autre ouvrage, qu'il faut établir des herbages et les faire consommer de manière à en avoir toute l'année : en semer de précoces pour le printemps, conserver ceux qui sont sur un terrain frais, mais salubre pour les mois d'août et de septembre, faire consommer en hiver ceux qui sont très-humides. On réservera les meilleurs pour la fin de la belle saison, afin que les troupeaux soient en bonne santé et vigoureux au commencement de l'hiver. Il est très-difficile de mettre en état une bête qui, au commencement de la mauvaise saison, est faible, maigre et sans vigueur.

PRÉCAUTIONS A PRENDRE QUAND ON FAIT PAÎTRE DES MOUTONS. — Les bêtes à laine sont marcheuses; elles ne restent jamais en repos dans un pâturage ; elles mangent sans cesser de marcher, et ne s'arrêtent que pour se coucher, quand elles ont pris leur repas ou qu'il fait très-chaud. Mais si elles aiment à marcher, elles sont mal disposées pour courir. Le berger doit se guider d'après les habitudes de son troupeau, et ne jamais le presser, ni le faire arrêter.

Les *pâturages humides* sont dangereux pour les bêtes à laine ; s'ils ont été inondés, que les plantes soient couvertes de vase, ils produisent le dégoût, l'irritation des organes digestifs, l'altération du sang, et déterminent des maladies mortelles, le charbon, la pourriture. Mais ils sont toujours plus nuisibles après les fortes chaleurs qu'en hiver ; c'est lorsque l'été a fait évaporer l'eau des marais, qu'il a échauffé les terrains gras et activé la végétation, que les pâturages insalubres sont dangereux : leur insalubrité diminue aussitôt que les pluies froides de l'automne et le froid sec qui vient après ont ralenti le dégagement des effluves. Les bergers savent très-bien que les lieux marécageux sont malsains lorsque l'eau qu'on y rencontre réfléchit diverses couleurs ; c'est alors une preuve qu'elle ne se renouvelle pas et qu'elle est corrompue. Les brouillards augmentent les effets nuisibles des lieux humides, des plantes aqueuses et de celles qui sont mouillées.

On devra, dans tous les temps, faire consommer avec précaution les pâturages humides, les terres fertiles où les plantes sont grasses et vigoureuses. On y conduira les animaux de préférence pendant les temps froids, lorsque l'air sera agité, et après leur avoir distribué au râtelier une petite ration de foin, de luzerne, de trèfle, ou après les avoir fait paître sur un bon sol ; car les animaux qui reçoivent le matin un peu de bon fourrage sec, résistent longtemps aux causes débilitantes qui produisent la pourriture.

Quelle que soit la nature des herbages, on laissera les troupeaux à la bergerie pendant les temps très-humides, et l'on réservera toujours pour les saisons pluvieuses, les terrains qui s'égouttent facilement, ceux où l'herbe est ferme, sapide, aromatique.

Si l'on est en été, si la pluie est passagère et peu forte, elle n'empêchera pas de sortir le troupeau. Une petite radée est même utile dans cette saison ; elle rafraîchit l'air, apaise la poussière, lave les plantes et les fait croître : les moutons qui les prennent sont rafraîchis et boivent moins.

Les animaux qui pâturent le *trèfle* et la *luzerne* contractent fréquemment le *météorisme*. Dans le Midi, on ne peut pas faire consommer ces plantes, au printemps surtout, sans de très-graves dangers, et même dans toutes les saisons on ne prévient les accidents qu'en prenant de grandes précautions. Dans le Nord et dans l'Ouest, pour garantir les troupeaux du météorisme, il suffit généralement de ne les conduire sur les tréflières et les luzernières que lorsqu'ils ont déjà pâturé ailleurs ; on doit toujours ne les y laisser que très-peu de temps et surtout les en retirer avant qu'ils aient l'estomac plein. Il faut souvent leur faire traverser simplement ces prairies, sauf à les y ramener peu de temps après. Ces précautions sont nécessaires pour tous les pâturages substantiels, et même au printemps, pour les prairies naturelles, comme pour les céréales, les blés, que l'on fait écourter. Les bêtes contractent des indigestions si elles prennent les aliments avec avidité et en trop forte quantité après avoir souffert de la faim. Des expériences nous ont prouvé que cet état des animaux est plus nuisible que l'herbe mouillée, considérée cependant comme la cause principale du météorisme. Du reste on a peu d'avantages à faire consommer sur place les plantes vigoureuses qui peuvent occasionner des tympanites ; elles font beaucoup moins de profit qu'étant mangées au râtelier.

Influence de la rosée. Les agronomes de tous les temps se sont vivement préoccupés de l'influence de la rosée sur les bêtes à laine. On sait aujourd'hui qu'elle n'a pas de propriétés malfaisantes particulières, mais qu'elle peut produire la pourriture par l'humidité qui la constitue. On cherchera donc autant que possible à la faire éviter au mouton, et plus dans le Nord et dans les lieux humides que là où le sol est salubre et les plantes très-nutritives. Cependant il est bien reconnu qu'en été les troupeaux souffrent moins de sortir à la pointe du jour, et de rentrer aussitôt que le soleil devient fort pour ressortir quand le soleil a baissé jusqu'à la tombée de la nuit, que de rester au pâturage alors que le soleil est très-ardent; mais il ne faudrait pas laisser au soleil des animaux qui le matin auraient brouté de l'herbe couverte de rosée, car la forte chaleur est surtout nuisible quand les moutons ont été exposés à la fraîcheur du matin: sous l'influence de ces alternatives, se développent des péritonites et des hydropisies.

Dans nos provinces où la chaleur est moins forte, le soleil moins ardent, les plantes plus aqueuses et l'humidité plus à craindre, les troupeaux sortent moins à bonne heure que dans le Midi et on les fait rentrer plus tard; ils passent moins de temps à la bergerie dans le milieu de la journée.

Avec un peu d'activité et en ayant seulement assez de zèle pour suivre les pratiques usitées dans le pays qu'ils habitent, les bergers conservent facilement leurs troupeaux en santé malgré l'abondance des rosées, mais quand l'année est pluvieuse, ils ont besoin pour prévenir la pourriture, d'une grande expérience et de beaucoup de bon sens. Combien de fois ne voit-on pas, de deux troupeaux, bien portants dans les années ordinaires, l'un devenir malade et l'autre rester en bon état après une saison pluvieuse, quoique entretenus dans deux fermes semblables ayant un sol de même nature et également exposé? Et cette différence provient seulement de la conduite des bergers : l'un connaît l'influence des divers pâturages, conduit ses moutons ou dans une plaine ou sur un plateau selon le temps ; il évite ici le brouillard, là une abondante rosée, ailleurs la pluie, et cependant il ne laisse pas jeûner ses animaux ; il sait distribuer le sel à propos, et quand il en a donné, il empêche son troupeau de boire en excès et lui procure de la bonne eau.

Durée du pâturage. — En automne et au printemps, le pâturage dure la plus grande partie du jour. Mais dans l'été, quand les journées sont très-chaudes, on ne doit faire pâturer que le matin et le soir; les troupeaux souffrent beaucoup de la chaleur du milieu du jour dans cette saison.

Boissons. — Si les bêtes à laine pâturent dans un sol gras,

si l'air est un peu humide, si les plantes sont aqueuses, s'il
pleut, elles peuvent se passer de boire ; mais l'eau, qui leur
serait nuisible dans cette circonstance, leur est nécessaire si
le temps est chaud, que les chemins soient couverts de poussière, les végétaux secs, excitants. Le manque de boissons
nuit à la digestion, et expose les animaux à prendre de la
mauvaise eau s'ils en rencontrent.

Pour abreuver un troupeau, on doit le faire passer à côté
d'un abreuvoir, d'un ruisseau, sans le laisser s'arrêter ; les
bêtes qui ont soif boivent en passant, mais ne prennent que le
liquide qui leur est nécessaire.

Dans les vastes plaines où les boissons sont rares, on tient
à côté du parc de grands vases, et tous les jours une voiture
chargée d'un tonneau amène l'eau pour les remplir. Ces vases
sont en fonte et l'eau en y séjournant devient rouillée : le
troupeau boît en rentrant au parc.

ÉMIGRATION DES TROUPEAUX. — L'émigration, sous tous les
rapports favorable aux animaux, l'est particulièrement au
mouton. Elle constitue souvent le meilleur moyen de prévenir la cachexie aqueuse et de guérir cette terrible maladie ;
c'est aussi le remède le plus efficace, quand il est employé à
temps, pour préserver les troupeaux du sang de rate.

Pour guérir la pourriture, il faut faire passer les troupeaux
des sols siliceux, humides et argileux dans des sols volcaniques ou calcaires et fertiles ; pour détruire la disposition au
sang de rate, on les conduit des terres calcaires, des pâturages qui reposent sur les falluns où les plantes sont si sapides et si alibiles, dans des lieux siliceux, arrosés, où le sol
est frais et l'herbe aqueuse.

Les troupeaux du Rouergue, du Languedoc, de la Provence,
du Roussillon, sont conduits, tous les printemps, sur les
Alpes, sur les Pyrénées, les montagnes d'Auvergne et les Cévennes, où ils trouvent des plantes favorables à la production
de la bonne viande et au développement des forces et du
tempérament sanguin ; tandis que, en hiver, ceux des Pyrénées sont conduits dans le Roussillon, les vallées du Béarn et
les plaines de la Gascogne.

On fait voyager les troupeaux nombreux sans difficulté; les moutons aiment à marcher; dans les pâturages ils ne s'arrêtent jamais, et, quoique n'allant pas bien vite, ils peuvent, sans se gêner, parcourir 20, 24 kilomètres par jour. Dans l'espace de 8 à 10 jours, du 15 au 24 juin, ils vont d'Arles (Bouches-du-Rhône) au sommet des montagnes de la Grande-Chartreuse (Isère). En Espagne, les troupeaux transhumants vont de l'Estramadure dans le royaume de Léon et dans la Navarre, dans l'espace de 40 ou 45 jours, en parcourant de 22 à 35 kilomètres par jour.

Toutefois, pour ne pas les fatiguer, on fait, les premières journées, de plus courtes étapes; dans tous les cas, on doit les laisser marcher très-lentement; le voyage n'est alors qu'un long pâturage, car les animaux trouvent presque toujours plus ou moins à manger. Sous ce rapport, les chemins de traverse, garnis sur les côtés de gazons et de haies vives, sont préférables aux grandes routes; ils n'ont pas l'inconvénient d'être couverts de poussière et de produire des maladies de poitrine. Si les animaux se fatiguent, si l'herbe des bords des chemins est insuffisante ou trop peu substantielle, on doit leur donner, le soir et même le matin, un peu de bon foin, une petite ration de provendes; il faut toujours avoir soin de leur procurer de la bonne eau pour boisson.

Lorsque l'air est chaud, il faut faire reposer les animaux au milieu du jour, et même il est préférable de les faire voyager en automne et au printemps pour ne pas les exposer aux fortes chaleurs.

Lorsqu'un troupeau est parvenu au terme du voyage, il peut être prudent, s'il doit être réuni à un autre troupeau, de le mettre en quarantaine, quoiqu'on ait dû prendre en route toutes les précautions et toutes les informations possibles pour éviter les maladies contagieuses.

Après l'arrivée des troupeaux transhumants à leur destination, le berger doit, avant de laisser répandre le troupeau sur la montagne, visiter les pâturages, s'informer s'il y a des loups, si les voleurs sont à craindre, voir s'il y a des précipices; il doit encore bien étudier la disposition topographique

du lieu, afin de connaître les chemins les plus courts, les plus
sûrs et les plus faciles pour aller d'un lieu à un autre.

QUANTITÉ D'HERBE CONSOMMÉE PAR LES MOUTONS. — Mis devant une crèche, conduits dans un bon pâturage où ils peuvent prendre des aliments avec facilité et à discrétion, les
moutons en consomment des quantités proportionnelles à
leur poids; mais quand l'herbe est rare ou courte, de grands
animaux peuvent souffrir de la faim, là où des animaux de
petite taille se nourrissent bien. Les tableaux page 192
le démontrent. Le premier fait connaître la quantité absolue
d'herbe prise par des moutons de différents poids, et le second la quantité relative au poids du corps.

Ces moutons pâturaient au nombre de 23 dans un hectare
de vieille luzerne; les premiers jours ils y trouvaient assez
d'herbe pour compléter leur repas, mais après huit ou dix
jours de dépaissance, la prairie ne contenait plus que quelques graminées très-courtes et insuffisantes pour nourrir de
forts animaux.

On voit, par ces tableaux, la quantité considérable d'herbe
qu'absorbent les moutons pour vivre. On y voit aussi que le
premier jour du pesage, le 26 décembre, tous les animaux,
les grands comme les petits, ont pris une quantité d'herbe en
rapport avec leur poids, près de cinq à cinq et demi pour 100;
tandis que, quinze jours après, le 7 janvier, ceux de forte
taille en ont pris, en général, beaucoup moins que les petits.
Ces résultats, constatés en pesant les animaux, avant et après
le pâturage, ne sont pas rigoureusement exacts; ils indiquent,
non pas toute l'herbe prise par les animaux, mais seulement
la quantité qui dépasse le poids des déperditions faites par
l'évacuation des excréments solides, de l'urine et des produits
de la transpiration pulmonaire, pendant les trois ou quatre
heures que les animaux passaient dans le pâturage.

Les exceptions qu'on ne manquera pas de remarquer dans
les tableaux peuvent provenir, non-seulement de cette cause,
de ce que certains animaux rendent moins d'excréments,
mais de ce qu'ils mangent avec plus d'avidité et prennent des
herbes que les autres refusent.

Quantité absolue d'herbe prise par des moutons de différents poids pendant quelques heures passées au pâturage.

RACES.	POIDS du corps.	26 Décemb.	2 Janvier.	7 Janvier.	10 Janvier.	17 Janvier.
	kil.	kil.	kil.	kil.	kil.	kil.
Angevine	46 000	2 500	1 500	1 000	1 500	
Bigourdanne. . . .	42 000	2 500	2 500	1 500	2 000	1 000
Bretonne.	40 000			2 000	1 500	1 000
Poitevine.	39 000	2 000	2 500	2 000	3 000	3 000
Berrichonne. . . .	35 000	2 000	1 000	1 500		
Solognote.	33 000	2 000	2 000	1 500	2 000	1 500
Bretonne..	32 000			1 500	1 500	1 000
Bourbonnaise. . .	30 000			2 500	2 500	3 000
Gatinaise.	29 500			2 000	1 500	1 000
Bourbonnaise. . . .	25 000	1 500	2 000	1 500	3 000	1 500
Marchoise.	17 500	1 000	1 000	1 000	1 000	

Quantité d'herbe consommée relative au poids du corps.

RACES.	POIDS du corps.	26 Décem.	2 Janvier.	7 Janvier.	10 Janvier	17 Janvier	Moyenne.
	kil.	kil.	kil.	kil.	kil.	kil.	kil.
Angevine	46 000	5 434	3 488	2 222	3 409		3 638
Bigourdanne. . .	42 000	5 952	6 250	3 064	2 439	2 380	4 016
Bretonne. . . .	40 000			5 000	3 750	2 500	3 750
Poitevine	39 000	5 063	6 579	5 000	7 349	7 500	6 333
Berrichonne. . .	38 000	5 263	2 630	4 000	5 405	3 896	3 840
Solognote. . . .	33 000	6 060	6 060	4 478	6 060	4 478	5 422
Bretonne.	32 000			4 687	4 764	3 333	4 260
Bourbonnaise. .	30 000			4 918	4 918	6 349	5 395
Gatinaise	29 500			6 779	5 169	3 279	5 109
Bourbonnaise. .	25 000	5 880	5 660	5 454	1 818	5 355	4 555
Marchoise. . . .	17 500	5 714	5 882	5 882	5 882		4 590

Du reste, l'expérience faite sur des moutons nourris au râtelier a confirmé les résultats que nous venons de rapporter.

Deux poitevins, pesant 97 kilogrammes, ont mangé, dans l'espace de une heure et demie :

Regain. 0,400
Betteraves. 4,000

Deux berrichons, pesant 47,500, ont mangé :

Regain. 0,300
Betteraves. 2,000

Les premiers ont pris 4,536 pour 100 de leur poids,
Et les seconds   4,842   —

Libres dans un pâturage, les bêtes à laine n'ont pas, il serait superflu de le dire, la précaution de se rationner : elles mangent à discrétion tant que l'herbe est abondante et jeûnent ensuite. Il résulte de là que, pour connaître la quantité de moutons qu'une surface donnée de terrain peut nourrir, il faut supposer que ces animaux consomment des quantités d'herbe égales à celles qu'ils prendraient au râtelier. Nous pouvons donc admettre que des bêtes du poids de 50 kilogrammes brouteraient par jour 5 kilogrammes d'herbe.

Nous avons vu, d'ailleurs, qu'un mouton du poids de 44 kilogrammes prend 2^k,500 d'herbe dans l'espace de trois ou quatre heures, c'est-à-dire pendant un temps égal à peine à la moitié de la durée ordinaire du pâturage quotidien.

D'après ces données, nous devons supposer que les moutons de taille moyenne consomment par jour, dans des herbages assez fertiles pour les faire prospérer, au moins 4 à 5 kilogr. d'herbe ou 15 à 1,800 kilogr. par an. Si nous ajoutons que ces 15 à 1,800 kil. représentent à peu près 4 à 500 kil. de foin et que beaucoup de nos prairies arrosées ne produisent pas trois fois cette quantité, on comprendra combien devraient être peu nombreux les troupeaux pour s'entretenir convenablement sur les terres si peu fertiles que nous laissons ordinairement en pâturages. On ne peut expliquer la quantité de moutons nourris par nos coteaux du Midi, que par les qualités très-alibiles de l'herbe qui pousse dans le terreau accumulé entre les pierres qui garnissent le sol.

§ 2. — De la nourriture à la bergerie.

Comme le bœuf, le mouton peut être soumis au régime de la stabulation permanente et il s'en trouve très-bien.

L'entretien du mouton à la bergerie est précieux pour quelques pays. Nous en voyons beaucoup d'exemples dans les environs de Lyon. Les petits cultivateurs tiennent trois, quatre, huit, dix brebis, dont ils retirent beaucoup de lait et beaucoup de fumier; ils les nourrissent très-économiquement et perdent peu de temps pour les soigner. Une pratique à peu près semblable commence à s'introduire dans les départements du Midi.

La stabulation des petits troupeaux de brebis peut produire une grande amélioration dans la petite culture : ces animaux, nourris avec des produits qui, le plus souvent, seraient perdus, donnent un excellent fumier et de précieuses toisons. Elle ne serait pas moins favorable sous le rapport de l'économie publique, à cause de la grande quantité de viande qu'elle produirait, si, dans les cantons où les terres sont si divisées, on l'adoptait généralement.

Tous les producteurs de béliers entretiennent leurs agneaux à la bergerie; les béliers vendus à l'école d'Alfort sont produits de cette manière.

Ce régime préserve les animaux de la pourriture là où cette maladie est à craindre, les garantit contre les œstres et contre le tournis et la tremblante; il exerce la plus heureuse influence sur les qualités de la laine : il la rend douce, fine, veloutée, sans lui faire perdre de son nerf, si les animaux sont bien soignés.

C'est sous le rapport de l'économie principalement qu'il faut conserver le régime du pâturage, et c'est ce motif qui le fait préférer en Saxe, où l'on a cependant reconnu les bons effets de la stabulation sur les qualités des toisons. La stabulation n'est possible, comme procédé de grande culture, que lorsqu'on élève des reproducteurs, parce qu'on les vend à un prix assez élevé pour compenser les dépenses de leur entretien.

L'inconvénient des bergeries, qu'on a voulu opposer à la

pratique de ce régime, aurait peu d'importance serait-il démontré qu'elles sont nuisibles telles qu'on les trouve généralement de nos jours. Nous pourrions, à cet égard, imiter les Allemands, qui entretiennent d'immenses troupeaux dans des bergeries auxquelles sont réunies de vastes cours où les animaux vont prendre l'air. On pourrait aussi, à la place de nos habitations murées de tous les côtés, avoir des hangars et des appentis.

I. — *Examen des divers fourrages propres à nourrir le mouton.*

Dans les pays de petite culture on ne suit pas de règles fixes pour nourrir le menu bétail à la bergerie. Le petit cultivateur affourrage facilement ses trois ou quatre brebis, en été, avec des légumineuses semées *ad hoc*, ou avec les herbes ramassées en bêchant son jardin ou en sarclant ses pommes de terre. Pour la nourriture d'hiver, il a les pailles des céréales, celles des légumineuses cultivées pour la cuisine, un peu de foin, de trèfle, quelques racines et les pelures des légumes. Là tout est bénéfice.

Mais dans les exploitations où il faut nourrir des troupeaux considérables, la production de la nourriture peut être un sujet sérieux de préoccupation.

Pour L'HIVER, on réserve les *foins* que l'on a fauchés un peu avant la maturité et principalement les *regains*; le foin des légumineuses, de celles surtout qui ont les tiges fines; la *paille* d'avoine, celles de millet, de lentilles, de vesces, de gesses. On fait d'ordinaire passer par le râtelier les pailles destinées à faire la litière : les animaux y trouvent une distraction pendant les longues nuits et toujours un supplément à leur ration du jour. On reproche à la paille d'orge d'être trop dure, d'irriter la gorge, mais ce ne doit pas être un motif d'exclusion, car les moutons adultes et bien portants prennent sans inconvénients des fourrages durs.

Quelques agriculteurs laissent des graines dans la paille qu'ils destinent aux brebis, afin qu'elle soit plus nutritive; cette pratique est salutaire à la santé des animaux, car les grains mêlés intimement à des substances peu nutritives for-

13.

ment une nourriture alibile, quoique volumineuse, et très-appropriée aux bêtes qui ruminent. Dans plusieurs fermes où l'on a introduit la machine à battre, qui laisse moins de grains dans la paille que les batteurs, on a vu les troupeaux maigrir pendant l'hiver. Malgré cela il est sage de battre complétement la récolte, et si cela est nécessaire, de distribuer séparément du grain aux animaux; on sait de cette manière ce qu'on leur donne et on évite les accidents, ce qui n'arrive pas toujours quand la paille a été mal battue. Dans le cas d'un battage incomplet il faudrait, avant de fixer les rations qu'il convient d'en donner, avoir égard à la quantité de grain qui s'y trouve; il ne faut pas oublier aussi que certaines plantes, quelques légumineuses entre autres, retiennent fortement leurs petites graines et peuvent à cause de cela être très-alibiles.

Les *feuilles sèches* sont utiles dans les montagnes pour l'entretien des moutons; celles de frêne, d'orme, de cerisier, d'érable, de vigne, d'olivier même, nourrissent bien.

Il est conforme aux règles de l'économie comme à celles de l'hygiène de faire consommer, même en grande quantité, les *fourrages frais*, des betteraves, des carottes, des rutabagas, des topinambours, pendant l'hiver; les troupeaux qui en reçoivent sont en général moins exposés aux maladies et donnent plus de produits.

Les *résidus* des distilleries, des fabriques de sucre, de fécule, d'amidon, forment une nourriture économique qui, mêlée à la paille hachée, aux foins, peut être très-bonne et avantageuse, car elle revient à bas prix, fait consommer des fourrages secs médiocres, et conserve la santé des animaux.

Les fourrages aqueux, frais, sont bons pour corriger les effets échauffants du foin et des graines chez les moutons abondamment nourris; pendant les sécheresses, ils doivent être donnés en plus forte quantité que dans les temps pluvieux et beaucoup plus aux brebis nourrices qu'aux autres animaux : dans le premier cas, ils peuvent former le tiers de la ration. En général, il n'y a pas d'inconvénients à en augmenter la dose jusqu'à ce que les évacuations deviennent molles ; quand les excréments sont semblables à de la bouse de vache, que les bêtes *bousent,* la ration des racines est trop forte.

L'*avoine,* l'*orge,* les *pois,* les *féveroles,* les *vesces,* les *gesses,* les graines de *genêt,* les *tourteaux* sont souvent fort utiles pour l'entretien et l'élevage des bêtes à laine ; les uns ou les autres de ces aliments sont même nécessaires pour faire de bons agneaux et de bons moutons de boucherie ; ils peuvent aussi être avantageusement administrés comme supplément de nourriture, à petites doses, quand les foins, les pailles ne sont pas de bonne qualité : dans ce cas, ils sont surtout nécessaires aux brebis pleines et à celles qui nourrissent; celles qui commencent à perdre leur laine en réclament impérieusement. Ils peuvent enfin neutraliser efficacement les mauvais effets des fourrages trop aqueux, des racines, des choux administrés à trop fortes rations.

Le *son* est souvent mêlé à l'avoine et donné sous le nom de *provendes.* On en fait usage quand on craint que les animaux soient échauffés par la nourriture sèche, mais en général il y a plus d'avantages à augmenter la ration de racines.

On donne les grains entiers, concassés ou moulus, seuls ou mêlés à d'autres substances, avec ou sans sel. En hiver surtout, ils sont souvent remplacés par des *gerbées.* C'est tantôt le pois, tantôt l'avoine que l'on donne en grappes.

Régime d'été. — Il faut disposer les cultures pour commencer le plus tôt possible au printemps l'usage de la nourriture verte, et ne l'abandonner en automne que fort tard, quand le regain de luzerne ne peut plus être fauché. Dans les établissements où l'on entretient un troupeau à la bergerie, ce sont toujours les aliments verts qui doivent former la base de la nourriture d'été, et la nécessité de produire ces fourrages doit influer sur le choix de l'assolement.

Le seigle est la première plante de grande culture qu'à la sortie de l'hiver on peut donner au troupeau; ensuite un mélange de seigle et de vesce d'hiver. Le mélange de vesce et d'avoine, ou d'orge, ou de froment, vient en troisième ligne.

Ces fourrages sont excellents quand les gousses de la légumineuse sont déjà formées ; plus tôt ils sont trop aqueux.

Au moment où ces prairies annuelles sont terminées, l'éleveur nourrit son troupeau avec de la luzerne ou du trèfle, et surtout du sainfoin. Il doit conserver ces prairies aussi tard que possible : il est souvent avantageux de commencer à faucher la luzerne avant sa maturité afin d'avoir du regain quand la première coupe est terminée surtout si l'on n'a pas semé des vesces ou des pois d'été qui donnent, dans le climat de Paris, entre les premières coupes de luzerne et les regains.

On aura toujours soin d'éviter de faucher le vert mouillé, on le rentrera sec et on l'étendra sous un hangar afin qu'il ne s'échauffe pas. Si les plantes sont fortement aqueuses, si on est obligé de donner de la luzerne encore très-verte, du regain vigoureux, il faut laisser ces fourrages sur la pièce de terre 12, 24 ou 36 heures après les avoir coupés, afin qu'ils se fanent. Ainsi soignées, les herbes produisent moins facilement des indigestions, donnent moins de ventre, et nourrissent beaucoup mieux.

On ajoutera à ces fourrages du grain si l'on tient à bien nourrir, et en plus grande quantité si les plantes sont tendres, jeunes, que si elles sont fermes et commencent à être bien en grains.

II. — Rations.

La ration d'entretien doit être en bon regain de luzerne, égale au cinquantième environ du poids des animaux.

De deux brebis, l'une de race angevine, et l'autre métisse anglo-mérinos, pesant, la première 49 kilogrammes, et la seconde 42^k,500, et recevant 1,800 grammes de ce fourrage par jour, la première avait augmenté, du 18 au 25 octobre 1854, de 500 grammes, tandis que l'autre avait perdu 2^k,500 ; mais séparées le 25 et recevant chacune une ration proportionnelle à leur poids, l'angevine pesant 49,500, 1,000 grammes et la métisse, du poids de 40 k., 800 grammes, elles pesaient, le 15 novembre, l'angevine 48 kilogrammes, et la métisse 42.

A compter du 15 novembre, 250 grammes de foin ont été

remplacés par leur équivalent en betteraves, 625 grammes, pour la brebis angevine, et 200 grammes du même fourrage par 500 grammes de cette racine pour la brebis métisse jusqu'au 2 décembre : les deux bêtes ont conservé leur poids ; les betteraves sont alors remplacées par une quantité égale de carottes jusqu'au 10 du même mois, et le poids est resté le même.

Du 10 au 17, les carottes sont remplacées par une quantité égale de topinambours, et, après 8 jours de ce régime l'angevine pèse 50 kilogrammes et la métisse 43 kilogrammes. La même ration est continuée jusqu'au 23 du même mois : la première pèse 51^k,500 et la seconde 44 kilogrammes; et le 30, toujours avec la même ration, l'une 52 kilogr. et l'autre 45.

Pour ces deux brebis, qui étaient pleines, la ration d'entretien est donc de 1,000 et de 800 grammes de regain, ou de 750 grammes de ce fourrage, plus 625 grammes de betteraves ou de carottes pour l'une, et de 600 grammes de regain et 500 grammes de betteraves ou de carottes pour l'autre. Le topinambour est plus nutritif que ces racines.

Un jeune mouton, du poids de 31 kilogrammes et recevant par jour 770 grammes de regain, le 40me de son poids, du 18 au 25 octobre, pèse ce dernier jour 32^k,500. Du 25 octobre au 3 novembre, la même ration ne fait pas changer le poids du corps; du 3 au 15, même ration, même poids.

Du 15 au 25 novembre, 192 grammes de regain sont remplacés par 400 grammes de betteraves, et la ration, composée de : regain 578, betteraves 400, est continuée, et le poids du corps descend à 32 kilogrammes.

Du 25 novembre au 2 décembre, la ration de betteraves est portée à 481 grammes, le poids du mouton ne change pas; du 2 au 9 décembre, les betteraves sont remplacées par des carottes, l'agneau pèse 32^k,500.

Du 9 au 16, des topinambours sont donnés à la place des carottes et en quantité égale, le poids du corps s'élève à 33 kilogrammes. Du 16 au 23, même ration, même poids.

De ces essais il résulterait que la ration d'entretien est à peu près pour les jeunes animaux du 40me du poids vivant.

Ces expériences ont été faites avec la carotte blanche à collet vert et la betterave disette. Ces deux racines et les topinambours avaient été récoltés dans le clos de l'école.

Ration de production. Elle ne saurait être précisée comme la ration d'entretien et doit varier selon la destination des animaux.

Nourries avec regain $4^k,850$ soit valeur en foin $4^k,850$,
—   betteraves $2^k,375$ — $0^k,950$,

deux brebis, pesant $97^k,500$, recevaient une ration de 2,871 pour 100 de leur poids, valeur en foin. L'augmentation du poids était pour chacune de $0^k,500$ par semaine. Quand on veut conserver les moutons longtemps, il n'y a aucun intérêt à les nourrir plus copieusement; mais comme ils produisent sans cesse de la laine qui se forme aux dépens du corps si la nourriture n'est pas assez abondante, ils ne peuvent être entretenus en santé qu'en recevant une ration supérieure à leur ration d'entretien. Des brebis en rapport, pleines ou nourrices, ont besoin pour s'entretenir vigoureuses, produire un bon agneau, et conserver les qualités de leur laine, de recevoir une ration variant selon leur taille et leur âge entre 3 et 4 pour 0/0 de leur poids en vie.

Il n'est pas si facile de déterminer la quantité de fourrages verts qui doit être distribuée aux bêtes à laine. Nous avons nourri 14 moutons appartenant, les uns à nos plus fortes et les autres à nos plus petites races, avec 30 kilogrammes de regain coupé 24 heures avant d'être distribué, il avait perdu près de cinquante pour 100 de son poids. Au printemps, les plantes sont plus aqueuses et doivent être distribuées en plus grande quantité : une brebis de 55 à 60 kilogrammes consomme de 5 à 6 kilogrammes de vesce ou de vesce et de seigle.

Distribution des rations. — On doit, autant que possible, distribuer les fourrages pendant que le troupeau est dehors. On les place plus régulièrement dans le râtelier, on ne salit pas les toisons, et les animaux, trouvant à manger à mesure qu'ils rentrent, se compriment moins que lorsqu'ils suivent la personne chargée de faire la distribution.

III. — *Boissons et condiments.*

Boissons. — Dans les bergeries on se sert ordinairement, pour faire boire les bêtes à laine, d'auges, ou mieux, de baquets ronds et en bois qui se renversent moins facilement ; mais on donne également à boire dans des vases en fonte. Ces vases sont le plus souvent disposés dans un coin de la bergerie ; d'autres fois on les suspend à une poutre, on les descend pour faire boire les animaux et on les remonte quand ils ont bu, ou mieux, on les laisse à leur disposition. Ce moyen permet d'élever facilement les vases à mesure que la couche de fumier augmente et d'empêcher que les agneaux tombent dans l'eau, ce qui arrive quelquefois quand les vases se trouvent en partie enterrés dans la litière. Mais il faut fixer les vases, soit en les plaçant contre un mur, soit en les assujettissant entre des piquets implantés dans le sol, afin qu'ils ne puissent pas balancer quand ils sont poussés par les animaux.

Quelle que soit la forme des vases employés, on les videra et on les nettoyera avec soin tous les matins.

Un mouton de taille ordinaire peut boire de 1 à 3 litres d'eau par jour. 14 moutons de différentes races et de taille très-diverse en ont pris, du 9 au 16 juillet 1852, de 46 à 48 litres par 24 heures ; ils étaient nourris avec du regain de luzerne à moitié fané, la chaleur était forte.

Cinquante agneaux ou agnelles nourris avec le même fourrage, mais recevant en outre un mélange d'avoine, 25 litres, et de son, 8 litres, buvaient par jour de 128 à 140 litres d'eau. Ces cinquante agneaux, après avoir passé la nuit sans boire, buvaient dans la matinée 47 litres.

Quatre béliers mis en expérience par ordre de M. l'inspecteur général, à la bergerie de l'école d'Alfort, et nourris au sec exclusivement, ont pris par jour, du 24 au 31 mai 1851, tantôt 14, tantôt 14 litres 50 d'eau. Un jour ils en ont bu 16 litres.

Les moutons nourris avec des fourrages aqueux boivent moins que ceux qui mangent du sec. Il n'y a jamais d'inconvénients à laisser boire les moutons à discrétion ; mais il ne faut pas qu'ils endurent la soif; elle leur est nuisible, et s'ils ont manqué de boissons, ils en prennent ensuite en excès quand ils en trouvent à discrétion.

CONDIMENTS. — Le *sel* était considéré anciennement comme indispensable à l'entretien des bêtes à laine. De nos jours, en raison de la culture mieux entendue des terres, de l'emploi plus général des amendements, de la qualité meilleure des fourrages que l'on fait consommer, et de l'assainissement du sol, ce condiment a moins d'importance.

Nous en avons plusieurs fois donné à titre d'expérience à des agneaux béliers, du reste très-bien nourris, élevés à la bergerie de l'école d'Alfort; nous n'avons jamais remarqué, entre les lots qui en prenaient et ceux qui n'en prenaient pas, que des différences peu sensibles et qui peuvent s'expliquer sans attribuer aucune influence à ce condiment.

Le sel est favorable lorsque les animaux vivent sur des terres siliceuses ou alumineuses éloignées de la mer et des sources salées; sur ceux qui sont nourris avec des fourrages altérés ou de médiocre qualité. Nous avons observé ses bons effets sur un lot de bêtes appartenant à diverses races et nourries avec des débris de fourrage ramassés dans le grenier et des feuillards : les bêtes qui en prenaient à raison de 4 grammes par jour s'entretenaient mieux, avaient plus de vigueur que des bêtes semblables réunies en un lot auquel il n'en était pas distribué; mais quand sans changer la ration, le sel a été donné à la dose de 8 grammes par tête, ses effets ont été plutôt nuisibles que favorables.

Le sel agit comme préservatif de la pourriture pendant les temps humides, quand les troupeaux sont nourris avec des fourrages aqueux ou ligneux, mais donnés en forte quantité : il excite l'appétit et facilite la digestion. Dans cette circonstance, il faut en distribuer à discrétion, s'en rapporter à l'instinct des animaux : ils en réclament par des bêlements quand ils ont besoin d'en prendre.

Il n'y a des inconvénients à en administrer que dans les localités où les troupeaux sont exposés aux maladies pléthoriques, au sang de rate.

Le *gland* est souvent employé en France pour nourrir les moutons. Ce fruit est fortifiant et très-approprié au tempérament de ces animaux. On le donne incomplétement écrasé et il pousse à la production de la graisse. Moulu et mêlé aux résidus peu nutritifs, aux racines cuites ou hachées, il agit comme condiment tonique. Assez commun dans quelques parties de l'Algérie, il sera utilement employé quand on voudra soigner convenablement les troupeaux. Le *marron d'Inde* peut remplir les mêmes indications.

§ 3. — De la nourriture par un régime mixte.

Généralement, la manière la plus rationnelle d'entretenir les troupeaux, c'est de les soumettre à un régime mixte, de donner au râtelier, vers la fin de la belle saison, un supplément de nourriture qu'on augmente à mesure que l'herbe diminue dans les pâturages ; et de nourrir complétement à la bergerie l'hiver, lorsque le temps est mauvais, que la terre est couverte de gelée, de neige, et quand la pluie est continue.

Des fourrages secs sont donnés avec avantage aux troupeaux qui pâturent pendant les temps pluvieux, à ceux qui prennent de l'herbe couverte de rosée ou qui vivent dans un sol naturellement fort humide. On les administre alors quoique l'herbe ne manque pas au pâturage. Pour les troupeaux précieux, pour les jeunes animaux, il peut même, dans certains cas, être utile de donner des grains : une ration journalière d'avoine et un peu de bon foin forment le meilleur préservatif contre la pourriture et peut-être le seul qui soit efficace.

Si les animaux doivent sortir toutes les fois que le temps sera beau, il n'est pas possible de régler les rations au commencement de l'hiver, puisqu'on peut avoir à donner beaucoup au râtelier pendant une semaine, et très-peu pendant la semaine suivante ; mais on doit toujours supposer que le temps sera mauvais, et faire des provisions en conséquence car il vaut certainement mieux avoir quelques quintaux de foin, quelques tombereaux de racines de reste, pouvoir en augmenter les rations, et avoir les animaux bien portants, faire beaucoup de fumier, que d'être obligé de laisser souffrir les troupeaux, d'en perdre une partie, et de faire consommer prématurément les fourrages de l'année suivante.

Si l'on ne peut régler les rations pour tout l'hiver, on les composera toujours de manière que la nourriture soit variée ; on donnera de plusieurs aliments à chaque repas, ou l'on alternera, un repas en foin, le suivant en betteraves, en carottes ou en résidus.

Dans le premier mois de l'hivernage, il faut donner aux troupeaux les meilleurs fourrages dont on dispose, afin qu'ils sentent moins la perte des pâturages, et qu'ils soient en état de résister au mauvais temps. Cependant il ne faut pas garder pour la fin de l'hiver la plus mauvaise nourriture ; il faut la faire consommer, lorsque le froid est intense et que les animaux sont vigoureux ; aussitôt que le temps devient doux et que l'herbe pousse, le bétail recherche le vert ; il faut alors pouvoir lui donner de bons aliments.

SECTION IV.

TONTE ET LAVAGE A DOS.

Nous tondons nos animaux pour profiter de leurs dépouilles et pour les débarrasser d'une fourrure incommode. On appelle *tonte* l'action de tondre les bêtes à laine ; on donne le même nom au produit de l'opération.

Époque. — On pratique ordinairement la tonte au printemps, aussitôt que les intempéries ne sont plus à craindre, et lorsque la laine, devenue inutile pour préserver les animaux du froid, commence à les gêner par son poids et par la chaleur qu'elle occasionne.

Le temps de la tonte doit varier selon les climats, selon le régime des moutons et leur race. On la pratique vers le 24 juin dans une grande partie de la France, plus tôt dans le Midi que dans le Nord. Les races habituées aux climats tempérés peuvent être tondues avant l'époque qu'il faut choisir pour celles des pays chauds.

Enfin comme on tient à pratiquer la tonte avant de faire coucher les animaux sur la terre, on la devance quelquefois pour faire parquer plus tôt. Cependant si l'on n'était pas à l'époque des chaleurs, il ne faudrait pas laisser le troupeau dehors pendant la nuit immédiatement après la tonte.

Dans les Hautes-Pyrénées et dans le Béarn, on conduit les troupeaux sur la montagne sans les tondre, afin qu'ils soient moins exposés au froid : on ne les débarrasse de leur laine que vers le milieu et la fin de septembre.

Tonte semestrielle. On a voulu tondre les mérinos deux fois l'an, pour rendre, a-t-on dit, la laine plus fine et pour en augmenter la quantité. A quelles époques devrait-on pratiquer les deux tontes ? Immédiatement après l'hiver, les animaux seraient exposés aux giboulées des mois de mars et d'avril ; et en automne, ils auraient à souffrir des pluies froides, des neiges du mois de novembre ; d'un autre côté, si l'on a un peu de laine de plus en faisant deux tontes, on l'a plus courte et les frais de main-d'œuvre sont doublés ; il faut tondre deux fois et deux fois se déplacer pour vendre les toisons, de sorte que, très-généralement, il est plus conforme à l'hygiène et même plus avantageux, sous le rapport de l'économie, de ne tondre qu'une fois. Il n'y aurait d'exception que si l'on avait des animaux à laine très-longue, que le pays fût très-chaud ; on pourrait s'arranger, dans ce cas, pour tondre trois fois en deux ans. Du reste, c'est aux agriculteurs à choisir entre la tonte simple et la tonte double, selon le climat et la valeur des laines longues.

Tonte bisannuelle. De nombreuses expériences faites à Rambouillet ont prouvé qu'il est avantageux de tondre les moutons tous les ans. Si on laisse la toison longtemps, elle n'augmente, proportionnellement au temps qu'elle reste sur les animaux, que pendant les premières années ; mais ensuite, soit parce que des brins se détachent, soit parce qu'ils se dessèchent au sommet, l'augmentation du poids est peu considérable. D'ailleurs les animaux sont incommodés par leur toison et le propriétaire perd l'intérêt de son capital.

Tonte accidentelle. On tond les animaux hors de saison

quand ils doivent se mettre en voyage pour longtemps, quand on veut les soumettre à l'engrais de pouture, enfin quand ils sont affectés de maladies cutanées. L'opération, dans ce dernier cas, peut avoir pour but de prévenir la chute et la perte de la laine et de faciliter la guérison de ces affections. Il faut tondre partiellement, seulement les parties malades, et si l'on est dans une mauvaise saison, on doit, en employant des couvertures, en tenant les animaux renfermés, prévenir les refroidissements.

Effets de la tonte. Il est inutile de se demander si la tonte nuit à la santé du mouton. C'est une opération indispensable à laquelle on ne peut donc pas renoncer. Il faut seulement chercher à atténuer le plus possible les inconvénients qu'elle peut avoir. A cet effet, on la pratiquera pendant un temps chaud, et l'on prendra des précautions pour ne pas exposer au froid, à la pluie, des animaux privés subitement d'une fourrure très-chaude qui avait rendu la peau tendre et sensible ; après les avoir tondus, on les sortira les premiers jours un peu tard ; si le temps est froid, pluvieux, on les gardera même à la bergerie.

Dans le Nord, où la température est modérée, on voit rarement des accidents être la suite de la tonte ; mais dans nos montagnes du Midi, où les variations de température sont très-brusques, la tonte est assez souvent la cause de pneumonies, de bronchites et d'affections du système nerveux, de la tremblante.

Tonte partielle. La tonte est générale ou partielle. On pratique celle-ci principalement sur les agneaux. On coupe la laine sous le ventre, sous le cou et à la face interne des membres. L'opération a pour but de préserver les jeunes animaux des insectes qui se tiennent généralement dans les parties du corps où la peau est fine. Mais pourquoi ne tondrait-on pas la totalité du corps? Si l'on pratique l'opération à un moment convenable, elle est toujours favorable à la santé. Les agneaux débarrassés de leur toison se portent mieux, se développent plus rapidement. La tonte a, en outre, l'avantage de rendre la laine plus fine. Aussi est-elle conseillée généralement, excepté pour les agneaux très-tardifs. Dans ce cas, la laine étant courte, l'opération serait inutile.

Manière de pratiquer la tonte.—La pratique de la tonte est fort simple : on met le mouton dans l'impossibilité de remuer en lui attachant les quatre membres avec un lien que l'on a soin de prendre assez gros pour qu'il n'occasionne pas de blessure, et on l'étend ensuite sur un sol uni, ou mieux, sur une table, sur une planche solide portée sur des tréteaux. On coupe la laine avec des ciseaux, des forces, et aussi ras que possible.

Les traces des coups de ciseaux ne doivent pas paraître; il faut aussi prendre des précautions pour ne pas blesser la peau. Les blessures sont en général peu graves, mais elles attirent les insectes et font souffrir inutilement les animaux.

Les instruments, forces ou ciseaux, doivent être très-tranchants; s'ils ne coupent pas convenablement, ils prennent des brins de laine entre les lames, tiraillent la peau, produisent des douleurs, font remuer les animaux, et occasionnent des blessures.

On sait que les forces sont formées de deux lames réunies par un ressort qui sert à les écarter. Elles sont plus commodes que les ciseaux. Des forces, dites de *Bohême*, qui ont les lames courbées, facilitent l'opération et préviennent les blessures. Le dos en est brisé, de sorte qu'on peut serrer, rapprocher à volonté les deux taillants, selon la dureté, la souplesse et l'épaisseur de la toison.

Lavage a dos. — Avant de pratiquer la tonte, on opère quelquefois le lavage à dos. L'opération consiste à laver les animaux les uns après les autres, soit dans un réservoir, soit dans une eau courante.

Pour laver à dos, deux hommes prennent successivement chaque mouton et s'avancent dans une rivière ou un réservoir jusqu'à ce que le mouton ne touche plus avec ses pieds le fond de la rivière. Là ils tournent l'animal en malaxant fortement la laine, surtout dans les parties de la toison les plus chargées d'ordures. L'opération dure 10, 12 ou 15 minutes, quelquefois davantage. Elle doit être continuée jusqu'à ce que la laine de toutes les parties du corps donne, quand elle est pressée, de l'eau claire et limpide comme celle de la rivière.

Pour abréger l'opération, sans la rendre plus pénible, on construit deux petits parcs sur le bord de l'eau et l'on met dans un, 15 ou 20 bêtes; on prend ensuite ces bêtes, on les mouille successivement d'une manière complète et on les remet, à mesure qu'elles ont été passées dans l'eau, dans l'autre parc. Lorsque cette opération est terminée on reprend chaque bête pour la laver, en commençant par celles qui ont été mouillées les premières. Le fumier, les impuretés, étant alors ramollies, sont entraînées par l'eau avec la plus grande facilité.

Le lavage à dos n'est pas difficile, mais les ouvriers n'aiment pas à le pratiquer, à cause de l'obligation dans laquelle ils se trouvent de rester dans l'eau pendant toute l'opération.

D'après David Low, pour abréger l'opération lorsque le troupeau est considérable, on lui fait traverser le réservoir deux ou trois fois à la nage. Si ce moyen est suffisant quand les moutons ne sont salis que par la poussière des parcs, il ne le serait plus s'ils avaient couché sur des litières malpropres. Il peut tout au plus, dans ce cas, servir pour pratiquer le mouillage préparatoire.

On a proposé, pour le lavage à dos, l'emploi d'une baignoire assez grande pour que le mouton puisse bien s'y baigner, et assez profonde pour qu'on puisse le retourner sans le faire sortir de l'eau. Cette baignoire est pourvue de deux fonds séparés l'un de l'autre de 8 à 10 centimètres; le fond supérieur est percé de nombreux trous par lesquels passent le sable et la terre qui tombent entre les deux fonds. Pour employer ce mode de lavage il faudrait avoir deux baignoires semblables. Dans la première on lave entièrement les moutons; l'eau se charge de suint et devient plus convenable au lavage; dans la seconde on ne fait que rincer les animaux.

On choisit, pour le lavage à dos, une belle journée, et on place les bêtes au soleil sur un gazon, hors de la poussière, et ensuite dans une bergerie bien aérée, sèche et garnie d'une litière bien propre. On continue ces soins jusqu'à la tonte, qui ne doit avoir lieu que quelques jours après, quand les animaux sont secs et que le suint s'est reformé, est remonté.

Avantages. Le lavage à dos est un lavage incomplet, il n'entraîne que les corps les plus gros, les moins adhérents. On dit même avoir remarqué qu'il rend le nettoiement définitif difficile en privant la laine d'une partie de son suint; de sorte que la toison qui a été lavée à dos, se laverait ensuite difficilement. On reproche encore au lavage, avant la tonte, de rendre la laine sèche et dure; de ne pas être toujours sans inconvénients sur des animaux qui craignent beaucoup l'humidité, de les refroidir et de les entourer d'une couche d'eau difficile à dissiper à cause de l'épaisseur des toisons.

L'expérience prouve que les moutons ne souffrent pas d'être lavés, si on les entoure de précautions convenables et que la laine, débarrassée du suint sur le dos du mouton, peut encore être nettoyée autant que le réclament les usages qu'elle remplit : il suffit de pratiquer l'opération quelques jours avant la tonte, afin que le suint ait le temps de remonter. Les acheteurs, pouvant mieux apprécier les qualités de la laine nettoyée, la payent plus cher. Sous le rapport commercial, il y a donc avantage à pratiquer le lavage à dos; les toisons des métis anglo-mérinos, peu chargées, sont moins lourdes, avant le lavage, que celle des mérinos, et les marchands qui achètent en suint ne veulent pas tenir compte de cette circonstance.

A ce point de vue le lavage à dos est de première importance pour les éleveurs qui ont des troupeaux tenus proprement, dont la laine n'est pas chargée comme pour ceux qui habitent un pays où les toisons sont en général malpropres et qui ont une laine moins terreuse que celle de leurs voisins.

Le lavage à dos a un autre avantage, il ne dérange pas le parallélisme des brins entre eux; la laine qui l'a subi peut être conservée, tassée, sans perdre de ses qualités au point de vue du peignage et de la fabrication des étoffes rases; tandis que celle qui est lavée après la tonte n'a pas cet avantage, à moins qu'on ne la lave par le procédé de M. Delplanque, qui consiste à étendre les toisons sur des claies, à les laver et à les sécher sans les défaire, ce qui nécessite un appareil très-peu répandu.

Malgré ses avantages et les conseils que l'on a souvent donnés aux cultivateurs, le lavage à dos se répand peu en France; il reste toujours confiné à la Bourgogne et à quelques autres contrées qui le pratiquent depuis longtemps.

Suée des moutons. Il est des agriculteurs qui, au lieu de nettoyer la laine, cherchent à l'imprégner de matières étrangères. A cet effet, quelques jours avant la tonte, ils placent leurs troupeaux dans une bergerie petite, dont les ouvertures sont fermées et où se trouve une forte couche de fumier chaud; en sortant les moutons de cette espèce d'étuve, et pendant qu'ils sont encore mouillés par la transpiration, par la vapeur, on les expose à la poussière. Cette opération est d'abord nuisible aux animaux : ils peuvent être tués par la chaleur, par l'acide carbonique; la vapeur, l'ammoniaque de la bergerie, les rendent, dans tous les cas, faibles, et la poussière peut occasionner des gourmes et des inflammations des bronches; ensuite elle est inutile, car les marchands qui achètent tous les jours apprécient parfaitement, en examinant les toisons, le degré de netteté de la laine, ce qu'elle perdra par le lavage, et ils la payent en conséquence.

L'habitude dont nous parlons n'en est pas moins très-répandue dans quelques provinces. Il y a aujourd'hui des fabricants qui parlent de n'acheter la laine qu'après l'avoir éprouvée, après en avoir lavé et fait sécher une partie. Il serait dans l'intérêt des cultivateurs honnêtes, que le *conditionnement* usité pour la soie fût adopté pour la laine; de cette manière ils connaîtraient exactement ce qu'ils vendent et ils ne seraient pas trompés. Ce serait le meilleur moyen de faire perdre une pratique contraire à l'hygiène du mouton,

SECTION V.

ENGRAISSEMENT.

L'engraissement des moutons est une opération agricole d'une haute importance, parce qu'on peut la pratiquer dans toutes les circonstances et dans tous les pays, sans qu'il soit nécessaire de posséder de grands capitaux, des domaines étendus et des terres très-fertiles.

§ 1. — Choix des animaux destinés à l'engraissement.

Quand on achète des bêtes à laine pour les engraisser on doit choisir celles qui ont été *châtrées* jeunes et préférablement par l'ablation des testicules : les béliers s'engraissent plus difficilement, leur viande a un goût désagréable, et les moutons qui ont été bistournés l'ont souvent été incomplétement et présentent alors, à un degré plus ou moins prononcé, les défauts de leur sexe.

Quoiqu'il soit avantageux de choisir du bétail qui ait une poitrine ample, des lombes larges, des cuisses épaisses, une tête légère, une encolure fine et des membres grêles, afin qu'il se nourrisse bien et fournisse beaucoup de viande, on ajoute, d'habitude, peu d'importance aux formes : l'acheteur ne renonce pas à un achat parce qu'il trouve, dans un lot de moutons, des individus mal conformés.

Il faut s'attacher davantage à l'*état sanitaire* des animaux. La clavelée, la cocotte, le piétin, indépendamment des pertes qu'ils peuvent entraîner pour l'éleveur qui introduirait dans son troupeau des bêtes affectées de l'une de ces maladies, ont encore l'inconvénient de retarder l'engraissement, de faire même, pendant un temps, maigrir les animaux et de constituer l'engraisseur en perte. Il suffit de rappeler la pourriture, si fréquente dans les années pluvieuses. On ne saurait examiner avec trop de soin les animaux, afin de ne pas en prendre qui en soient affectés; mais il n'y a aucun inconvénient à acheter des moutons maigres qui ont été mal nourris, s'ils sont bien portants; ils mangent mieux et prennent plus facilement la graisse.

Nous avons vu qu'on considère la *laine* grosse comme un signe d'une grande aptitude à se bien nourrir : le volume de la laine a peu d'importance, mais celle qui est douce, molle, étiolée, si les animaux jouissent du reste d'une bonne santé, indique de la mollesse et une grande propension à prendre

14.

la graisse sous un climat très-doux, dans un très-bon herbage, ou à une crèche bien approvisionnée.

On examinera aussi l'état de la *peau*. On dit que celle qui est ample, qui forme des fanons, indique plus de dispositions à produire de la laine que de la viande, et les engraisseurs qui n'ont que très-peu de temps à garder les animaux , qui veulent les faire coucher au parc, sur la terre, ne comptant pour rien la laine produite, recherchent des moutons à peau tendue ; du reste, nous voyons aujourd'hui beaucoup de mérinos et de métis pourvus de nombreux fanons, parvenir à un très-haut état de graisse.

Il est plus important d'avoir égard au *pays* d'où proviennent les animaux, car il faut tenir compte de la manière dont ils ont été nourris, des aliments qu'ils ont consommés : ils ne prospèrent bien qu'autant qu'ils sont placés dans des conditions meilleures que celles qu'ils viennent de quitter. Si on veut nourrir au râtelier avec de très-bons aliments, des tourteaux, des grains, du foin récolté sur un bon terrain, ou sur un herbage de première qualité reposant sur un bon fonds volcanique ou argilo-calcaire, on peut prendre des moutons dans tous les pays ; ils s'engraisseront bien.

Mais si l'on n'a que des pâturages médiocres, des prairies arrosées, du foin ordinaire, il faut rechercher des animaux ayant été nourris sur un sol semblable ou inférieur. Et encore même dans les meilleures circonstances, ceux qui proviennent d'un plateau aride, d'un coteau sec, d'une vallée couverte de joncs, prennent plus rapidement la graisse que ceux élevés dans un bon pays.

Le *tempérament* a beaucoup d'influence sur l'engraissement. Pour faire de la graisse à bas prix, les moutons doivent manger beaucoup et se coucher après leur repas, ne pas faire de déperditions inutiles ; c'est ce qui a lieu quand ils sont bien constitués, qu'ils jouissent d'une bonne santé et qu'ils sont mous ; si, au contraire, ils ont de la vigueur et de l'agilité, ils dépensent en exercice une partie de leur nourriture.

Toutefois, la manière dont les animaux sont engraissés

influe beaucoup sur les résultats de l'opération : avec l'engraissement de pouture, dans une bergerie peu spacieuse, l'agilité a moins d'influence que si l'on engraissait dans un lieu où les animaux peuvent aller et venir à volonté; tandis que sur des herbages où l'herbe n'est pas très-abondante, surtout si le sol est escarpé, on recherche des moutons forts et vigoureux : ils y engraissent plus vite que ceux des races molles, renommées pour leur aptitude à la boucherie; de même si le temps est mauvais, rude, les moutons rustiques, considérés comme durs à l'engrais, prennent plus facilement la graisse que ceux qui ont une constitution opposée.

Quant à la *qualité de la viande*, elle dépend de la nourriture, des pâturages : tous les moutons de prés salés, ceux des Cévennes, de quelques coteaux de la Côte-d'Or, des montagnes de l'Ariége, donnent une viande excellente s'ils y sont restés assez longtemps. Les différences que l'on a remarquées et que l'on signale dans la qualité de la viande de certaines races, proviennent, non de la constitution des animaux, mais de la nourriture qu'ils trouvent dans le pays où la race s'est formée.

Il n'est jamais avantageux de choisir pour l'engraissement des bêtes *âgées;* elles prennent mal la graisse, et leur viande est en général insipide et peu estimée.

Les *brebis* ne sont inférieures aux mâles que si elles ont été épuisées par l'agnelage et mal engraissées; celles qui sont jeunes, qui n'ont pas été fécondées, s'engraissent très-bien et leur viande est excellente.

§ 2. — **Pratique de l'engraissement.**

Il faut varier la nourriture des moutons à l'engrais, et nourrir aussi abondamment que possible. Quand on veut engraisser des bêtes à laine, dit Thaër, ce qu'il y a de plus avantageux, c'est de pousser l'opération avec rapidité et de renouveler souvent le troupeau; car des moutons qu'on entretient pendant une année entière, payent rarement leur nourriture, soit à l'étable, soit au pâturage. Il faut toujours distribuer aux animaux autant de fourrages qu'ils peuvent en consommer, et s'ils n'en trouvent pas suffisamment dans les herbages, on leur en donnera à la bergerie ; on sera étonné, ajoute l'agronome prussien, de ce qu'un mouton peut manger dans la période d'engraissement, mais la nourriture sera mieux payée que si on la distribuait avec parcimonie, si l'engraissement durait quatre mois au lieu de deux.

On engraisse les moutons au pâturage, à la bergerie, ou par une méthode mixte.

Engraissement au paturage. — Pour engraisser les moutons, il faut des pâturages peu éloignés de la bergerie ou pourvus de hangars pouvant servir d'étables ; il faut y conduire les animaux lentement, écarter d'eux tout ce qui peut les effrayer, et prendre soin de leur faire éviter les fortes chaleurs, la poussière, de même que le froid et la pluie.

Les bêtes à laine peuvent s'engraisser dans tous les pâturages ; cependant l'opération est plus prompte si le sol est, par sa composition chimique, très-propre à la végétation. Quand les plantes sont sapides et très-nutritives, elles sont très-appétées des animaux qui en prennent beaucoup, et elles les nourrissent bien ; c'est un double motif pour que l'engraissement soit prompt.

Il faut, autant que possible, varier les pâturages, profiter des gazons semés, des champs de navets, pour hâter l'engraissement et rendre la graisse de bonne qualité ; on devra toujours avoir la précaution de garder celui dont les animaux recherchent le plus le produit et qui donne la meilleure viande pour terminer l'opération. Les plus convenables pour remplir ce but sont les chaumes nouvellement moissonnés, les prairies salées, soit des bords de la mer, soit des contrées où coulent des sources salées, celles où l'on trouve du pissenlit et du plantain, et en général tous les pâturages où l'herbe est succulente, tendre et sapide.

Engraissement a la bergerie. — Il faut loger les moutons à l'engrais dans un lieu propre, mais modérément aéré et même un peu humide.

Avant de les soumettre à l'engraissement, on doit les tondre si la longueur de la laine et la saison le comportent,

Tondus, ils sont plus à leur aise, et l'on profite de leur laine, qui est plus propre et plus facile à laver qu'après l'opération.

On peut effectuer l'engraissement de pouture avec tous les fourrages que nous avons indiqués comme pouvant contribuer à la nourriture des bêtes à laine ; mais on doit avoir soin de choisir les plus nutritifs : les grains, avoine, orge ; les graines, pois, féveroles, vesces ; les tourteaux d'huile, les résidus des sucreries.

Les bons aliments, les pois, l'orge, les farines corrigent avantageusement les effets des choux, des rutabagas, des carottes, des betteraves, des résidus qui produisent de la viande molle, mais il n'est pas toujours avantageux d'administrer les fourrages chers en grande quantité ; on peut les distribuer à la fin du repas pour donner une bonne ration de production. Les glands conviennent aussi pour terminer l'opération.

Rations. La distribution de la nourriture n'aura d'autre limite que l'appétit des animaux. Les moutons qui engraissent rapidement mangent dans le principe de 5 à 6 ou 7 p. 100, valeur en foin, de leur poids. Vers la fin de l'opération, ils mangent moins. Mathieu de Dombasle donnait par jour à cent moutons 100 kilog. de foin, 50 kilog. de tourteaux de lin, et 500 kilog. d'orge grossièrement moulue ; il ajoutait des résidus de distillation à discrétion. Le foin était généralement employé haché, mêlé à la farine, aux tourteaux, et le tout humecté d'eau salée ; l'engraissement était complet après six semaines, deux mois de ce régime.

Les *boissons* seront données à discrétion et on doit même engager les moutons à boire en rendant l'eau farineuse. L'excès de liquide n'améliore pas la santé du mouton, il le rend cachectique, mais il pousse beaucoup l'engraissement et ne nuit pas aux qualités de la viande.

Aujourd'hui l'engraissement à la bergerie a pris une très-grande importance dans quelques pays, et surtout dans quelques sucreries ou distilleries. Il donne toujours des bénéfices quand les résidus sont de bonne qualité parce que les moutons gras se vendent cher au printemps. Le cultivateur qui a des fourrages convenables, doit étudier les cours des marchés et les besoins de la consommation. Nous faisons seulement remarquer qu'en utilisant certains pâturages et l'herbe des prés pour commencer l'engraissement, on n'a ensuite qu'à soumettre les animaux un mois ou six semaines à un régime dispendieux pour les rendre très-gras.

Engraissement par le régime mixte. — On met les animaux en bon état dans des pâturages fertiles; on les conduit dans les prés, dans les chaumes, dans les herbages, et on leur distribue au râtelier des raves, des navets, des choux, des tourteaux, des grains pour compléter l'opération.

On le pratique souvent sur des troupeaux temporaires, c'est-à-dire sur des animaux qu'on achète exprès pour les engraisser et qu'on garde peu de temps. Ainsi, dans quelques pays, on achète des brebis pleines, dans le mois de septembre; on les nourrit dans les prés, dans les pâturages jusqu'au mois de janvier; en hiver on leur donne de bons aliments à la bergerie, pour qu'elles soient en bon état au moment du part; on continue l'usage d'une abondante nourriture pendant l'allaitement; et, après avoir vendu les agneaux que ce procédé engraisse rapidement, on soumet les mères à l'engrais et on les livre au boucher à la fin de l'été pour en acheter d'autres.

§ 3. — Manière d'apprécier les moutons gras ; rendement ; qualités et catégories de viande.

Maniements. — On apprécie l'état de graisse en maniant, palpant les animaux. On examine le plus souvent la région lombaire, *la longe* ou *travers :* en cherchant à l'embrasser avec la main on sent l'épaisseur de la couche de viande qui recouvre les apophyses transverses de cette région. On explore aussi les replis de la peau qui se trouvent des deux côtés de la base de la queue; ce maniement, appelé *abord* ou *cimier,* donne l'état d'engraissement. Très-souvent on examine la région du scrotum ou des mamelles *le dessous,* ainsi que le *poitrail.* Par ces maniements, non-seulement on reconnaît l'épaisseur des muscles et l'abondance de la graisse, mais encore la nature de la viande : les chairs doivent être épaisses et fermes. Pour reconnaître cette qualité, c'est surtout la côte, en arrière du coude, qu'on explore, qu'on presse ; on examine aussi la poitrine, le *bréchet* en embrassant le sternum quand l'animal est renversé.

RENDEMENT. — La quantité de viande nette que donnent les moutons varie selon la quantité de laine qu'ils portent. Pour des animaux tondus, elle varie encore selon leur conformation et leur état de graisse. Des moutons fins gras, donnent jusqu'à 65, 70 pour 100 de viande nette, mais alors ils ont sur la croupe et au poitrail d'immenses couches de graisse qu'il est difficile de manger. Les bons moutons rendent de 55 à 60 pour 100 ; ils sont encore bons s'ils donnent 45 à 55, surtout s'ils ont un peu de laine. Dans un des tableaux p. 218, 219, nous rapportons quelques-uns des exemples de rendement que nous avons constatés sur les animaux achetés pour la démonstration des races à l'école d'Alfort et tués dans l'établissement ; nous avons formé l'autre avec des exemples pris sur les comptes rendus publiés par l'administration de l'agriculture à l'occasion des concours de bestiaux gras. Ces chiffres ne sauraient donner une idée de la valeur des races, mais ils font connaître le poids relatif des diverses parties qui composent le corps des moutons.

QUALITÉS ET CATÉGORIES DE LA VIANDE DE MOUTON. — La meilleure viande est celle des moutons qu'on a châtrés très-jeunes par l'ablation des testicules, et qui ont été engraissés dans des pâturages où l'herbe est fine, sapide, bonne, aromatique, et les plantes variées, ou dans des pâturages salés, c'est-à-dire dont le sol est imprégné de sel marin, humecté par les vapeurs de la mer ou arrosé par de l'eau salée ; ceux qui ont été engraissés à la bergerie avec une nourriture variée, composée de foin, de bon regain mêlé de persil, de chicorée, de féveroles, de pois, d'orge, d'avoine, ont aussi de la très-bonne viande.

Les qualités de la viande ne dépendent pas seulement du goût, du fumet communiqué par la nourriture, elles dépendent aussi de la composition anatomique. La viande du

Rendement de moutons de différentes races achetés sur le marché de Sceaux.

MOUTONS.	POIDS VIF.	VIANDE nette.	SUIF.	PEAU.	SANG.	Poumon, cœur, foie, et rate.	PIEDS.	ESTOMACS vides.	INTESTINS vides.	TÊTE.	VIANDE p. % de poids vif.	SUIF p. % de poids vif.
Berrichon	37 200	19 000	1 965	2 790	1 715	1 560	0 560			1 759	51 075	5 282
Solognot	34 000	15 500	1 630	2 850	1 445	1 375	0 565	0 900	0 705	1 740	50 000	5 258
Angevin	62 000	31 000	2 500	5 000							50 000	4 032
Poitevin	35 000	17 500	0 895	3 310	1 655	1 510	0 680	0 990	0 780	1 765	50 000	2 557
Vendéen	33 000	16 500	1 500	2 000	1 900					2 000	50 000	4 545
Bigorrais	50 000	25 600	1 770	4 150	2 550	2 280	1 147	1 700	1 215	3 635	50 000	3 510
Champenois de Saintonge	47 500	23 500	3 450	3 630	2 370	2 080	0 830	1 439	1 450	2 050	49 473	6 631
Marchois	17 000	8 000	0 790	1 550	0 735	0 940	0 340	0 590	0 630	1 059	47 058	4 647
Limousin	32 000	15 000	1 000	2 500	1 400					1 700	43 875	3 425
Berrichon	31 700	14 800	2 400	2 900	1 240	1 275	0 470			1 700	46 687	7 571
Picard	52 000	24 000	1 500	6 000							46 153	2 884
Breton	38 000	17 500	0 850	4 525	1 960	1 580	0 930	1 240	0 730	2 810	46 052	2 236
Bourbonnais	26 500	12 200	1 620	2 250	1 315	1 280	0 430			1 270	46 037	6 413
Angevin	44 000	20 000	1 555	3 380	2 400	2 150	0 921	1 475	1 430	2 450	45 454	3 534
Gatineau	43 500	20 500	1 860	3 665	2 415	2 005	0 850	1 780	1 510	2 420	45 054	4 987
Gatinais	30 000	12 000	0 595	2 830	1 240	1 260	0 640	0 975	0 785	1 610	40 000	1 483

Rendement de moutons de concours.

MOUTONS.	POIDS VIF.	VIANDE nette.	SUIF.	PEAU.	PIEDS.	TÊTE.	Poumon, cœur, foie et rate.	Intestins, sang, excréments, etc	VIANDE P. % de poids vif.	SUIF P. % de poids vif.
Poitevin	52 000	32 000	5 500	3 000					65 384	10 576
Bourbonnais	49 000	32 000	6 000	3 000	1 500	2 000	2 000		65 306	12 245
Anglo-mérinos	76 500	49 750	7 450	3 250	1 050	2 600	2 500	9 900	65 010	9 730
Métis mérinos	60 000	34 000	6 450	3 400	1 000	2 500	2 400	10 550	65 000	11 640
Champenois de Saintonge	73 000	47 000	7 900	8 500					64 383	9 589
Mérinos	76 000	48 000	11 100	3 400	1 000		2 400		63 150	14 600
Dishley-mérinos	55 681	34 660	6 136	4 386	1 181	1 931	1 818	5 567	62 240	11 020
Choletais	68 000	42 000	5 000	3 250	0 700	2 750	2 500		64 760	7 353
Mérinos champenois	78 750	46 275	10 850	4 175	1 275	2 950	2 225	11 000	61 300	14 440
Mérinos	81 150	50 172	9 500	4 175	1 250	3 100	2 375	10 575	61 240	11 640
du Causse	60 000	36 000	3 000	3 300	0 650	2 500	1 500		60 000	5 000
du Larzac	56 500	33 400	4 500	3 000	0 700	1 800	1 900		58 584	7 964
Vendéen	68 000	39 500	5 500	5 000	1 000	2 000	2 500	12 500	56 617	8 088
Mérinos	44 000	24 650	2 650	2 750	0 945	2 000	1 750	9 275	56 020	6 020
Solognot	40 000	22 000	6 000	1 750	0 600	1 600	1 250	6 750	55 000	15 000
Breton des Landes	26 800	15 000	2 200	1 720		1 650	1 250		55 970	
Anglo-artésien	104 000	56 000	17 500	6 000	2 000		4 500		55 440	17 320
Southdown	53 230	30 000	5 620	3 370	1 000	2 250	2 000	11 000	53 351	9 991
Champenois de Saintonge	76 700	39 000	5 500	6 500					50 847	7 222
Landais	36 800	16 800	2 000	3 000					45 380	5 434
Flamand	84 000	37 000	10 000	4 500	2 000	3 000	7 500	19 500	44 047	11 904

mouton n'est jamais marbrée comme celle du bœuf, mais cependant celle d'un animal de 4 ans qui s'est engraissé lentement avec de bons aliments, sera meilleure que celle d'un animal de la même espèce qui a été nourri assez abondamment pour avoir à l'âge de 15 mois 1 décimètre de graisse au poitrail.

Dans le mouton, la viande est divisée en trois CATÉGORIES. La première comprend le GIGOT embrassant la *cuisse*, les *fesses* et la partie postérieure de la *croupe*, et le CARRÉ comprenant les *lombes*, le *dos* et les *côtes*.

La deuxième est formée par l'ÉPAULE, et la troisième par le COLLET et par ce qu'on appelle la POITRINE, embrassant la partie inférieure des côtes et les *parois du ventre*.

La première catégorie, comprenant avec le gigot les filets et les côtes, est peu homogène. On divise les côtes en côtelettes qui ne sont pas comprises dans la taxe quand elles sont *parées*.

CHAPITRE V.

De la multiplication des bêtes à laine.

SECTION PREMIÈRE.

CHOIX DES ANIMAUX POUR LA REPRODUCTION.

§ 1. — Choix d'une race.

Pour choisir une race de moutons il faut prendre en considération l'aptitude à résister au climat où on veut l'introduire, l'exigence en nourriture qui résulte de sa taille, et la facilité de produire et de vendre et la laine et la viande.

Plus que le bœuf, le mouton est influencé par le CLIMAT, car, presque constamment tenu dans les pâturages, il est dans toutes les saisons soumis à l'action du sol et de l'atmosphère; de là résulte la nécessité plus générale que pour les autres animaux, de choisir une race qui soit en rapport avec la localité où on veut l'entretenir.

L'espèce ovine aime les lieux élevés. Les pays secs, un peu arides, sont même nécessaires à la conservation des races à laine courte, et quoique quelques-unes des races créées par la domesticité, celles à laine longue, prospèrent dans les pâturages gras de l'Angleterre, de la Hollande, de la Flandre, aucune ne résisterait longtemps à l'influence d'une grande humidité et d'un sol marécageux : dans les localités très-humides, il faut renoncer à l'entretien des troupeaux ou se borner à l'engraissement.

CHOIX D'APRÈS LA TAILLE. — Ce que nous avons dit des rapports qui doivent exister, quant à la taille, entre les races bovines et l'abondance de la nourriture, s'applique aux moutons. Il n'y a jamais de grands inconvénients à choisir une petite race pourrait-on en avoir une grande : elle s'élève toujours rapidement autant que le pâturage le comporte; tandis qu'on s'exposerait à des pertes certaines si l'on élevait des moutons de taille élevée sur les pâturages arides qu'on réserve aux bêtes à laine dans presque tous nos départements: ils s'y épuiseraient en cherchant une nourriture incapable de les soutenir; leur laine deviendrait cassante, tomberait, et ils périraient du marasme ou de la pourriture.

Une haute taille ne mérite pas l'importance qu'on lui attribue. Les moutons consomment à peu près en proportion de leur poids, et avec de petites races on peut produire de la *viande* sur des terres stériles, sur des bruyères où ne sauraient s'entretenir des bêtes de forte taille. Mais comme les frais pour soigner les troupeaux augmentent avec le nombre de bêtes dont ils sont composés, on choisira des moutons en rapport, par leur taille, avec la fertilité des terres : de forte taille dans les herbages fertiles, cependant plutôt trop petits que trop grands.

Sous le rapport du *lainage,* il y a toujours avantage à multiplier les petites races : la quantité d'aliments qui peut nourrir une bête de 50 kilogr., en nourrirait à peu près deux de 25 kilogr. chacune. Ces dernières présenteront ensemble

une surface plus étendue que celle de la grande, et par conséquent elles auront plus de laine, de sorte que pour les races
dont on laisse vieillir les individus, et dont la toison forme
le principal produit, on devrait rechercher les petits moutons
plutôt que les grands.

CHOIX D'APRÈS LA PRÉCOCITÉ. — Nous n'avons pas ici à rechercher la cause, l'essence de la précocité. Nous nous bornerons à dire qu'elle tient surtout à la manière dont les animaux sont élevés, nourris dans le jeune âge; qu'avec de
bonnes brebis nourrices et de la provende on peut rendre
tous les animaux précoces; mais nous devons rechercher s'il
est avantageux de développer la précocité, c'est-à-dire de renouveler souvent les troupeaux.

Poussant à l'extrême certaines théories sur l'économie rurale, sur l'importance de produire beaucoup de viande, et
sur la facilité d'importer des laines, quelques agronomes et
même quelques cultivateurs auraient voulu trouver des moutons sans laine. De pareils animaux conviendraient en apparence à celui qui achète un lot de moutons tondus à la Saint-
Jean pour les vendre gras à la Saint-Michel. Le boucher tient
peu de compte de la laine roide qui a poussé en été sous
l'influence du soleil et du parcage; mais nous demanderons :
Le producteur de ces moutons qui les a gardés trois ou quatre
ans et qui en a retiré 20 ou 30 francs de laine, pourrait-il
les livrer à l'engraisseur au prix pour lequel il les livre s'il
les avait élevés et nourris pour la valeur de la viande? Ainsi
la laine profite, même à celui qui semble n'en retirer aucune
utilité.

La toison de moutons tels que nous pourrions facilement
les produire, se vend de 10 à 12 francs, soit environ 2 à 3 francs
le kilogr. de laine chargée de suint, de terre et de fumier; de
sorte que la laine à peu près pure, la substance qui s'est
formée aux dépens de la nourriture, se vendrait au moins
de 4 à 6 francs le kilogr.

Quel est l'autre produit du mouton qu'il serait plus avantageux de fabriquer? Pourquoi donc abandonnerions-nous la
production de la denrée qui paye le mieux le fourrage utilisé?

Non-seulement nous devons faire de la laine, mais encore en faire de la bonne. Nous verrons pourquoi.

Nous ne contestons pas les avantages de la précocité. Le cultivateur qui vend deux moutons tous les cinq ans au lieu de n'en vendre qu'un, livrera deux fois autant de viande à la consommation, et probablement touchera plus de numéraire.

Mais tout ne sera pas profit pour lui ni pour la société : il faudra qu'il ait un nombre double de brebis; il faut donc tenir compte de leur entretien, ne pas oublier qu'elles ont besoin d'être bien soignées, et qu'elles ont des toisons plus légères et des laines de qualité inférieure; il faut aussi qu'il élève deux fois autant d'agneaux qui également réclament beaucoup de soins et une nourriture meilleure que celle des moutons, et qu'il renonce à la vente souvent si avantageuse des agneaux de lait.

En établissant la balance, on trouverait que la précocité n'offre pas tous les avantages qu'elle paraît avoir; que nous ne pourrions, dans tous les cas, avoir des animaux plus précoces, engraisser plus souvent nos troupeaux, qu'en réduisant considérablement le nombre des animaux entretenus pour la laine et le croît, à cause de l'excès de nourriture que nécessitent la production de la graisse, l'élevage des agneaux et l'entretien des brebis nourrices.

Et de plus, la précocité n'est pas possible en France, au moins dans deux conditions. Elle ne l'est pas :

Dans le rayon d'approvisionnement ordinaire de Paris, où l'industrie ovine est divisée. Les producteurs du Berry, de la Sologne, de l'Orléanais, ne pourraient que difficilement engraisser leurs élèves; ils ne pourraient pas non plus, avec les ressources dont ils disposent, les élever de manière à pouvoir les vendre jeunes aux engraisseurs; tandis que ces derniers, les cultivateurs de la Brie, qui engraissent d'excellents moutons, s'occuperaient difficilement d'élevage, et préféreraient, quelques-uns du moins, ne pas avoir de troupeaux plutôt que de prendre à leur charge les embarras de l'hivernage et les soins à donner à des brebis nourrices et à des agneaux.

C'est dans l'intérêt de tous que les premiers font naître,

élèvent comme ils peuvent, et vendent maigres des moutons que les autres engraissent. Quand ces moutons arrivent sur le marché de Sceaux, ils ont quelquefois passé dans trois ou quatre mains, et ils ont laissé un bénéfice dans chacune.

En second lieu, des bêtes précoces, ou mieux, constituées pour ne payer qu'en viande leur entretien, seraient sans valeur pour des fermes qui ne peuvent ni multiplier ni engraisser. Nous avons dans le Midi des exploitations où ces deux branches de l'hygiène sont complétement impossibles ; les propriétaires de certaines terres ne peuvent les utiliser qu'en achetant des moutons forts et vigoureux de 2 à 3 ans pour ramasser le peu d'herbe qui pousse entre les pierres ; ils les gardent jusqu'à l'âge de 6 à 7 ans pour n'en retirer d'autre revenu que la laine et le fumier.

CHOIX D'UNE RACE D'APRÈS LA LAINE. — En parlant des aptitudes, nous avons vu que les qualités du lainage sont indépendantes de la taille des animaux, que parmi les grandes comme parmi les petites races, il s'en trouve de remarquables par la finesse du lainage. Nous pouvons donc choisir la qualité de laine qui donne le plus de bénéfice, quelle que soit la taille des animaux que nous avons profit à élever.

Au point de vue qui nous occupe, les diverses sortes de laines peuvent être ramenées à quatre qualités : laines très-grosses, laines communes, laines fines et laines extra-fines.

Laines extra-fines. Dans le choix des moutons pour la laine, il ne faut pas toujours s'attacher à la beauté des toisons, il faut comparer la finesse à la quantité : 4 kilogr. et demi de laine à 2 fr. le kilogr. produisent une aussi forte somme que 3 kilogr. à 3 fr. Aussi il n'y a pas intérêt à produire des laines d'une très-grande finesse. Nous avons vu, page 108, que les moutons qui les fournissent, nécessitent des soins d'élevage minutieux, ont peu de valeur comme bêtes de boucherie, donnent une toison très-légère, et que la diminution de poids n'est pas compensée par le prix plus élevé de la laine.

La production de la laine extra-fine ne convient qu'aux pays éloignés des grands centres de civilisation, aux contrées incultes, peu peuplées, où les herbages restent presque improductifs, où faute de consommateurs la viande est sans valeur. Elle forme pour ces contrées un des meilleurs produits d'exportation, parce que c'est une matière très-facilement transportable, et que les frais de transport sont peu considérables relativement à sa valeur.

De plus en plus les moutons à laine extra-fine sont relégués dans les contrées où l'agriculture est peu productive. Élevés d'abord dans la Suède, la Prusse, la Saxe, l'Autriche, la Silésie, la Moldavie, la Hongrie, ils se sont répandus ensuite dans la Russie méridionale, dans divers États de l'Amérique du Sud, au cap de Bonne-Espérance et en Australie.

Et encore ces contrées conserveront difficilement les races superfines parce que, faute d'ouvriers, on ne donne pas aux troupeaux les soins qui seraient nécessaires pour empêcher la dégénération. Cette dernière considération rendra leur entretien difficile en Algérie : malgré la grande disposition du nord de l'Afrique à produire de belles laines, les races à laine superfine qu'on y a introduites y donneront de moins bons résultats que les troupeaux à laine intermédiaire.

Enfin, ce qui surtout s'oppose le plus à la production de la laine extra-fine, c'est que, après la fabrication, il est difficile de l'apprécier. De nos jours les procédés de tissage sont tellement perfectionnés, que l'on fait avec des laines de 3 à 4 fr. le kilogr. des étoffes qui, par leur finesse, correspondent à celles que l'on fabriquait il y a trente ans avec des laines d'un prix quatre à cinq fois plus élevé. En supposant d'ailleurs qu'il y ait une différence dans une étoffe selon le degré de finesse de la laine, elle serait, après l'action de la carde et de la teinture, difficile à apprécier par la plupart des consommateurs.

Laines fines. Nous plaçons avec les laines fines ordinaires fournies par les gros mérinos du pays de Caux, de la Beauce, de la Brie et de la Bourgogne, les laines intermédiaires de nos belles races métisses. Notre culture a intérêt à en produire parce que le climat, le sol de la France, leur sont très-favorables, qu'elles sont d'un débit facile quand on veut les vendre, et extrêmement avantageuses quand on les utilise pour les besoins de la famille; enfin, parce que les moutons qui les portent peuvent rentrer, surtout ceux à laine intermédiaire, dans la catégorie des races à laine longue ; qu'ils sont robustes et résistent, s'ils sont soignés, au climat souvent humide de beaucoup de pays.

Laine grosse et laine commune. La belle laine commune rentre dans la catégorie des laines intermédiaires; elle s'en distingue en ce qu'elle est moins douce plutôt que plus grosse. Nous ne parlons ici que de la laine grosse. Nous en avons donné les caractères en traitant de la division des races ovines. Elle a très-peu de valeur. La production en France ne peut s'en expliquer que par la négligence des cultivateurs; aussi croyons-nous que ce qui importe le plus pour arriver à une amélioration qui accroîtrait le produit net de l'agriculture de plusieurs millions, c'est de démontrer l'intérêt qu'ils auraient à produire de belles laines.

Avantages des belles laines. Nous avons en France la moitié de nos moutons qui appartiennent aux anciennes races pures ou à peine croisées, et la moitié de cette moitié dont la laine est grosse, rude et ne devrait servir qu'à faire des couvertures de cheval, des tapis ou des lisières de drap. Les moutons qui fournissent la laine grosse sont nus en partie et donnent un très-faible produit.

Mais nos petits cultivateurs, parce qu'ils emploient le plus souvent toute leur laine pour s'habiller eux et leur famille, se persuadent qu'ils n'ont aucun intérêt à améliorer leurs troupeaux. Que leur importe la finesse, le moelleux de leurs habits !

Rien n'est plus nuisible que ce raisonnement. Ils ont intérêt à rendre la laine de leurs moutons fine, douce, tenace et élastique. Fabriquées avec des laines fines, les étoffes se foulent bien, deviennent serrées, moelleuses et peu perméables sans cesser d'être souples. Notons ensuite qu'elles font un bon usage, qu'elles durent plus longtemps que celles qui ont été fabriquées avec des laines grossières. Plus les mailles, les fils d'une corde sont fins et nombreux, plus la corde, pour un diamètre donné, est résistante. De même les fils de laine sont d'autant plus résistants qu'ils sont formés de brins plus fins et partant plus nombreux et mieux appliqués.

La souplesse et l'élasticité des laines donnent encore aux étoffes de très-précieuses qualités. Un tissu fait avec une laine souple et élastique s'étend pour suivre les mouvements du corps, est souple, toujours bien appliqué, mais sans cesser de résister aux efforts qui le tiraillent, et revient sur lui-même aussitôt que le tiraillement a cessé. Avec une pareille étoffe, un habillement ne se déforme jamais.

Ce que nous disons des étoffes en général semble contraire à ce qu'on observe ordinairement. Les draps fins, souples du commerce font moins d'usage que les étoffes faites avec nos laines communes par les cultivateurs ; mais cela dépend de ce que les draps du commerce, souvent brûlés par la teinture, sont en outre fabriqués trop légèrement. Le fabricant cherche à économiser la matière et fait subir à ses étoffes, pour les rendre plus *belles,* des opérations qui en diminuent la force de résistance et les rendent faibles.

Mais si nos cultivateurs livraient à leur tisserand des laines fines, leurs étoffes feraient beaucoup plus d'usage que celles qu'ils font faire avec leurs laines roides et grossières.

Nous pourrions dire encore en faveur de l'amélioration des moutons, qu'avec un certain poids de laine fine on produit un fil plus long et de même force qu'avec la même quantité de grosse laine ; qu'on fait une étoffe plus belle, plus douce, plus solide, et qu'on en fait une plus grande quantité.

Et nous pourrions ajouter : de tous les moyens propres à prolonger la vie, à prévenir les plus mortelles comme les plus douloureuses maladies, la phthisie pulmonaire, les rhumatismes, aucun n'est aussi efficace qu'un vêtement de laine ; il préserve de l'humidité extérieure et absorbe celle qui est fournie par le corps, garantit du froid tout en conservant la chaleur de nos organes; et ces effets sont d'autant plus marqués que la laine est plus souple, plus fine et plus douce.

Ces avantages ne sont pas les seuls que nos cultivateurs

15,

retireraient de l'amélioration de leurs troupeaux. En même temps que la laine deviendrait plus belle, elle serait produite en plus grande quantité : en rendant leurs moutons plus fins, les cultivateurs qui ont des moutons grossiers pourraient doubler le poids de la tonte. Les bons moutons demi-fins, les métis beaucerons, les dishley-mérinos, les mérinos flamands avec leur toison tassée et recouvrant bien toute la surface du corps, donnent en poids beaucoup plus que les moutons disséminés en petits lots dans l'Anjou, la Gatine, le Limousin, le Quercy, le Rouergue.

L'indifférence de nos cultivateurs pour leur bien-être n'est pas la seule cause qui s'oppose à l'amélioration de nos moutons. Nous devons signaler aussi l'influence du commerce qui agit surtout sur la moyenne propriété.

Les marchands qui achètent les laines dans les campagnes méconnaissent souvent la valeur des belles qualités, et ils sont toujours intéressés à les déprécier. Ils ne font quelquefois aucune différence entre des laines qui valent 25, 30 pour 100 de plus les unes que les autres.

Cette ignorance ou cette mauvaise foi répand l'indifférence parmi les cultivateurs, et nuit autant à l'industrie qu'à l'agriculture. Elle a entravé l'amélioration des moutons dans tous les pays. Déjà dans le siècle dernier, les éleveurs de la Flandre ne voulaient pas multiplier les bêtes à toison fine : « il leur était souvent arrivé d'être le jouet des acheteurs qui, dans la confiance que cette laine ne pouvait être employée que sur leurs métiers, en offraient un très-bas prix. » Cette influence est beaucoup moindre aujourd'hui qu'anciennement, et elle tend à diminuer de plus en plus à mesure que les relations se multiplient et que les déplacements deviennent plus faciles ; elle ne cesse complétement cependant que lorsque les troupeaux améliorés deviennent nombreux. La production en plus grande quantité de laine fine dans un pays attire beaucoup d'acheteurs et fait naître la concurrence : les cours s'établissent alors sur les belles qualités dominantes. C'est ce qui arrive généralement. Ainsi dans la Brie, dans la Beauce, lors des premiers mérinos, des premiers métis, les marchands en payaient la laine à peine plus cher que celle de l'ancienne race du pays ; tandis qu'aujourd'hui les diverses qualités des métis mérinos sont distinguées et diversement payées, quoiqu'elles ne diffèrent que de quelques centimes par demi-kilogramme.

Si l'amélioration de nos moutons entrait dans les vues de nos cultivateurs, elle serait vite réalisée, car elle ne présente aucune difficulté et ne nécessite aucune dépense que ne puisse faire le petit métayer.

Rapports entre la nature du sol et les qualités de la laine. D'après la position des diverses races ovines sur les différents sols qui constituent notre terre arable, on pourrait croire que tous nos départements ne sont pas également aptes à produire de belles laines. Les plateaux calcaires de Châtillon-sur-Seine, l'argile marneuse de la Beauce, le calcaire grossier du Vallois, semblent exclusivement propres à nourrir les moutons qui donnent de belles toisons ; tandis que les coteaux granitiques du Limousin, de la Marche, les collines schisteuses de la Bretagne et les vallées en gneis du Poitou ne paraissent pouvoir produire que des toisons grossières.

S'il en était ainsi, en conseillant à tous nos cultivateurs de transformer leurs moutons à laine grosse en moutons à laine commune et à laine intermédiaire, nous les engagerions à entreprendre des opérations irréalisables et par conséquent infructueuses.

Mais ce n'est pas à la nature du sol que sont dues les différences de nos laines, car le sol de la France n'a pas changé depuis le siècle dernier, et cependant les qualités des laines ne sont pas restées les mêmes : d'après les anciens auteurs, toutes les provinces qui fournissent les plus belles toisons en produisaient jadis de mauvaises. Le Beauvoisis, le Vermandois, le Soissonnais, le Vallois même, dont les toisons sont aujourd'hui si estimées, ne produisaient que des laines grossières ; la Brie n'avait dans le siècle dernier que des laines de médiocre qualité, les toisons fines qu'on y trouvait provenaient, au rapport de Carlier, du Bourbonnais qui aujourd'hui ne donne qu'une laine très-inférieure. Les manufactures de la Champagne tirent, dit-il, encore leurs laines mi-fines et communes du pays, et leurs laines fines de la Sologne, du Bourbonnais, de la Franche-Comté et du Dauphiné ; nous avons vu que le produit de ces provinces est aujourd'hui de mauvaise qualité ; même la laine de la Lorraine était plus moelleuse, plus recherchée que celle du Vallage, de la Champagne, et les moutons des deux contrées avaient le même corsage.

« La laine des provinces septentrionales n'est pas aussi fine ni la chair du mouton aussi délicate que dans les territoires méridionaux où les herbes fines et odoriférantes croissent naturellement. » La Beauce elle-même était inférieure, non pas seulement à la vallée du Rhône et au Roussillon, ni même au Berry, mais à certaines parties du Limousin. On comparait les toisons de quelques variétés de la race limousine à celles d'Espagne, les bonnets et les bas qu'elles servaient à fabriquer aux bonnets et aux bas de Ségovie ; tandis que les pâturages de la haute Beauce nourrissaient des bêtes à laine ronde, plus droite que frisée, plus sèche, plus creuse que celle de la Champagne, et semblable à celle du Quercy et de la Gascogne.

Ces exemples qui, quelques-uns, sont racontés par des contemporains, suffisent pour nous convaincre que la nature du sol n'exerce pas d'action immédiate appréciable sur les qualités de la laine, car certainement elle était plus puissante anciennement que de nos jours. Les terrains n'agissent que d'une manière indirecte. Ainsi, les sols argilo-calcaires produisent de bons fourrages et font prospérer les moutons, quelle qu'en soit la laine, et c'est la prospérité des troupeaux, les bénéfices qu'ils donnent, qui engagent les propriétaires à faire les sacrifices nécessaires, à acheter des béliers, à soigner les appareillements, pour obtenir de bons produits. Nous retrouvons ici cette influence salutaire des débouchés sur les qualités des animaux, que nous avons signalée si souvent, et en particulier en parlant des bêtes à cornes.

Et c'est uniquement parce que les petits propriétaires retirent peu de profit de leurs troupeaux qu'ils conservent des races à mauvais lainage, même dans les pays où prospèrent le mieux les bêtes à laine. Ils les conservent parce qu'ils raisonnent mal, car aucun des travaux qu'ils effectuent, des déboursés qu'ils font, ne leur sont aussi profitables que le seraient les dépenses nécessaires pour renouveler leur petit troupeau et les soins qu'ils donneraient à leurs moutons.

Les belles laines se produisent par le croisement et avec facilité, mais elles ne se conservent que par des soins donnés aux troupeaux. C'est le mérinos qui les a importées dans la Beauce, et c'est l'activité des cultivateurs qui les conserve en faisant disparaître cette malpropreté des bergeries qui rendait les toisons sales, grasses, balleuses, luzerneuses.

Du reste, nous ne devons pas voir ici seulement les soins donnés aux troupeaux, nous devons tenir compte des progrès généraux de l'agriculture; ainsi les contrées favorables à la production des belles laines, le Châtillonnais, les plateaux de la Champagne, le pays Chartrain, avaient anciennement, relativement aux vallées humides, une grande infériorité que l'extension des cultures fourragères a fait disparaître.

Avantages relatifs de la viande et de la laine. — Quoique les moutons puissent donner beaucoup de viande et de fortes toisons, il n'y a pas toujours un égal intérêt à les entretenir pour ces deux produits. Nous devons d'abord faire remarquer la différence qui existe dans leur mode de formation. La viande peut être produite indéfiniment, un mouton grossit toujours en proportion de la nourriture qu'il consomme, et les races dites tardives ne sont telles que parce qu'elles manquent de bonne nourriture; tandis que la laine est toujours limitée dans sa croissance. Elle est plus abondante, le brin est plus gros quand les animaux sont bien nourris, c'est vrai, mais la quantité produite est loin d'être en rapport avec la ration, quand celle-ci est très-forte.

De cette différence il résulte que le cultivateur ayant beaucoup de fourrage à faire consommer en peu de temps, doit surtout produire de la viande; tandis que celui qui ne peut pas nourrir abondamment, qui n'a que des herbages pouvant seulement entretenir les animaux, ne doit compter que sur le produit de la tonte, et tout au plus de la vente des élèves.

Il ne faut pas toujours se guider exclusivement d'après les ressources dont on dispose, il faut aussi avoir égard aux besoins des localités. Ainsi, il est généralement avantageux de donner la préférence à une race remarquable sous le rapport de la viande, près des villes où la viande se vend toujours bien; alors des bêtes dont le corps est volumineux, l'accroissement rapide et l'engraissement facile, sont les plus recherchées. Les agriculteurs des environs de Paris préfèrent les métis-mérinos aux mérinos de race pure, et pour croiser ils prennent plutôt des béliers de taille élevée que de petits béliers à laine superfine. C'est loin des marchés, dans les pays de montagnes où l'engraissement est un accessoire, qu'on recherche le menu bétail à riches toisons; on y garde les animaux plus longtemps, on n'y engraisse les brebis que lorsqu'elles ont un âge avancé; et comme on les tond plusieurs fois, on s'attache plutôt aux qualités du lainage qu'à celles de la viande; car le prix de la toison d'une brebis qu'on tond sept ou huit fois, compense toujours la perte qu'on éprouve en vendant la bête vieille à l'engraisseur ou au boucher.

§ 2. — Choix des reproducteurs.

I. — *Choix des deux sexes.*

Nous n'entretenons les bêtes à laine que pour en retirer des produits; la force, la beauté, ne doivent donc être recherchées que lorsqu'elles indiquent dans les animaux qui les possèdent une conformation propre à donner beaucoup de viande et un grand rendement en laine.

Santé. — L'animal qui jouit d'une bonne santé est fort et agile; il a une marche assurée, se tient en tête du troupeau, et se défend avec vigueur quand on le saisit : il cherche souvent à résister aux chiens qui le conduisent.

Il a l'œil vif, un peu humide, la conjonctive rose, parcourue par des vaisseaux bien apparents; la peau, dans les animaux blancs, a une teinte rosée; la laine s'arrache difficilement et une fois arrachée elle est forte, résistante. Les maladies le plus à redouter dans le choix des reproducteurs sont la *pourriture* et le *tournis*.

FORMES. — Par l'examen des formes, on peut pressentir l'aptitude des animaux à se bien nourrir et leur disposition à produire beaucoup de viande là où se trouve la meilleure.

Une grande aptitude à se nourrir résulte d'abord d'une bonne organisation des appareils digestif et respiratoire, et ensuite de la propension des animaux à ne pas faire des mouvements inutiles.

Un volume moyen du *ventre* est le meilleur signe d'une digestion facile chez le mouton. Le grand développement de cette région, trop fréquent dans nos races, indique l'usage longtemps continué d'aliments médiocres ou mauvais; il se rencontre presque toujours avec un dos ensellé, occasionné par le poids des viscères abdominaux, et avec un système musculaire peu développé.

C'est la respiration qui donne aux matières élaborées par le poumon la faculté de pouvoir être employées à l'accroissement des organes; et on juge de l'activité de cette fonction par le volume des viscères qui l'exécutent, et par la capacité de la cavité pectorale.

L'ampleur de la *poitrine* s'annonce par un corps cylindrique, une côte ronde, un poitrail large, bien sorti, un garrot épais, un dos bien soutenu, des régions costales prolongées en arrière, ce qui rend le flanc étroit. Dans le mouton à grande poitrine, les membres sont bien écartés, même les postérieurs, et la région sternale est large : on juge de la belle conformation de cette partie, en explorant le dessous du corps avec la main ou en renversant le bélier.

Des *lombes* larges, indice, nous allons le voir, de beaucoup de bonne viande, supposent aussi l'ampleur des organes respiratoires, car la largeur des lombes existe toujours avec un grand développement de la partie supérieure du corps, et partant, avec la rondeur des côtes et l'épaisseur du garrot.

Beaucoup d'acheteurs se contentent de palper les lombes pour juger des qualités d'un bélier.

Comme dans le cheval, un *chanfrein* étroit, busqué ; des naseaux peu ouverts se rencontrent avec un poitrail enfoncé, des membres rapprochés et une poitrine resserrée ; tandis que la tête droite en avant, le bout du nez fort, le chanfrein épais, indiquent des voies aériennes larges.

Les animaux de boucherie doivent avoir beaucoup de viande et *peu d'issues*, et la viande doit se trouver en plus grande quantité là où elle est de qualité supérieure.

Avec un corps trapu, épais, cylindrique, bas sur jambes, un dos bien soutenu, un abdomen peu développé, un squelette léger, une tête petite, des os grêles, des membres fins, les animaux donnent une grande quantité de viande nette ; il suffit même, pour juger de cette qualité, d'examiner la tête et les oreilles : une forte tête ou seulement des oreilles épaisses sont un indice du grand développement des os ; car il y a toujours un rapport de volume entre le système osseux et le système cartilagineux.

Mais il faut encore que la viande de bonne qualité soit relativement abondante, elle se trouve à la croupe, aux fesses, aux cuisses et à la région lombaire ; la plus mauvaise au flanc, à la partie inférieure des côtes, à l'encolure et à la tête. Un mouton à jambes courtes, à cuisses descendant près des jarrets, à tête fine, à encolure grêle, à lombes larges, à croupe peu inclinée, donnera de bons filets, de lourds gigots et peu de basse viande.

Cornes. « Les cultivateurs qui mettent les cornes au nombre des imperfections qui diminuent le mérite et le prix du bélier, du mouton et de la brebis, se fondent sur des raisons qui nous paraissent péremptoires.

« Ces sortes d'excroissances, disent-ils, ne servent de rien aux bêtes à laine et elles leur nuisent beaucoup. L'animal veut-il tourner sa tête d'un côté ou de l'autre, il se froisse avec leurs extrémités le haut des épaules où elles touchent, au point que la laine laisse quelquefois ces endroits à découvert.

« Les bergers qui traversent leurs troupeaux ou qui affourrent à l'étable éprouvent souvent l'inconvénient d'être accrochés par leurs habits.

« Les cornes droites et pointues ont encore ceci de dangereux, que les bêtes qui les portent peuvent blesser celles qui les approchent, au râtelier surtout, sans *doguer* et sans se battre.

« La tête d'un mouton cornu étant beaucoup plus dure que celle des bêtes qui n'ont point de cornes, elle porte en luttant des coups plus dangereux.

« L'ancien préjugé favorable aux béliers cornus se détruit peu à peu, même dans nos provinces méridionales où il paraît avoir été fort enraciné. »

Malgré ces raisons qui ne sont pas sans valeur, si elles ne sont pas péremptoires, la question n'est pas plus avancée aujourd'hui qu'au milieu du siècle dernier, alors que fut publiée la page que nous venons de transcrire. Cependant on a beaucoup écrit dans ces derniers temps contre les races de bêtes à laine cornues. Mais c'est en vain que les auteurs exagèrent l'importance de certaines questions, les hommes pratiques laissent dire et continuent d'aller leur train.

Même dans la Champagne, la Picardie, l'Ile-de-France, la Beauce, la Brie où l'on disait, en 1779, d'une voix unanime qu'il fallait remplacer les races à cornes par des races dépourvues de ces appendices, beaucoup de cultivateurs recherchent encore en 1857 la présence des cornes ; ils considèrent ces organes comme indiquant une belle laine, comme un des caractères de la race mérine, et en effet, quoique l'expérience prouve que des béliers dépourvus de cornes peuvent avoir une très-belle toison, que nous en ayons vu de nombreux exemples, il n'est pas encore avéré que la disparition de ces appendices dans une race qui en est ordinairement pourvue, n'indique pas une disposition de la peau à donner une laine plus longue, plus droite et souvent inférieure.

Les béliers pourvus de cornes sont fort gênants et ont une tête relativement très-lourde. Dans un jeune bélier cornu qui a fourni 41 kilogr. de viande, les os de la tête pesaient 3^k,600 gr. et les cornes 1^k,600. Le poids de la tête était au poids de viande nette : : 12,683 : 100. Dans un bélier sans cornes de même race qui a rendu 41 kil. 500 gr. de viande nette, la tête pesait 3,000 gr., le rapport du poids de la tête au poids de la viande était : : 7,228 : 100.

Dans les moutons, la tête est moins lourde, mais le rapport entre ceux qui ont des cornes et ceux qui en sont dépourvus varie selon la manière dont ils ont été châtrés. Dans quatre moutons bigourdans ou bretons mal conformés, incomplétement castrés, qui ont donné 73^k,500 de viande, la tête avec les cornes pesait 11^k,710 ; tandis que dans quatre moutons sans cornes qui ont fourni 74^k,700 de viande, la tête pesait 7^k,385. Dans les premiers, la tête était aux quatre quartiers : : 15,931 : 100, et seulement : : 9,886 : 100 dans les seconds.

Dans les brebis et dans les moutons bien châtrés les cornes sont très-petites et la tête n'est pas beaucoup plus forte que dans les animaux non cornus. Dans deux moutons métis-mérinos de race champenoise achetés à Sceaux et châtrés par l'ablation des testicules, la différence était presque nulle. Dans celui qui avait des cornes et qui pesait brut 44^k,500 (19^k,500 de viande nette), les os de la tête pesaient 1^k,975 et les cornes 0^k,045, tandis que dans celui qui n'avait pas de cornes et qui pesait brut 49^k,500 (21^k,500 de viande nette), les os de la tête pesaient 2^k,095. Dans le premier, le poids de la tête était au poids de la viande nette : : 10,358 : 100, et dans l'autre : : 9,744 : 100. Ces chiffres prouvent que la castration peut faire complétement avorter les cornes, et que ces organes, quand les animaux sont bien châtrés, ont très-peu d'influence sur le rendement des moutons ; de sorte que, tant qu'il n'existera pas de race à belle laine sans cornes, bien fixe, les cultivateurs sont fondés à donner la préférence aux reproducteurs qui sont pourvus de ces organes. Du reste, aujourd'hui, depuis que les métis-mérinos sont bien établis, depuis qu'il s'en voit très-souvent qui ont beaucoup de sang mérinos et une belle toison quoique dépourvus de cornes, on recherche moins les bêtes cornues que du temps où l'on commençait le croisement, alors que l'absence des cornes indiquait une grande prédominance du sang indigène.

Peau. — Dans le mouton, la peau est tendue ou ample, formant des plis et des fanons. Ces plis augmentent l'étendue de la surface du corps et le poids de la toison ; mais la peau épaisse qui les forme fournit une laine grosse, dure, comme jarreuse, parce que les bulbes qui produisent les brins ont un volume relatif à l'épaisseur de la membrane qui les renferme. Les mérinos sans fanons donnent moins de laine, mais on les préfère cependant, parce que les toisons sont mieux suivies, plus égales et en général plus fines.

Laine. — Quelle que soit la race de moutons que l'on possède et la nature de sa laine, le choix, par rapport à ce produit, est de première importance, d'abord pour le produit lui-même en raison de sa grande valeur, et ensuite pour les indications qu'il fournit sur la santé et l'état des animaux qui le portent.

Pour apprécier la laine des animaux destinés à la reproduction, on examinera les brins, les mèches et la toison.

Dans la laine grosse et commune on apprécie assez facilement la *finesse* en examinant directement les *brins* d'une petite mèche ; mais dans les laines fines cette appréciation qui est d'une très-grande importance, offre des difficultés : il faut saisir des différences très-peu sensibles qu'il est important cependant de constater, afin de prévenir la dégénération du troupeau en n'employant à la reproduction que les individus les plus fins. On a proposé divers instruments pour mesurer la grosseur du brin ; mais à l'exception du microscope qui ne peut jamais devenir usuel, tous sont très-défectueux, et généralement on se borne, pour juger de la finesse dans les qualités extra-fines, à placer les brins sur un corps noir, sur un drap noir si la laine est blanche, afin de mieux faire ressortir le volume du poil.

C'est sur une masse de brins, sur une *mèche*, que l'on peut étudier les qualités de la laine. De préférence on arrache la mèche que l'on veut examiner sur l'épaule : c'est sur cette région que la laine présente toutes ses qualités.

On appelle *carrée* la mèche qui se termine tout à coup à l'extrémité libre, et *pointue* celle qui finit insensiblement en pointe.

La laine est dite *lisse*, si le poil est droit et la mèche à surface unie ; en *zigzags*, si elle forme des angles nombreux et rapprochés ; *ondulée*, si elle présente des ondulations, des flexuosités ; *vrillée, frisée*, si la mèche est disposée en tire-bouchons. Plusieurs de ces caractères sont réunis quelquefois sur la même toison : la laine peut être en *zigzags-ondulée, ondulée-vrillée.*

Elle est *cotonneuse* quand, au lieu de former des mèches bien lisses, à brins unis, ceux-ci paraissent comme velus.

Parmi les qualités principales de la laine que l'examen des mèches permet d'apprécier, il faut citer la *force*, l'*élasticité* et la *douceur*.

On dit que la laine est *forte*, qu'elle *a du nerf*, est *nerveuse*, quand elle résiste aux efforts qui tendent à la rompre. Cette précieuse qualité dépend de l'état de santé ou de maladie, de la nourriture et de la manière dont les animaux sont tenus : en général elle est très-développée dans les laines françaises et leur donne beaucoup de valeur.

Les privations, les maladies, rendent la laine *faible*. Si un mouton tondu en juin est mal nourri ou devient malade en décembre, on remarquera à la tonte suivante que la laine est plus mince et plus faible vers son milieu ; c'est-à-dire vers la partie qui a poussé à l'époque où la nourriture était mauvaise ou l'animal malade.

Non-seulement les brebis nourrices donnent moins de laine que les béliers, que les moutons et que les brebis infécondées, mais elles la donnent plus faible : celle qui a été produite pendant l'allaitement et au moment du part, surtout si cette fonction a été pénible, est toujours moins résistante. On appelle *à deux bouts* la laine faible dans son milieu. Elle est de qualité inférieure, les outils la rompent souvent pendant la préparation.

L'*extensibilité* et l'*élasticité* sont les deux propriétés qui contribuent le plus peut-être à caractériser la laine et à faire reconnaître celle qui est de belle qualité. La laine lisse, droite, en mèches pointues des mauvais moutons, peut s'étendre à peine ; celle des mérinos s'allonge considérablement quand on l'étire et revient ensuite complétement sur elle-même. Ces deux qualités de la laine dépendent de beaucoup de circonstances, principalement des ondulations, des angles et des zigzags que forment les brins. Si ces zigzags sont nombreux et petits, le brin s'allonge beaucoup, et revient ensuite fortement sur lui-même, quand la force de tension a cessé.

C'est à leur élasticité que les laines doivent de pouvoir se feutrer, de former des draps qui, sous l'action du foulon, deviennent moelleux et épais.

On recherche la *longueur* dans la laine parce qu'elle rend ce produit susceptible de remplir certains usages particuliers, et parce qu'elle augmente le poids des toisons. La laine frisée, ondulée, paraît courte ; il faut l'étendre pour connaître sa longueur réelle, supérieure à sa longueur apparente.

Il est à désirer que tous les brins de laine présentent la même longueur. Quand cette condition existe, les mèches au lieu d'être pointues sont comme tronquées : elles sont *carrées* et les toisons fermées.

On reconnaît la *douceur* en examinant la laine réunie en grosses mèches ; toujours en rapport avec la finesse et la souplesse de la laine, cette qualité contribue à augmenter le prix des toisons.

La *souplesse* de la laine dépend beaucoup de la finesse, mais elle est subordonnée aussi à l'état des moutons. Lorsque ces animaux jouissent d'une bonne santé, qu'ils ne sont ni trop gras, ni trop maigres, que la peau est moite et le suint abondant, la laine est souple ; elle est *roide* quand elle est grosse, quand les animaux ont une épaisse couche de graisse qui isole la peau et en diminue l'activité ; roide encore quand les animaux sont mal nourris ou malades ; quand ils ont été exposés à la poussière, au sable poussé par le vent, et quand ils ont parqué sur des terres meubles ou couché dans des bergeries mal tenues.

Toison. Elle doit être répandue sur tout le corps, tassée et uniforme :

Presque toujours, quand la laine *recouvre* tout le corps, le ventre, les membres et en grande partie la tête, les brins sont rapprochés, elle est *tassée* et la toison lourde. Ce n'est donc pas pour la petite quantité de laine d'ordinaire plus grosse et souvent jarreuse, qui recouvre la tête, le ventre, et les jambes, qu'il faut rechercher des bêtes bien laineuses; c'est parce que la présence de la laine sur tout le corps indique que ce produit est partout abondant et de bonne qualité. Dans les bêtes laineuses, le brin est fin, doux et élastique.

D'après la disposition de la laine, on distingue les toisons *fermées* et les toisons *ouvertes*. Dans les toisons ouvertes, les mèches, formées par le rapprochement des brins, sont pointues et pendantes : on appelle ces toisons *mécheuses* ; quand la laine est longue, une ligne presque sans laine se continue le long de l'épine dorso-lombaire. Le parcage, le contact de la terre, de la litière et du fumier nuisent considérablement aux toisons ouvertes.

Quand les toisons sont fermées, les mèches carrées, la laine reste plus propre à l'intérieur; elle se dessèche moins et conserve mieux sa souplesse.

Les laines courtes sont en mèches carrées et forment des toisons fermées. A mesure que les brins deviennent plus longs, ils tendent à s'écarter à leur extrémité libre; c'est facile à comprendre. Cependant l'état de la surface des toisons ne dépend pas seulement de la longueur de la mèche. Certaines qualités de laine, la mérinos, tendent à former des toisons fermées.

Demandons pour dernière condition, que la toison soit autant que possible *uniforme* sur les diverses parties du corps.

Les connaisseurs distinguent sur chaque animal trois, quatre, cinq, six qualités de laine. La plus belle est sur l'épaule, la plus mauvaise sur la queue, les cuisses, sur les fanons et les cravates.

Les différences entre ces qualités varient beaucoup; elles

sont moins sensibles dans les très-bonnes bêtes et dans les très-mauvaises.

C'est surtout dans l'intérêt des cultivateurs qu'il est à désirer que les laines soient uniformes; car les marchands, les manufacturiers, achètent en se guidant sur la mauvaise ou la médiocre qualité. Ils font ensuite opérer le triage à leur profit.

Dans les troupeaux d'une même race et d'une race ancienne, il y a moins de différence que dans ceux qui sont formés de bêtes appartenant à divers types.

Ainsi dans les troupeaux des Arabes, comme dans ceux de la Bretagne et du Limousin, où nous trouvons à la fois des moutons à laine fine, des moutons à laine commune et des moutons à laine très-grosse, les toisons sont quelquefois formées de laines fort différentes. Les troupeaux *neufs* de l'Australie n'offrent pas le lainage disparate qui se remarque en Algérie comme au cap de Bonne-Espérance.

Même une petite quantité de *poil jarreux* déprécie les toisons. Quand il en existe peu, c'est à la queue, sur les cuisses, les fesses, sur les grands plis de la peau, à l'encolure, qu'on les trouve; dans les races à laine grosse, toute la partie antérieure du corps en est quelquefois couverte.

Relativement au mélange de la laine et du *jarre,* nous pouvons faire la même observation que pour la diversité des laines. Il y a en Afrique et dans nos montagnes des moutons qui, avec une laine passable, ont une très-grande quantité de jarre. Le défaut de soins dans les appareillements explique ce mélange qui déprécie complétement les toisons.

COULEUR. — Dans les races communes, on recherche souvent les moutons bruns ou noirs, parce que les cultivateurs utilisent la laine sans avoir à faire des frais de teinture; mais lorsque la laine doit être vendue, et surtout lorsqu'elle est de belle qualité, on doit tenir à l'avoir blanche.

Dans les races où se trouvent beaucoup de bêtes noires, il suffit qu'un animal ait les membranes muqueuses de la bouche brunes, ou des taches à la peau pour qu'il donne des agneaux noirs; mais dans les races où les individus noirs sont inconnus, le même fait ne s'observe que très-rarement. Au cap de Bonne-Espérance, où se trouvent des métis de l'ancienne race brune, on considère des taches sur le corps comme des causes de réforme dans les reproducteurs.

II. — *Choix particulier du mâle et de la femelle.*

CHOIX DU BÉLIER. — Les béliers peuvent féconder leur femelle à l'âge de cinq mois; ils montrent, à cette époque de leur vie, des signes de chaleur. Ils se tourmentent réciproquement, s'échauffent. Les produits d'agneaux ne seraient peut-être pas très-robustes, mais ils seraient d'un développement rapide, et faciles à engraisser comme agneaux de lait. Cependant il n'y aurait pas avantage à sacrifier ainsi les agneaux en les employant comme reproducteurs; on doit attendre l'âge de dix-huit mois, et même il ne faut les utiliser alors que comme reproducteurs supplémentaires. C'est seulement à deux ans, trente mois, qu'ils doivent entrer réellement en service; ce n'est qu'alors qu'ils sont développés, souffrent peu de la monte si on les soigne bien, et engendrent des produits robustes.

Les béliers peuvent faire la monte jusqu'à l'âge de dix ans, mais on doit les réformer beaucoup plus jeunes et les châtrer pour profiter de la viande, avant qu'elle soit trop dure; après cinq, six ans, ils deviennent paresseux et fécondent moins bien les brebis; d'ailleurs, ils dépouillent peu de laine, leur viande devient coriace et ils sont plus durs à l'engrais. En outre, si on les garde trop longtemps, ils fécondent leurs filles, ce qui peut être une cause de graves accidents, surtout dans le cas où il y aurait dans le troupeau une prédisposition au tournis, à la tremblante.

Avant d'employer un bélier en grand, il faut l'essayer en le faisant reproduire avec des brebis dont le mérite comme donnant de beaux produits soit déjà connu; on garde plus d'agneaux qu'on ne doit employer de béliers, et l'on choisit les meilleurs d'après la beauté de leurs descendants. L'essai est le seul moyen de reconnaître les bons reproducteurs; car bien souvent l'on remarque que les agneaux n'ont pas les qualités des pères. D'ailleurs, l'emploi de jeunes béliers peut être utile (*voyez* SAILLIE) pour féconder, à la fin de la saison, les brebis retardataires.

Si l'on veut avoir une race aussi parfaite que possible, il faut que les béliers puissent appareiller les brebis; or un grand troupeau de portières présente toujours quelques bêtes plus grandes, plus fortes les unes que les autres. Il faut alors les grouper d'après leur conformation, et choisir, pour les divers groupes, un nombre de mâles relatif à celui des femelles : au moment de la monte on donne à chaque lot de brebis les béliers les plus convenables.

CHOIX DE LA BREBIS. — L'agnelle peut être couverte à l'âge de six à sept mois; mais employée si jeune, elle souffre de la gestation, donne une mauvaise toison et un agneau de peu de valeur. L'âge auquel on doit faire couvrir la brebis varie selon la manière dont elle a été nourrie; si on lui a donné des aliments abondants et substantiels, elle peut, sans inconvénients, être couverte de manière à agneler à deux ans; mais on attendra, pour lui donner le mâle, qu'elle ait deux ans et même trente mois, si elle n'est pas bien développée pour son âge. Les antenaises qui ne portent pas donnent de très-fortes toisons et de la belle laine; elles payent ainsi leur hivernage. Il y a donc tout avantage à attendre trente mois pour les faire porter. Les animaux issus de brebis trop jeunes sont exposés, selon Morel de Vindé, à la pourriture et au tournis. Pendant plusieurs années, cet éleveur a fait couvrir la moitié de ses brebis à dix-huit mois, et l'autre moitié à trente mois; et il a enfin adopté l'agnelage le plus tardif comme donnant des produits robustes, forts, grands, bien conformés.

Les brebis peuvent engendrer, quoique très-vieilles, et l'on doit même conserver jusqu'à un âge fort avancé celles qui donnent de très-beaux produits; mais en général, il faut les réformer avant qu'elles aient perdu leurs dents, pendant qu'elles sont encore assez jeunes pour fournir, étant grasses, de la bonne viande.

Chaque fermier doit choisir, autant que possible, des brebis qui se ressemblent, qui puissent toutes convenir aux mêmes

16.

béliers, afin de ne pas être obligé, lors de la monte, de diviser les troupeaux en plusieurs lots.

Dans les contrées où les troupeaux sont très-abondamment nourris, les mamelles des nourrices deviennent malades à l'époque du sevrage. Il en résulte une affection de la mamelle qui est héréditaire. Il faut donc réformer les brebis qui en sont atteintes.

Lait. Dans le Midi de la France on ajoute une grande importance au lait des brebis. En général, les plus fortes, les mieux constituées sont celles qui en fournissent le plus. Nous avons eu particulièrement occasion de l'observer à Cijean, département de l'Aude, sur les collines si rocheuses des bords de la mer, dans deux petits troupeaux entretenus pour la production du lait. Ces troupeaux appartenaient à deux marchands de moutons qui vendaient du lait en nature. En raison de leur commerce, ils avaient pu choisir, pour les former, les meilleures brebis sur un grand nombre d'animaux; elles étaient toutes très-bonnes laitières. Du reste, elles provenaient de différents pays, les unes des plaines du Roussillon, d'autres des Corbières, beaucoup du Languedoc; te en général elles avaient du sang mérinos, mais toutes étaient fortes de taille et remarquables par l'ampleur de leur poitrine, l'épaisseur du garrot, l'ouverture du poitrail, l'horizontalité de l'épine dorsale et la largeur des lombes.

§ 3. — Croisement, appareillement.

Contrairement à beaucoup d'agronomes très-recommandables, nous croyons qu'en France l'amélioration la plus urgente est celle de la laine.

Nous la plaçons en première ligne parce que c'est la plus facile à réaliser, qu'elle procurerait un accroissement considérable de revenu sans exiger aucune dépense, et qu'elle peut être obtenue sans de grands changements dans le régime des troupeaux.

Les belles laines comme les formes du cheval noble se transmettent par le croisement. De même que le cheval de course modifie en les croisant toutes nos races équestres, de même le mérinos imprime les principaux caractères de son lainage au plus grand nombre de nos races ovines. L'un comme l'autre de ces reproducteurs transforme son espèce avec une rapidité qu'aucun moyen d'amélioration ne communiquerait au perfectionnement de l'espèce bovine, dont les principales qualités tiennent au poids et au volume du corps. Il suffirait donc, pour que l'amélioration fût possible, que les éleveurs eussent le désir de récolter de la laine meilleure ; car les mérinos et les métis de cette race, si répandus dans toute la France, leur en fourniraient immédiatement le moyen.

En conseillant le croisement par des métis, nous savons que nous sommes en opposition avec des autorités très-respectables, mais les faits sont trop nombreux aujourd'hui pour qu'on puisse mettre en doute la puissance de ces reproducteurs : il s'en produit dans toutes les parties de l'Europe où l'élevage des bêtes à laine a pris de l'importance.

C'est en partie par principe que l'on soutient la nécessité du pur sang, et l'inaptitude des métis à bien *racer*. Nous nous rappelons qu'un homme très-compétent dans la connaissance des laines, qui élève des moutons dans son domaine, nous soutenait la nécessité des races pures et blâmait l'emploi des croisés pour l'amélioration de toutes les races domestiques, tout en nous montrant de très-beaux échantillons d'une laine remarquable par sa longueur et sa finesse, obtenue d'un *métis anglo-mérinos,* croisé avec des brebis saxonnes; il se félicitait en même temps des très-belles formes des produits qu'il obtenait, ils ressemblent, disait-il, à leur père ; de sorte que les échantillons qu'il nous faisait voir comme les faits qu'il racontait, étaient en opposition avec la théorie qu'il venait de soutenir.

Les règles du croisement et de l'appareillement n'ont pas besoin d'être aussi strictement observées dans l'espèce ovine que dans le cheval. Dans le mouton comme dans le bœuf, on tient plutôt au poids du corps qu'aux proportions des diverses régions entre elles, de sorte qu'il peut y avoir avantage à réunir de petits béliers à de fortes brebis, et réciproquement. C'est de ces appareillements que résultent ces animaux à tronc énorme et à membres grêles, qui sont des modèles de bêtes de boucherie.

On avait craint que de ces accouplements résultent des parts laborieux; mais comme le fait observer M. Eug. Marie (1), la disproportion entre les races anglaises et les brebis communes existe plutôt dans le volume de la poitrine que dans celui de la tête. Il en résulte que l'agnelage de ces brebis, quand elles ont été fécondées par des béliers anglais, n'offre pas des difficultés extraordinaires : la partie du fœtus qui a beaucoup de volume, la poitrine, est flexible, compressible, tandis que celle qui cède le moins, le crâne, celle qui en général oppose le plus grand obstacle au part, n'est pas plus développée que dans les petites races françaises. Ainsi s'explique le fait signalé depuis longtemps, que les petites brebis berrichonnes et solognotes, mettent bas assez facilement, quand elles ont été couvertes par le gros bélier new-kent. Pour expliquer ce fait on avait supposé que les lois physiologiques qui régissent la reproduction, ne sont pas les mêmes dans le mouton que dans les autres animaux domestiques.

Malgré la facilité avec laquelle les formes du mouton s'améliorent par le croisement, ce n'est pas ce moyen qui doit être mis en première ligne pour l'amélioration de nos races, au point de vue de la boucherie. De même que le bœuf, le mouton ne peut éprouver de grandes améliorations, comme bête de boucherie, que par le régime. Il ne suffit pas de faire naître de bons agneaux, il faut encore produire de bons moutons; c'est à cause de cette nécessité d'un changement préalable dans le régime que l'amélioration des formes est moins facile, plus dispendieuse, moins généralement possible que celle du lainage et que nous insistons sur la convenance de s'occuper, d'abord et surtout, de cette dernière amélioration.

(1) *Journal d'agriculture pratique*, 1856.

SECTION II.

SOINS ET RÉGIME DES REPRODUCTEURS.

§ 1. — De la chaleur.

SIGNES. — Dans le mâle, ils consistent en une excitation que les animaux manifestent en se poursuivant réciproquement ou en poursuivant les brebis s'ils vivent avec elles.

Dans les femelles, les signes de la chaleur sont peu marqués. Les brebis disposées à être fécondées ont cependant le vagin rouge, la vulve gonflée ; mais naturellement fort paisibles, elles ne font paraître leurs désirs amoureux que lorsqu'elles vivent avec les mâles ; elles recherchent alors le bélier, s'en approchent, le suivent, mangent à côté de lui, le flairent de temps en temps, et ne se défendent pas s'il cherche à les couvrir.

Pour reconnaître les brebis qui sont en chaleur, afin de pouvoir les mettre à part avec le bélier dans la *lutte* en main, on emploie un *étalon d'essai*. C'est un bélier ardent, sans valeur, sous le ventre duquel on a fixé, au moyen de courroies qui se bouclent sur le dos, un tablier en cuir ou en grosse toile qui s'oppose à la copulation. On le met dans le troupeau deux fois par jour, le matin et le soir : aussitôt qu'il arrive, les brebis en chaleur s'en approchent, vont à sa rencontre ; il les flaire et cherche à les féconder : on les met à part avec le bélier qui leur est destiné.

DURÉE. — Les brebis entrent en chaleur après le sevrage des agneaux ou lorsqu'on cesse de les traire, dans le courant de l'été ; si elles ne sont pas fécondées, cet état se renouvelle tous les seize, dix-sept ou dix-huit jours, lorsqu'elles sont en présence des mâles ; mais il ne paraît pas qu'il en soit ainsi si les femelles restent seules ; car lorsqu'on met un bélier dans un troupeau il y a toujours peu de brebis en chaleur les premiers jours. C'est la présence du mâle qui les excite. Les chaleurs durent un jour, trente-six heures, la première fois, mais elles ne sont souvent que d'une demi-journée quand elles se renouvellent.

Soins des brebis. — Comme il importe que toutes les femelles d'un troupeau soient fécondées à peu près à la même époque, que tous les agneaux naissent à peu de distance les uns des autres, on sépare, dans le courant de l'année, les béliers des brebis ; et afin que celles-ci soient toutes disposées à être fécondées quand arrive l'époque de la monte, on leur distribue quelque temps avant cette époque une nourriture choisie : on les conduit sur les meilleurs pâturages, dans des terres réservées à cet effet ; immédiatement après la moisson, on les met sur les éteules où elles trouvent les épis qui ont échappé à la glaneuse. Lorsque ce régime a duré huit ou dix jours, que toutes les bêtes sont en bon état, on met les béliers dans le troupeau. Fortifiées par une bonne nourriture et excitées par la présence des mâles, elles deviennent presque toutes en chaleur en très-peu de temps.

On peut encore abréger la durée de la monte en mettant avec les brebis, préalablement bien nourries, à titre de *boute-en-train*, un bélier pourvu d'un tablier qui, comme celui de l'étalon d'essai, l'empêche d'effectuer l'accouplement. Le même bélier remplit les deux fonctions. De temps en temps, on lui laisse faire quelques saillies pour conserver son ardeur. Si l'on met le boute-en-train douze ou quinze jours avant les béliers qui doivent faire la lutte, ceux-ci trouvent, en entrant dans le troupeau, un grand nombre de femelles disposées à les recevoir.

Lorsque ces moyens sont insuffisants, on donne aux brebis un peu de sel, de grains ou de graines, des provendes avec ou sans sel. Une distribution d'aliments très-nutritifs peut être nécessaire dans les années pluvieuses, afin que la saillie traîne moins en longueur et que l'agnelage dure ensuite moins longtemps ; quand on veut devancer l'époque ordinaire de la monte, car l'on a besoin alors d'exciter les brebis ; enfin quand on a retardé cette opération et que ces femelles ont besoin d'être excitées pour redevenir en chaleur.

Soins des béliers. — Il est indispensable que les béliers, hors le temps de la monte, ne restent pas avec les brebis. Dans les troupeaux, si nombreux encore, où l'on tient toute l'année mâles et femelles réunis, on a presque constamment des naissances; on ne peut soigner ni l'agnelage, ni l'allaitement des agneaux, ni le sevrage, et tout le troupeau dégénère.

Quoique tenu à part, le bélier ne doit pas être trop abondamment nourri; il faut le rendre énergique sans l'engraisser, car les béliers gras sont paresseux et quelquefois impuissants.

La séparation des béliers est une des premières règles à suivre dans le gouvernement des troupeaux. Cela est du reste très-peu dispendieux, car six, huit, dix béliers, selon l'importance de l'exploitation, sont faciles à nourrir soit dans une petite bergerie, soit dans un verger.

Soignés convenablement, ils sont toujours disposés à couvrir leurs femelles et ils doivent être constamment entretenus de manière qu'ils puissent remplir leurs fonctions sans nécessiter un régime particulier. C'est seulement quand ils doivent exécuter en peu de temps un grand nombre de saillies, qu'il peut être utile d'accroître un peu leur ration de grains, ou bien de leur en donner s'ils n'en recevaient pas.

Beaucoup d'agriculteurs, quinze jours avant la lutte, leur donnent de l'avoine, de l'orge, des pois, ou des provendes salées. Le sel est salutaire dans cette circonstance, et une distribution extraordinaire de bons aliments est d'autant plus nécessaire que généralement les béliers mangent fort peu quand ils sont auprès de brebis en chaleur.

Si le bélier avait été trop abondamment nourri et s'il était froid en présence des brebis, ce qui arrive quelquefois chez les béliers trop gras, on devrait continuer à lui donner un peu de grains, de l'avoine, des pois, mais diminuer cependant le total de sa ration et ne pas se presser de le réformer : il s'en trouve qui restent quinze jours, trois semaines avec les brebis sans les regarder; excités par l'exercice, par la présence des femelles, par les autres béliers qu'ils voient fonctionner, ils deviennent ensuite très-bons.

Le régime extraordinaire sera continué tant que la monte durera; le bélier qui ne fait pas un service continu, doit encore, dans ses jours de repos, recevoir le matin et le soir sa ration de grains.

A la fin de la saison, lorsque toutes les femelles seront couvertes, ce régime sera supprimé graduellement. Il faut même prévenir, par l'usage d'une nourriture peu substantielle, la pléthore sur des animaux qui cessent tout à coup de faire de grandes déperditions et mangent plus régulièrement.

§ 2. — De la lutte.

ÉPOQUE. — Les cultivateurs fixent l'époque de la lutte, en ayant égard principalement aux ressources dont ils disposent pour nourrir les brebis pleines, les nourrices, et pour engraisser ou pour élever les agneaux. Si on veut élever, c'est dans le courant de l'hiver qu'il faut faire naître, à condition que l'on pourra disposer de bon regain et de racines pour les mères. Quand les agneaux commencent à avoir besoin de manger, ils trouvent la pousse de l'herbe qui est en rapport avec la délicatesse de leurs organes digestifs : on a toujours remarqué que les agneaux précoces sont ceux qui se développent le mieux.

En faisant couvrir les brebis au commencement de la saison de la monte, on a l'avantage de pouvoir faire sauter une seconde et même une troisième fois celles qui n'ont pas retenu la première, et l'on a infiniment moins de femelles infécondes que si la lutte commençait tard ; lorsqu'on veut vendre les élèves jeunes, on se défait toujours mieux de ceux qui sont précoces, comme nous l'avons déjà dit pour les poulains.

On doit avoir égard, pour fixer l'époque de la lutte, à la facilité que l'on a de vendre les agneaux ; s'ils doivent être livrés au boucher, il faut les faire naître en hiver, au moment où les veaux sont rares ; s'ils doivent être exportés, on doit faire en sorte qu'ils soient sevrés au moment où les marchands forains viennent les acheter ; si le lait forme le principal produit des troupeaux, l'agnelage devra avoir lieu fin d'avril, afin que les brebis, au moment où elles sont le mieux disposées pour donner beaucoup de lait, alors qu'elles sont fraîches *agnelées*, trouvent une nourriture copieuse, tendre, aqueuse, favorable à la sécrétion des mamelles.

Les agriculteurs fixent ordinairement l'époque de la lutte d'après ces considérations et ils livrent les brebis au bélier, dans le Midi, sauf quelques exceptions, en juillet ou en août, et dans le Nord, en août ou en septembre.

En faisant couvrir les brebis à l'époque que nous venons d'indiquer, on pratique le sevrage au commencement de l'été, et les brebis cessent de nourrir quand on leur livre les chaumes. Les épis, les grains qu'elles ramassent alors, ne peuvent-ils pas contribuer à faire naître les apoplexies de la rate ?

C'est ce qu'avait pensé un habile producteur de béliers de la Beauce, M. Bailleau d'Illiers. Pour diminuer les chances de cette terrible maladie, il avait repoussé l'époque de la monte. En la retardant tous les ans d'un mois, il en était venu à faire saillir ses brebis, de manière qu'elles étaient nourrices au moment des moissons. Il y trouvait un double avantage : économiser le grain donné à la bergerie, puisque les brebis en ramassaient dans les champs, et avoir des brebis moins exposées au sang de rate. En outre, les agneaux âgés de 13 ou 14 mois à l'époque ordinaire de la monte, peuvent être vendus plus tôt pour faire le service de béliers.

Un point sur lequel tous les éleveurs sont d'accord, c'est la nécessité de faire couvrir toutes les brebis dans la même saison, afin que tous les agneaux viennent à la même époque à peu près. Lorsque les naissances sont trop éloignées les unes des autres, les soins du troupeau, la surveillance de la bergerie, sont pénibles. Si l'on a des agneaux jeunes, faibles, et d'autres qui soient forts, ces derniers mangent les rations des petits.

Manière de faire couvrir les brebis. — La *lutte en liberté* est celle qui a lieu le plus souvent ; malheureusement la plupart des cultivateurs n'y apportent aucun soin. Les mâles et les femelles restent ensemble toute l'année, et la fécondation a lieu à mesure que les brebis deviennent en chaleur : cela entraîne, nous l'avons dit, de graves inconvénients.

Mais, pour avoir un bon troupeau, il ne suffit pas de soi-

gner les béliers et de les séparer d'avec les brebis, il faut régler la saillie, même quand elle a lieu en liberté. Si on se contente de mettre les mâles avec les femelles au commencement
de la saison, ils s'épuisent tantôt avec une brebis, tantôt avec
l'autre, et en définitive ils donnent de mauvais agneaux et
laissent toujours quelques brebis qu'ils ne fécondent pas.
Dans un troupeau un peu nombreux, il faut diviser les
béliers en deux lots et mettre dans le troupeau, un lot aujourd'hui, l'autre demain.

Quand il y a plusieurs béliers, ils se battent ou s'épuisent
inutilement, et souvent des brebis restent infécondées. La
rivalité des béliers diminue le nombre des agneaux ; en outre
les combats qu'ils se livrent peuvent occasionner, soit la mort
des combattants, soit l'avortement des brebis.

On remarque que les rivalités sont surtout grandes s'il y a
deux animaux d'égale force : ils négligeront les brebis en chaleur pour se battre. Afin d'éviter tous ces accidents, il faut
mettre dans le troupeau un bélier plus fort que les autres ;
les plus faibles chercheront à faire des saillies à la dérobée,
et ne songeront pas à lutter entre eux.

Les cultivateurs qui ont de grands troupeaux, et qui tiennent à les diriger convenablement, doivent les diviser en lots
de quatre-vingts, cent brebis, mettre ensemble celles qui se
ressemblent le plus, qui réclament les mêmes mâles, et réserver pour chaque lot deux béliers que l'on met un jour, l'un, et
le jour suivant, l'autre. Ce procédé est le plus sage, les béliers
ne se battent pas, il n'y a pas de sauts manqués, et les bêtes
peuvent être mieux appareillées.

On a conseillé de ne mettre les mâles dans le troupeau que
la nuit. On dit que, n'y voyant pas, ils ne peuvent pas se
battre et que les saillies s'opèrent paisiblement. Cette pratique laisserait infécondes les femelles qui deviendraient en
chaleur pendant le jour, si cet état durait peu ; alors la lutte
se prolongerait et l'on pourrait même perdre des agneaux.

Morel de Vindé employait, vers la fin de la monte, les antenais qu'il voulait éprouver, essayer. Les meilleurs béliers
complémentaires, dit-il, sont les antenais dont on veut faire

l'essai comme reproducteurs. On les emploie quand un grand nombre de brebis sont en chaleur à la fois. Ils sont surtout nécessaires si les béliers vivent séparés des brebis dans le courant de l'année; car alors il arrive toujours que les deux mâles, qui suffisent pour cent femelles les deux premières semaines de la monte, sont tout à fait insuffisants du quinzième au vingt-cinquième jour. Dans ce moment les antenais rendent de grands services.

Cet éleveur distingué gardait trois béliers pour cent brebis, et en outre, il réservait quatre antenais également pour cent femelles. Au commencement de la monte, dans les premiers jours de juillet, il mettait la moitié des béliers avec les portières, et à la fin de la première semaine il remplaçait cette moitié par l'autre; il alternait ainsi de semaine en semaine, pour ne pas fatiguer ses reproducteurs, et il avait soin de mettre toujours dans chaque moitié, un bélier plus fort que les autres. Vers le quinzième jour, et quand les béliers avaient autour d'eux des groupes de brebis en chaleur, il introduisait le nombre nécessaire d'antenais supplémentaires. Après l'affluence il retirait les antenais, auxquels ce service passager n'avait pas nui, et il continuait d'alterner les béliers de semaine en semaine. Mais environ quinze jours avant la fin de la monte il retirait entièrement les béliers devenus paresseux, et les remplaçait par les antenais, qui avaient paru les plus ardents. Ces jeunes animaux, vifs, vigoureux, saisissaient les troisièmes chaleurs, toujours faibles et de courte durée, des brebis qui n'avaient pas été fécondées, beaucoup mieux que des béliers plus âgés. Avec cette méthode toutes les brebis donnaient des agneaux; à peine y en avait-il une ou deux de brehaignes sur cent, au lieu de dix, douze, quinze, qu'il en reste souvent.

On a conseillé, quand on tient à posséder la généalogie exacte des animaux, de teindre le dessous de la poitrine et du ventre des béliers avec des matières colorantes susceptibles de marquer les brebis sautées; si l'on a plusieurs béliers de mettre à chacun une couleur différente; on peut ainsi, dit-on, rapporter les agneaux aux béliers qui ont fécondé les brebis. Mais il arrive souvent que chaque brebis est couverte par plusieurs béliers. S'il n'y a qu'un seul bélier, le moyen est inutile; s'il y en a plusieurs, il est incertain; il ne peut servir que pour faire reconnaître les brebis qui ont été sautées, celles qui viennent en chaleur plusieurs fois et celles qui, ne le devenant pas, ne sont bonnes que pour la boucherie.

Lutte en main. Quelques éleveurs zélés, ceux surtout qui, ayant acheté des béliers de prix, tiennent à leur faire couvrir un grand nombre de brebis, font faire une espèce de monte en main. Ils ont un bélier d'essai, et quand le moment de la saillie est arrivé ils le font mettre, pourvu de son tablier, plusieurs fois par jour dans le troupeau. Ils reconnaissent ainsi les brebis qui sont en chaleur et les mettent avec le mâle qui leur est destiné, tantôt dans un enclos, un petit parc, tantôt dans une petite bergerie. Quand elles ont été couvertes une, deux, trois fois, elles sont ramenées dans le troupeau. Chaque brebis couverte doit être marquée, afin qu'on reconnaisse celles qui reviennent en chaleur plusieurs fois et celles qu'il faut réformer.

En mettant dans un enclos avec le bélier la brebis qui est en chaleur, jusqu'à ce qu'elle soit revenue en son état naturel, on est plus sûr d'avoir des agneaux, mais ce moyen n'est praticable que dans les petits troupeaux. Si l'on ne peut pas l'employer il faut toujours faire en sorte que chaque brebis soit sautée plusieurs fois.

Dans la distribution des brebis au bélier, on doit en réserver quelques-unes de celles qui ont déjà donné de beaux produits pour les jeunes béliers qu'on emploie à titre d'essai, dont on veut apprécier le mérite comme reproducteurs.

Durée de la lutte. On fait d'ordinaire durer la lutte un temps assez long pour que les brebis qui ne seraient pas fécondées aux premières et aux secondes chaleurs le soient aux troisièmes. Les brebis ne restant disposées à être fécondées que 12, 18 heures, il importe qu'elles puissent l'être à trois chaleurs successives. A cet égard il faut voir si l'on a intérêt à faire naître des agneaux retardataires, ou s'il est préférable d'engraisser les brebis qui n'ont pas été couvertes à temps.

Cela doit varier selon le mérite de ces brebis, selon les espérances que l'on fonde sur les agneaux, la possibilité de les vendre très-jeunes, enfin selon la valeur et l'utilité du lait.

NOMBRE DE BREBIS QU'UN BÉLIER PEUT FÉCONDER. — Dans les troupeaux où les brebis et les béliers vivent toute l'année dans les mêmes pâturages, il faut au moins de trois à six mâles pour cent femelles, et encore sont-ils souvent exténués avant la fin de la monte et reste-t-il beaucoup de brebis infécondes, tandis que la plupart sont sautées plusieurs fois par tous les béliers qui s'épuisent ainsi inutilement; mais lorsque les troupeaux sont bien tenus, qu'il n'y a pas un trop grand nombre de saillies perdues, chaque bélier peut sans inconvénient servir de soixante à quatre-vingts brebis et même cent. M. Ayraud, de Fontenay, a cité un bélier qui, dans une nuit, a engendré soixante-trois agneaux.

Le nombre de femelles qu'un mâle peut féconder varie donc selon le tempérament des animaux, la manière dont ils sont entretenus, selon le climat, la nature des pâturages et leur éloignement de la ferme. Un bélier qui se fatigue à courir dans les pâtures, à la chaleur, est moins puissant que celui qui reste à la bergerie ou qui vit dans un climat doux et des pâtures peu pénibles. Il faut plus de béliers lorsqu'on prend les précautions nécessaires pour que toutes les saillies soient faites en très-peu de temps; car un bélier qui effectue un trop grand nombre de saillies dans un temps donné, ne mange pas, maigrit, s'épuise, et n'engendre que des agneaux faibles et sans force. Du reste, on doit toujours avoir des mâles supplémentaires, et, comme nous l'avons vu, de jeunes béliers sont les plus convenables.

§ 3. — De la gestation.

Les brebis qui viennent d'être couvertes ne réclament aucun soin particulier. Ayant presque toujours satisfait plusieurs fois consécutives les désirs qui les portent à se reproduire, elles sont peu ardentes et la conception s'opère assez constamment.

SIGNES.— Les signes de la plénitude sont aussi vagues dans

ces femelles que dans les vaches et dans les juments : si elles ont été fécondées, elles deviennent molles et marchent encore plus lentement, sont encore plus peureuses qu'à l'ordinaire ; tout ce qu'elles voient, qu'elles entendent, les épouvante et elles fuient, s'agglomèrent, se pressent les unes contre les autres. Bientôt le volume du ventre augmente ; mais ce signe est souvent peu apparent en raison de la couche de laine qui recouvre le flanc ; on peut l'apprécier, cependant, en comparant les brebis aux moutons, et aux femelles qui n'ont pas été fécondées. Le pis se développe, et ce signe est surtout apparent dans les brebis jeunes. Enfin les mouvements du fœtus font seuls connaître positivement la présence d'un nouvel être dans la matrice.

Les signes deviennent très-apparents vers la fin de la gestation. Alors le pis se gonfle, la vulve se tuméfie, un écoulement commence à s'effectuer ; c'est ce qu'on appelle les *mouillures ;* la marche de la brebis est lente, difficile.

Durée. — On admet généralement que les brebis portent cinq mois. Sur 442 brebis observées dans le troupeau de l'école dans l'espace de huit années, la durée de la gestation a été :

Pour 80	brebis de	149 jours.	Pour 22	brebis de	145 jours.
— 68	—	148 —	— 13	—	153 —
— 55	—	150 —	— 15	—	144 —
— 55	—	147 —	— 7	—	154 —
— 49	—	151 —	— 7	—	155 —
— 30	—	146 —	— 3	—	156 —
— 23	—	152 —	— 2	—	143 —

La moyenne de ces gestations est de 148 jours et demi ; nous donnons le 143e jour comme le terme de la plus courte gestation, et le 156e comme celui de la plus prolongée. 13 gestations n'étaient pas comprises entre ces deux termes. Nous n'en avons pas tenu compte, n'étant pas sûr du jour de la lutte.

Avec les portées doubles, ces 442 gestations ont produit 254 mâles et 249 femelles. Pour ces dernières, les gestations ont été sensiblement plus longues que pour les mâles.

Les femelles ont été aux mâles : : 98 : 100 dans l'ensemble des gestations.
      —   —   : : 87 : 100 dans les gestations de 147, 148, 149 et 150 jours.

Les femelles ont été aux mâles : :   65 : 100 dans les gestations qui n'ont
pas atteint la moyenne.

—   —   : : 109 : 100 dans les gestations plus prolongées.

Cette différence dans la durée de la gestation peut s'expliquer par le plus grand développement, le poids plus considérable des mâles : ils gênent davantage la mère. Les gestations doubles dépassent rarement la durée moyenne :
4 pour 100 seulement ont été de plus de 150 jours, tandis
que dans l'ensemble des portées 23 pour 100 ont dépassé ce
terme.

Pendant dix années d'observations faites sur le troupeau de
l'école, les agnelles n'ont été plus nombreuses que les agneaux
que deux fois : en 1851, elles étaient aux mâles : : 118 : 100 ;
en 1852, : : 128 : 100. Le nombre relatif des mâles est d'ordinaire plus considérable, quelquefois beaucoup plus : en 1855,
année si pluvieuse et si humide, il a été à celui des femelles
: : 179 : 100, ce qui, comme nous l'avons fait observer en parlant de l'influence des sexes sur le produit de la conception,
tendrait à prouver que la constitution cachectique, les affections du foie, sont favorables à la production du sexe mas-
culin. On se rappelle aussi l'année si calamiteuse de 1846-47 :
les mâles furent aux femelles : : 137 : 100.

SOINS DES BREBIS PLEINES. — Les brebis étant très-ombra-
geuses, il faut éloigner d'elles tout ce qui peut les effrayer ;
ne tenir que des chiens paisibles et bien dressés ; avoir un
berger doux et intelligent qui leur fasse éviter les pressions
contre les portes, qui ne commette pas les chiens après elles,
et qui ne lance pas des pierres contre celles qui s'éloignent.
Les fourrages doivent être distribués pendant que les troupeaux sont dehors, afin que chaque bête trouve en entrant
une place au râtelier. Cette précaution est surtout nécessaire, si les brebis ont des cornes, ou si elles vivent avec des
béliers cornus ; mais il faut, autant que possible, séparer les
deux sexes, car les brebis souffrent toujours de la force, des caprices des mâles. Les femelles pleines doivent être préservées,
non-seulement des coups et des heurts , mais encore des

maladies internes, de la clavelée; les indigestions produisent souvent l'avortement.

On doit nourrir les brebis pleines, de manière qu'elles soient en bon état. Il faut donc réserver pour la fin de l'automne, un bon pâturage, une sainfoinière et des racines pour donner à la crèche si le temps oblige à faire rentrer le troupeau. Les brebis qui sont maigres, nourrissent mal le fœtus après le part, méconnaissent même leur agneau, et ont de la peine à l'allaiter; le jeune sujet ne prenant pas le lait qui lui serait nécessaire, reste petit, se rabougrit. Il ne faut pas cependant donner une nourriture trop succulente, car les femelles trop grasses mettent bas avec difficulté. On les conduira dans les pâturages jusqu'à la veille du part; si l'on est en hiver, on distribuera, avec les fourrages secs, des aliments aqueux, des soupes, pour tenir le ventre libre et rafraîchir l'économie animale.

Il faut aussi, dans l'entretien des brebis, chercher à prévenir l'avortement, donner des aliments de bonne qualité, de facile digestion, et en quantité suffisante, mais sans excès. Les substances trop succulentes, comme celles qui sont ligneuses, indigestes ou susceptibles de durcir dans l'estomac, produisent l'avortement; une légère météorisation qui, dans l'état ordinaire, ne serait pas remarquée du berger, peut déterminer la mort du fœtus.

§ 4. — De l'avortement.

Signes. — Lorsque l'avortement arrive à une époque très-avancée de la gestation, il est annoncé par les signes précurseurs du part; mais aucun phénomène ne l'indique quand il a lieu peu de temps après la conception, à moins qu'il n'ait été produit par des causes ayant occasionné un grand désordre dans l'économie de la brebis pleine.

Les causes de l'avortement sont, comme dans les autres femelles, physiologiques et mécaniques, prédisposantes et occasionnelles. Les aliments trop nutritifs, trop excitants, le gland, les gousses de genêt, peuvent le produire en formant trop de sang, mais plus souvent ils disposent seulement les brebis à ressentir l'influence des causes occasionnelles. Les fourrages mauvais, ligneux, aqueux, fades, produisent le même effet, quoiqu'en agissant d'une manière opposée. Les indigestions, les coups, les pressions contre les portes, les frayeurs causées par les chiens, sont les causes les plus ordinaires de l'avortement.

Soins qu'exigent les brebis a l'occasion de l'avortement. — Quelques femelles ont-elles avorté, on étudiera le régime auquel est soumis le troupeau, et l'on examinera si ce sont les plus robustes ou les plus faibles qui avortent. Dans le premier cas, on diminuera la nourriture, on donnera des rafraîchissants ; dans le second, on distribuera de meilleurs aliments, on enverra le troupeau dans des pâturages de bonne qualité et peu éloignés de la bergerie.

Lorsque les signes de l'avortement se montrent, il est difficile de le prévenir : presque toujours le fœtus est mort quand on s'aperçoit que la brebis est malade ; mais si l'on a lieu de le craindre, si les femelles pleines ont été exposées à une cause d'avortement, on laissera les brebis dans la bergerie, en leur donnera des aliments de facile digestion, des racines cuites, un peu d'herbe, ou on les conduira dans un verger rapproché de la ferme.

Les effets de l'avortement sont presque toujours la perte de l'agneau et celle du lait. Cependant si la gestation est très-avancée, que la sécrétion des mamelles ait lieu, il faut se servir de la brebis pour allaiter un agneau privé de sa mère. L'avortement peut occasionner de graves maladies, la mort même de la brebis, ou quelquefois la stérilité ou une disposition à avorter à l'avenir.

§ 5. — De l'agnelage, soins aux mères et aux petits ; portées doubles.

Vers la fin du cinquième mois de la gestation, les flancs se creusent, les lèvres de la vulve se gonflent ; quand ces phénomènes apparaissent, qu'il s'écoule par le vagin une matière épaisse un peu abondante, que le pis contient du lait, que la brebis cesse de manger, le part va avoir lieu et l'on ne tarde pas à la voir faire des efforts, se coucher et se relever

17.

alternativement. Bientôt apparaît entre les lèvres de la vulve une masse conique formée, le plus souvent, par les pattes et par le museau du fœtus.

SOINS AUX MÈRES. — Quelque temps avant l'époque de l'agnelage, il faut nettoyer la bergerie afin qu'il y ait à cette époque une légère couche de fumier, et cependant qu'on ne soit pas obligé de déranger le troupeau pendant la mise bas; il faut aussi vérifier si les portes et les fenêtres sont en bon état, et entretenir toujours une bonne litière.

Lorsqu'on voit apparaître les signes précurseurs de la mise bas, il est utile, ne fût-ce que pour éviter des embarras au berger, de retenir à la bergerie les brebis qui les présentent, ou de les conduire dans un enclos à côté de la ferme, et de les surveiller.

Quand elles éprouvent des douleurs, qu'elles se couchent, se relèvent, il faut, si elles sont seules à la bergerie, les mettre dans un triquet afin qu'elles soient tranquilles, qu'elles ne soient pas dérangées lors de la rentrée du troupeau. Si elles sont avec les autres, il faut les laisser là où elles se trouvent, les surveiller de loin et ne pas se presser de leur porter secours.

Il arrive souvent que les brebis ont de la peine à mettre bas. On doit, si le fœtus vient bien, s'il est en partie hors de la vulve, faciliter l'accouchement en le tirant. Quand on ne peut seconder la brebis directement, on examine son état et l'on en recherche la cause : si les difficultés du part tiennent à l'état pléthorique de la femelle, si elle a l'oreille chaude, le pouls fort, on la saigne; s'il y a faiblesse, on lui donne une petite ration de vin, de cidre ou une infusion aromatique; si le fœtus se présente bien au passage du bassin, on le tire, et s'il a une mauvaise position, on le repousse. Quand on reconnaît que son volume excessif, sa mauvaise conformation, un vice de la mère, rendent le part impossible, on sacrifie le jeune sujet et on le sort par morceaux.

DÉLIVRANCE. — Après le part, le délivre sort le plus souvent naturellement; s'il restait trop longtemps dans l'utérus, et si les breuvages excitants étaient inefficaces, on chercherait à l'extraire en le tirant doucement. En pratiquant cette opération, on doit éviter de couper la partie de l'arrière-faix qui est déjà hors de la vulve, et surtout de renverser l'utérus.

SOINS AUX PETITS. — Quelquefois la mère néglige de lécher l'agneau ; on le saupoudre alors avec du sel, du son ou de la farine pour exciter la brebis à remplir ce soin ; si ce moyen est inefficace, on le sèche avec un linge, avec une poignée de foin fin, et on le met dans un lieu bien chaud. Si la brebis n'est pas assez diligente, s'il fait froid, il faut la placer dans un lieu où elle ne soit pas distraite, et l'aider à sécher son petit. Ces opérations doivent être promptes ; il importe de profiter des dispositions qu'ont les mères, au moment de la mise bas, à lécher les mucosités qu'elles rendent par le vagin, et qui les portent à lécher même la terre, les pailles qui en sont imprégnées.

L'agneau s'approche du pis de la mère, et tette seul peu de temps après sa naissance ; s'il est faible, on lui aide à prendre le mamelon, et on lui fait même couler du lait de la mamelle dans la bouche. Si la brebis rebute son petit, qu'elle le fuie, on la tient et on la force à se laisser teter. On veillera à ce que un agneau fort ne vole pas le lait de celui qui est faible ; ou mieux on disposera un petit compartiment, *triquet,* dans lequel on laissera chaque brebis avec son agneau pendant 4, 5, 6 jours, jusqu'à ce que le petit puisse suivre et chercher la mère dans le troupeau. Quand il naît des agneaux dans un pâturage, il faut s'empresser de les entrer et de les placer dans un lieu chaud et bien sec. On avait cru qu'ils pouvaient braver le froid de nos hivers ; mais l'expérience a prouvé que cette opinion est erronée. Cependant il n'est pas toujours possible de porter immédiatement à la bergerie ceux qui naissent dans les champs. Pendant la saison de l'agnelage, le berger doit avoir à sa disposition des couvertures dans lesquelles il enveloppe les agneaux qu'il est obligé de garder jusqu'au soir. Quand un agneau a perdu sa mère, ou que celle-ci n'a pas de lait, on lui fait teter une brebis qui a perdu son agneau, ou une vache.

Si la brebis à laquelle on veut donner un agneau étranger

qui vient de naître, ne veut pas l'adopter, on place la nourrice et le nourrisson dans un lieu obscur. La brebis s'approche du jeune sujet, et elle contracte de l'attachement pour lui.

Portées doubles. — Nous avons vu que, d'après ce que l'on rapporte, les brebis du Texel, peu de temps après leur importation en Europe, faisaient, à chaque portée, jusqu'à 5, 6 et 7 agneaux. Nous n'observons de nos jours rien de semblable; mais dans tous les troupeaux bien nourris, on voit souvent des portées doubles et quelquefois des portées triples. Il existe des races ovines dont les femelles font par an, quand le temps est favorable et l'herbe abondante dans les pâturages, deux portées de deux ou trois agneaux chacune. Généralement, les portées doubles dans nos pays sont peu avantageuses, car il est plus difficile d'élever des agneaux, que d'en faire naître. Du reste, il arrive souvent que l'un des agneaux, surtout s'il y en a trois, ne s'est qu'incomplétement développé. Il est avantageux de le sacrifier immédiatement.

Dans les portées doubles, il faut, si la mère est faible, maice, ou mauvaise laitière, si la saison n'est pas favorable, que les bons aliments soient rares, n'élever qu'un agneau ; mais si elle est forte, bonne nourrice, et que l'on puisse lui donner de bons aliments, il y a avantage à lui laisser ses deux nourrissons. Dans ce cas, on cherche à en pousser un particulièrement, et on le vend ensuite comme agneau de lait.

Le succès, dans les circonstances ordinaires, dépend surtout des qualités des brebis comme nourrices.

1° Une brebis anglo-mérinos met bas d'une agnelle le 12 février 1854 ; cette agnelle pesait 4,000 grammes le jour de sa naissance, 6,080 le 28 février, 7,500 le 12 mars, et 9,500 le 30 du même mois.

2° Une brebis angevine met bas, le 15 février de la même année, de deux agnelles pesant ensemble, le lendemain de la naissance, 6,260 grammes, 10,500 le 28 février, 14,200 le 12 mars, et 18,300 le 30 mars.

Les trois agnelles pesaient, à la naissance, l'une 4,000 grammes, et des deux jumelles, l'une 3,230 grammes, et l'autre

3,030. Leur poids respectif était, le 5 avril, de 9,800, 9,900 et 9,300 grammes.

De ces deux brebis, nourries au même râtelier, l'une a donc produit, du 12 février au 5 avril, 5,800 grammes de poids d'agneau, et l'autre, du 15 février au 5 avril, 12,940. A cette dernière époque les trois agnelles étaient de belle venue ; elles avaient augmenté par jour, depuis leur naissance, celle provenant de la portée simple, de 0,111 grammes, et les deux jumelles de 0,136 et de 0,128 grammes.

La quantité de lait donnée par les brebis rend compte de cette différence. Celle qui n'a fait qu'un agneau lui a fourni, pendant deux fois vingt-quatre heures : le 6 mars, 610 grammes de lait, et le 7, 540 grammes; l'autre en a donné aux deux jumelles : 1,160 grammes le 6, et 1,150 le 7. Les agnelles tetaient quatre fois par jour; elles pesaient le 6 : 6,090, 6,180, 6,210 grammes ; et le 7 : 6,950, 6,250 et 6,320 grammes. Leur accroissement n'avait été, en deux jours, que de 150, 180 et 210 grammes. Ajoutons que ces pesées ne peuvent pas faire connaître le poids produit par une quantité donnée de lait, car elles contrariaient les animaux et les empêchaient de profiter de la nourriture. L'accroissement n'a été que de 90 grammes par jour et par tête pendant ces deux jours, tandis que nous venons de voir qu'il était en moyenne de 125 grammes.

SECTION III.

SOINS DES BREBIS NOURRICES ET DES AGNEAUX JUSQU'APRÈS LE SEVRAGE.

§ 1. — Soins des brebis; traite.

PENDANT L'ALLAITEMENT. — Les brebis qui ont mis bas doivent rester quelques jours avec leurs agneaux dans le compartiment de la bergerie qui leur est destiné. Quelques heures après le part on donne aux mères de l'eau blanche tiède, ou une boisson grasse, et on les laisse tranquilles.

Si les brebis ont le pis distendu, gonflé, douloureux, on doit les traire, laver la partie malade, et au besoin y appliquer des cataplasmes. Dans tous les cas, de suite après la mise bas on fera couler un peu de lait pour déboucher les trayons, afin que le petit tette avec plus de facilité.

Les brebis nourrices doivent manger médiocrement pendant les premiers jours qui suivent le part; c'est seulement quand l'agneau est fort, tette tout le lait, qu'il faut les nourrir abondamment. En excitant la sécrétion du lait, une nourriture copieuse, donnée de suite après le part, détermine des inflammations et des indurations aux mamelles. Ces affections, communes là où les troupeaux sont bien nourris, sont très-rares, inconnues même, dans les contrées où l'on nourrit mal.

L'herbe est la nourriture qui convient le mieux aux brebis nourrices, et il faut, en automne, préparer près de la bergerie des pâturages qui, à la fin de l'hiver, puissent être livrés aux brebis et à leurs agneaux. On doit, pendant tout l'allaitement, leur réserver les meilleurs herbages, des racines, des regains, selon les pays et la saison.

Si la saison de l'herbe n'est pas arrivée, on leur donnera au râtelier du regain ou du bon foin. On ne peut pas nourrir avantageusement des brebis qui allaitent sans fourrages aqueux; des choux, des raves, surtout des betteraves, des carottes, sont indispensables; il faut même en donner d'assez fortes quantités, la moitié des rations; ces fourrages sont nécessaires pour entretenir la santé, et particulièrement pour favoriser la sécrétion du lait, et si l'on prévoyait ne pas en avoir à l'époque ordinaire du part, il vaudrait mieux retarder la lutte, pour que l'agnelage eût lieu à un moment opportun.

Les grains, les graines, souvent utiles pour l'entretien des brebis nourrices, sont même indispensables quand ces femelles sont vieilles, ont été mal nourries, qu'elles perdent leur laine; il faut leur distribuer alors, tous les jours, une petite ration d'avoine et de son, ou de féveroles, ou de pois, cuits ou écrasés; mais il faut noter les brebis qui réclament des soins particuliers pour les réformer. Il suffit quelquefois de varier les fourrages, de changer de paquis, pour produire un bon effet sur la sécrétion des mamelles.

Amaigrissement des brebis. Pour expliquer la nécessité des soins que nous venons de recommander, nous rapportons quelques observations faites sur la déperdition éprouvée par des brebis après le part et pendant l'allaitement.

A la mise bas les brebis diminuent de poids en raison : de la sortie du fœtus, de 3,000 à 5,500 grammes si la portée est simple, et de 5,000 à 8,000 si elle est double; de la sortie du délivre, 400 à 1,000 grammes; de la perte des eaux et d'une quantité plus ou moins grande de sang. Une brebis perd ainsi de 8 à 12 kilogrammes.

Mais à part ces déperditions qui sont inévitables et qui résultent de l'expulsion de matières en quelque sorte étrangères à la brebis, nous devons signaler la diminution qui a lieu par suite de la douleur, de l'état maladif produit par le part, et celle qui est la conséquence de l'allaitement.

La première est presque nulle dans quelques brebis bien constituées, fortes, qui font de petits agneaux. Sur 42 brebis nous en avons trouvé 5 qui n'avaient pas diminué sensiblement pendant la première quinzaine qui a suivi le part; les autres avaient perdu 95ᵏ,100 de leur poids, en moyenne 2ᵏ,570, ou 128 grammes par jour et par tête pendant les vingt premiers jours.

La déperdition qui est la conséquence de l'allaitement est très-considérable sur les très-bonnes brebis qui produisent de forts agneaux : elles maigrissent considérablement, surtout pendant les deux derniers mois de l'allaitement. Elle est presque nulle sur les brebis mauvaises laitières, et très-bien nourries. On pourrait toujours la rendre peu sensible en nourrissant les mères au grain, et en donnant des farineux aux petits, pour les rendre moins voraces; mais il faudrait faire, pour entretenir les troupeaux, des sacrifices que rien ne compenserait : dans les circonstances ordinaires, les brebis reprennent après le sevrage, sans être soumises à un régime particulier. Il ne faut pas moins tenir compte de la diminution de poids occasionnée par l'allaitement, et cette diminution doit être prise en considération, quand on compare les avantages et les inconvénients de la précocité.

L'éleveur qui veut vendre, pour la boucherie, ses brebis

après le sevrage, a seul intérêt à prévenir leur amaigrissement; toutefois, autant il serait malentendu de chercher à entretenir en état des brebis nourrices, autant il y aurait de la perte à les laisser maigrir extraordinairement.

A l'époque du sevrage. — Quand on doit traire les brebis, le sevrage ne réclame à leur égard aucun soin particulier; mais si on veut les laisser tarir, il faut les séparer graduellement du nourrisson. Quand on éloigne de plus en plus les époques de l'allaitement et que l'on diminue la ration des mères, le lait, trois ou quatre mois après l'agnelage se passe facilement. Mais si la séparation doit être subite, comme quand on vend l'agneau gras au boucher, il faut traire la mère pendant quelques jours et diminuer sa nourriture, surtout remplacer les fourrages substantiels par des aliments pauvres en principes alibiles. Si ces moyens étaient insuffisants, on emploierait les purgatifs et la diète, ce qui est rarement nécessaire.

Traite. Les brebis que l'on trait doivent être nourries comme celles qui allaitent.

La pratique de traire les femelles n'est pas usitée dans tous les pays; elle a ses avantages et ses inconvénients; c'est aux cultivateurs à comparer la valeur du lait à l'embarras de le tirer et à l'épuisement qu'en éprouvent les agneaux et les mères. Nous ferons seulement observer que la mulsion peut faciliter le sevrage, et que, pratiquée peu de temps, loin de nuire aux brebis, elle les soulage en empêchant les effets du séjour du lait dans les mamelles; mais que si on la continue, elle rend les bêtes maigres, les prédispose aux maladies, nuit à l'accroissement de la laine, et la rend sèche et dure.

La plupart des brebis se laissent traire volontairement. Si quelques-unes font des difficultés, une personne les enfourche et les tient pendant qu'une autre les trait. Après quelques jours elles s'habituent et n'opposent plus de résistance.

La traite des brebis est usitée en Afrique, dans tout le midi de la France et notamment sur le Larzac où le lait, comme on le sait, est si avantageusement employé à la fabrication du fromage de Roquefort.

On ne garde sur cette montagne que les agneaux destinés à remplacer les brebis qu'on réforme. On vend les autres généralement à l'âge de trois semaines, et l'on trait les mères ; cette opération est faite avec le plus grand soin ; trois personnes sont employées à la traite des troupeaux : elles se placent dans un passage ou à l'entrée de la bergerie. La première, qui est dans la cour, prend la brebis, et la dispose à donner le lait en excitant les mamelons ; la seconde, qui est sur le seuil de la porte, la prend et tire tout le lait qu'elle peut avoir ; enfin, la troisième la saisit à son tour tire, ce qui était resté de lait dans le pis, et la lâche dans la bergerie. Les trayeurs ou trayeuses frappent de temps en temps le pis, avec le revers de la main, pour faire sortir le lait contenu dans les alvéoles des mamelles : on sait que les agneaux frappent avec la tête le pis de la mère.

Les brebis qu'on a traites pendant quelque temps, perdent le lait facilement ; mais, pour faire cesser plus vite la sécrétion de ce liquide, il suffit, quand on ne veut plus traire, d'éloigner les époques de la mulsion.

§ 2. — Soins des agneaux.

PENDANT L'ALLAITEMENT. — Les agneaux sont exposés à divers accidents, et ils sont très-sensibles à plusieurs causes de maladie ; leur réussite est complétement subordonnée aux soins qu'on leur donne.

Ils vivent avec leur mère et tettent à volonté pendant quelques jours ; mais bientôt on envoie les brebis au pâturage pendant une heure ou deux les premiers jours ; puis on augmente successivement le temps qu'elles passent éloignées de leurs petits, et les agneaux s'habituent ainsi à teter, d'abord quatre, trois fois par jour, et ensuite deux.

Les chèvres, qui adoptent facilement tous les nourrissons, sont utiles pour élever les agneaux précieux que les mères ne peuvent pas nourrir. Il arrive souvent que les brebis ne veulent pas adopter les nourrissons étrangers ; on les y engage en faisant teter l'agneau lorsqu'elles ont le pis bien distendu ; on peut aussi frotter le petit avec la peau de celui qui appartenait à la brebis ou le couvrir avec cette peau. A cet effet, on fait des trous aux parties de la peau qui correspondaient aux avant-bras et aux jambes, et on fait passer les quatre membres du nourrisson dans ces trous. Dans tous les cas, en ayant la patience de faire teter un agneau pendant trois ou quatre jours, on l'habitue, même quand il est déjà grand, à teter la première brebis venue, de même qu'on peut accoutumer toutes les brebis à adopter des agneaux déjà grands.

Il suffit souvent de mettre le soir le nourrisson entre les jambes de sa mère adoptive, qui le lendemain le caresse et lui donne son lait.

Un bon moyen de donner de l'attachement à une nourrice pour ses nourrissons, c'est de lui faire prendre des aliments abondants, de très-bonne qualité; car la femelle qui a beaucoup de lait, contracte bientôt de l'affection pour l'être qui la soulage en la tetant.

Si l'on n'a pas de nourrice, on habitue les agneaux à boire du lait de vache en leur plongeant la bouche dans le liquide; mais comme le lait des vaches, plus nutritif que le colostrum des brebis, peut produire des échauffements, il faut le donner les premiers jours mêlé à de l'eau, et toujours à la température du corps animal.

On peut remplacer le lait par des bouillies faites avec de la farine de froment, de pois, de fèves ou de lin; mais la première fois il faut toujours donner ces farines mélangées avec du lait.

Quand on fait teter les élèves à la rentrée des pâturages, on doit bien faire attention que chaque agneau tette sa mère; s'il en est de faibles qui ne puissent pas la trouver de suite, le berger les guidera; il doit donc connaître tout son troupeau, non-seulement en voyant les individus, mais encore en entendant leur voix.

Aussitôt que les agneaux tettent à des intervalles éloignés, il faut leur donner une bonne nourriture; car à mesure que le sevrage devient plus complet, le besoin d'aliments plus substantiels augmente.

On doit réserver pour les agneaux, surtout pour ceux qui

sont nés au commencement de l'hiver et qu'il faut nourrir à la bergerie, les regains, le foin très-fin, les vesces, les gesses coupées avant la maturité. Les animaux commencent à manger en s'amusant dès l'âge de trois, quatre, cinq semaines.

Si l'on tient à avoir des bêtes de choix, il faut disposer dans un coin de la bergerie un *triquet* au moyen d'une claie portant une ouverture par laquelle peuvent seulement passer les agneaux ; on met dans ce triquet une auge contenant de l'avoine écrasée et du son ; les animaux s'habituent très-jeunes à manger.

Si les agneaux sont nés dans la saison convenable, on doit avoir à leur donner des pâturages précoces, semés en automne. Un pré bien exposé, une céréale trop drue, une prairie de pimprenelle, de sainfoin, de seigle ou de colza, peuvent leur être utiles dans les mois de février, de mars. Aussitôt qu'ils sont un peu forts, on les conduit dans les pâturages ordinaires : on doit cependant leur réserver des enclos peu éloignés de la bergerie. L'humidité leur est surtout nuisible ; les pâturages gras nuisent aux agneaux de toutes les races.

Une petite ration de grains donnée aux agneaux comme supplément de nourriture, aussitôt qu'ils peuvent la manger, favorise leur développement ; ils en prennent très-peu pendant les premiers mois de la vie.

De deux sœurs nées le 15 février et pesant le 16, l'une 3^k,320 et l'autre 3^k,030, et le 10 avril suivant, l'une 10^k,400 et la seconde 10^k,900, la première reçut, à partir de cette dernière époque jusqu'au 22 mai, 1,4 de litre d'avoine par jour, soit 10 litres 1/2. Elle pesait alors 19 kilogr., et celle qui n'avait pas eu d'avoine, 15 kilog. 500 ; de sorte que 10 litres 1,2 d'avoine ont produit 4 kilogr. d'agneau : les deux agnelles avaient du regain à discrétion et tetaient leur mère pendant un temps égal ; l'une avait gagné 2,405 par jour, et l'autre 109.

On distribue ces grains ramollis par l'eau, ou comme nous l'avons dit, simplement écrasés et mêlés à du son.

A L'ÉPOQUE DU SEVRAGE. — En général, c'est vers le quatrième mois qu'on sépare complétement les nourrissons d'avec leurs nourrices ; mais comme tous les animaux ne naissent jamais à la fois et que le sevrage de tous doit avoir lieu à la même époque, il en résulte qu'il y a une différence de six semaines, quelquefois de deux mois, entre l'âge des uns et celui des autres.

L'opération n'offre rien de particulier; on se borne seulement à faire teter plus rarement les agneaux à mesure qu'on augmente la nourriture solide qu'on leur distribue et qu'on diminue celle des brebis. Pendant le sevrage, on conduit les élèves dans les meilleurs pâturages; on leur donne du bon foin, du regain et des racines, s'ils ne sortent pas de la bergerie. Si l'on tient à avoir de bons animaux, on donne des graines ou des grains concassés et du son, ou de la farine d'orge; on continue ce régime, en le modifiant insensiblement vers la fin, jusqu'à l'âge de 6 ou 8 mois.

Il est difficile de faire oublier aux agneaux leurs nourrices; on doit donc tenir les troupeaux de manière que les jeunes animaux ne puissent pas entendre les mères pendant deux ou trois semaines au moins.

Dans le Midi, pour profiter du lait des brebis, on commence le sevrage lorsque les animaux sont encore jeunes. On sèvre graduellement en séparant les nourrissons des nourrices le jour seulement, et ensuite la nuit et le jour; on trait les premières d'abord le soir, plus tard le soir et le matin, et on ne laisse teter aux agneaux que le lait qui est resté dans les mamelles après la traite. Cette pratique facilite le sevrage en donnant le moyen de supprimer graduellement le lait; une personne, connaissant bien le troupeau et intéressée à le voir prospérer, doit être chargée de cette opération; elle doit ne tirer de lait que proportionnellement à la force des agneaux, et traire seulement les brebis très-bonnes laitières ou celles dont les agneaux sont assez forts pour se passer au moins d'une partie du lait de leur mère.

On doit surtout comme dans le sevrage plus tardif, et même plus abondamment, donner des grains, des farineux, des tourteaux pour remplacer le lait.

§ 3. — Engraissement des agneaux.

Dans les parties de la France où on laisse vieillir les brebis, on engraisse plus d'agneaux que dans les contrées où on vend les jeunes bêtes à laine. C'est principalement près des cités populeuses que l'engraissement des agneaux est le plus usité.

On engraisse tantôt des mâles, tantôt des femelles, et les procédés d'engraissement sont les mêmes pour les deux sexes; mais la chair des agnelles est plus blanche, meilleure et plus estimée que celle des mâles.

L'engraissement des agneaux se fait avec le lait des brebis principalement, et c'est en nourrissant bien celles-ci avant le part et pendant l'allaitement qu'on abrége l'opération. On donne aussi aux jeunes animaux des farines d'avoine, de pois, de fèves, délayées dans l'eau ou même dans le lait; comme nous l'avons dit en parlant de l'allaitement artificiel, on leur administre encore des grains entiers ou mieux écrasés.

Pour obtenir de beaux agneaux, les engraisseurs anglais achètent des brebis qui doivent agneler vers le mois de décembre. Nourries abondamment avant et après le part avec du bon regain, des turneps, elles ont beaucoup de lait; les agneaux sont très-gras et peuvent être vendus fort cher en mars et avril. Les mères sont alors en bon état, et une fois privées des nourrissons elles sont engraissées et livrées au boucher.

En un mot, le point principal pour engraisser les agneaux avec avantage, c'est de nourrir abondamment les mères avant et après le part; c'est de bien faire teter les agneaux et de leur donner aussitôt qu'ils commencent à manger les aliments, — lait, farines, grains écrasés, — les plus propres à bien nourrir. Les moyens, du reste, peuvent varier à l'infini.

On a décrit comme pratiqué en Amérique, le procédé suivant : on nourrit très-bien les mères à la bergerie ou dans des pâturages artificiels, de seigle, de sainfoin ou de minette. A côté de la bergerie on établit une loge obscure pour les agneaux ; on y tient à leur disposition dans une petite crèche un mélange de maïs écrasé, de son et d'autres grains. On fait prendre aux agneaux l'habitude d'aller manger ce grain, pendant que les brebis sont dehors, et ils tettent le soir, le matin et pendant la nuit; pendant le jour on les tient dans l'obscurité, dans leur loge. Comme ils restent longtemps séparés des brebis, ils ne reconnaissent pas leur mère, et tettent la première brebis qui se présente à eux. Les plus forts tettent davantage; on les vend les premiers, et ils laissent le lait pour les autres.

Une pierre de craie mise à la portée des agneaux est favorable à leur engraissement; ils la lèchent et en avalent des particules qui excitent leur appétit, saturent les acides contenus dans le tube digestif et préviennent la diarrhée; la craie rend, dit-on, la viande blanche.

On a conseillé de castrer à quinze jours les agneaux mâles pour les rendre faciles à engraisser, pour améliorer leur viande et la rendre semblable à celle des femelles; mais l'opération nuit à leur développement, et beaucoup d'éleveurs y renoncent.

CHAPITRE VI.

De l'élevage des bêtes ovines.

§ 1. — Accroissement des bêtes à laine; avantage de bien nourrir les élèves.

Le poids moyen d'une centaine d'agneaux pesés à la bergerie de l'école d'Alfort, au moment de la naissance, a été de 3 kilog. 944 pour les deux sexes, de $4^k,015$ pour les mâles, et de $3^k,678$ pour les femelles. Peu de femelles pèsent 5,000 gr., et les mâles dépassent rarement 5,300 : nous en avons vu un de 5 kilog. 500, mais la naissance en avait été pénible : — Les parturitions laborieuses sont excessivement rares dans le troupeau de l'école. — On voit très-peu de mâles dans les portées simples pesant moins de 3 kilog. 200 et de femelles pesant moins de 3 kilogrammes.

L'accroissement des agneaux présente de nombreuses variations qui dépendent, d'abord de la taille, de la race, et ensuite de la manière dont les mères sont nourries, de la quantité de lait qu'elles donnent, et des qualités de ce liquide. Pour les diverses races entretenues à l'école d'Alfort, toutes de forte taille, la moyenne de l'accroissement pour un certain nombre d'agneaux a été, par jour, de :

0^k295 pendant la première semaine.
245   —   deuxième.
282   —   troisième.
233   —   quatrième.
214   —   cinquième.
188   —   sixième.
213   —   septième.
192   —   huitième.
114   —   neuvième.
235   —   dixième.

Il s'opère un temps d'arrêt dans l'accroissement, vers le deuxième mois, aussitôt que le lait de la mère cesse d'être surabondant, et alors que les jeunes agneaux ne savent pas encore manger; il y en a un autre vers l'époque du sevrage, à moins que cette séparation ne soit très-retardée.

Avec le régime que nous indiquerons en parlant de l'élevage des reproducteurs, des béliers parviennent, dans l'espace de 365 jours, du poids de 4,000 grammes à celui de 70,000. Ils augmentent de 0,208 grammes par jour. Un bélier, né le 3 février 1856, pesait, le 7 janvier 1857, 78 kilogrammes. Cet accroissement, subordonné à la nourriture, se continue rarement d'une manière régulière. Il diminue après le sevrage, à moins que les animaux ne reçoivent une nourriture très-succulente, et dans ce cas, ils deviendraient trop gras.

Un bélier, né le 31 janvier, pesait :

Le 1er février 4,100   Le 1er avril 20,300
    8   —   6,300   15   —   23,500
    8   mars   13,600   29   —   27,400
   15   —   15,300   15   mai   31,000

Il avait augmenté, pendant cette période, de 0,258 grammes par jour. Il pesait 69 kilogrammes le 7 janvier 1857, et avait augmenté, du 31 mai jusqu'à cette époque, de 160 grammes par jour.

Une agnelle de même race, née le 25 janvier, pesait :

Le 1er février	5,650	Le 1er avril	19,500
8 —	7,900	15 —	21,700
8 mars	14,200	29 —	24,500
15 —	15,400	15 mai	27,000

Elle pesait, le 16 janvier 1857, 47 kilogrammes. Augmentation, 205 grammes par jour dans la première période, et 0,084 pendant la seconde.

Les femelles se développent moins facilement que les mâles. Les chiffres suivants indiquent le rapport ordinaire de la croissance dans les deux sexes.

	1re quinzaine.	2e quinzaine.	3e quinzaine.
Femelles. . .	0,271	0,249	0,210
Mâles. . . .	0,291	0,278	0,238

A dater du sevrage, la différence d'accroissement entre les deux sexes devient plus considérable.

Dans le troupeau de l'école, deux lots, un de 24 agnelles et l'autre de 18 jeunes béliers, pesés à différentes époques, en 1847, 48, ont donné, en moyenne, les poids suivants :

	1er juin.	3 novembre.	3 décembre.	3 janvier.	3 février.	5 mars
Mâles . .	39,722	54,918	59,437	65,968	70,600	76,060
Femelles. .	31,166	39,445	40,333	41,781	43,197	44,304

En janvier 1857, le poids moyen des agneaux-béliers est de $67^k,937$, et celui des agnelles de $51^k,843$.

Les mâles consomment, valeur en foin, à peu près 5,568 pour 100 de leur poids, et les femelles 5,304.

La grande différence qui s'observe entre la taille des brebis et celle des béliers tient, sans doute, à la disposition plus grande de ces derniers à croître; mais elle dépend surtout de la nourriture meilleure et plus abondante qu'on leur donne. Les producteurs de béliers de la Beauce, de la Brie, qui tiennent pour avoir de forts agneaux, à produire des mères de très-grande taille, nourrissent abondamment les agnelles: dans leurs troupeaux, la différence de taille entre les deux sexes est moins considérable qu'elle n'est d'ordinaire.

L'accroissement continue rarement d'une manière uniforme ; le bélier, qui a la supériorité pendant une période, la perd presque toujours à la période suivante.

Ainsi, sur des béliers pris au hasard, l'augmentation est :

Du 3 nov. au 3 déc.	Du 3 déc. au 3 janv.	Du 3 janv. au 3 févr.	Du 3 févr. au 5 mars.
de 0,500	7,500	4,000	4,000
5,000	8,500	3,000	7,000
5,500	2,500	7,000	3,000
3,500	5,000	3,000	4,000

Après un an, l'accroissement devient lent, dans les animaux bien nourris : les béliers, après 18 ou 20 mois de bonne nourriture, ont acquis tout leur développement ; s'ils augmentent pendant une saison, ils diminuent pendant la saison suivante.

De ces observations il résulte qu'il faut bien nourrir les élèves pendant la première année, d'abord parce que l'accroissement est plus rapide, ensuite parce qu'une fois les animaux développés, ils peuvent être entretenus à moins de frais : on ne fait qu'une avance de fourrage, on donne, pendant la première année, ce qu'il faudrait donner la deuxième ; enfin parce qu'ils sont plus vigoureux, moins exposés aux maladies, et que l'on profite plus tôt du maximum de leur produit en laine.

§ 2. — De l'élevage en vue surtout de la production de la laine.

DEPUIS LE SEVRAGE JUSQU'A L'AGE D'UN AN. — Pour ménager la transition entre le régime du lait et celui de l'herbe ou du foin, il faut administrer aux agneaux, pendant quelques mois, de petites rations de provendes, d'orge, d'avoine ou de pois. Il suffit d'un quart de litre par jour de ces aliments pour augmenter considérablement la valeur des animaux et hâter leur développement.

Un bon pâturage, peu éloigné de la ferme, doit leur être réservé pour ce moment de l'année. Les jeunes animaux se développent très-bien en pâturant dans les champs où sont restés des épis, mais il ne faut les y laisser que peu de temps ;

18.

ils y contractent souvent des aphthes à la bouche, et la souffrance qui en résulte pour eux les fait maigrir.

Vers la fin de l'été les agneaux commencent à prendre de la force ; il faut cependant les ménager, leur réserver pour l'arrière-saison un bon herbage, éviter de les envoyer avec les mères dans les terres éloignées de la bergerie. Toutefois, comme ils ne doivent pas être livrés jeunes à la boucherie, il ne faut pas les nourrir trop abondamment. On nuirait à la pousse de la laine, on produirait un état d'engraissement qu'on ne pourrait conserver qu'en faisant de grands sacrifices ; enfin on les rendrait mous, incapables de prospérer dans la plupart de nos fermes. Il est préférable, pour la production de la laine, d'avoir des bêtes alertes, vigoureuses, capables d'aller chercher leur nourriture dans les pâturages peu fertiles, de résister à l'action d'un froid souvent rigoureux et d'une chaleur intense. Des bêtes élevées sobrement laisseront peut-être à désirer, quant aux formes et au tempérament, mais elles peuvent seules supporter les dures conditions auxquelles sont soumis nos troupeaux et utiliser nos friches et nos bruyères.

Pendant leur premier hiver les agneaux seront nourris à la bergerie comme les brebis portières. Ils n'ont pas encore la force nécessaire pour vivre avec les fourrages que l'on donne aux moutons et aux brebis non-fécondées. On leur distribuera et du regain et des racines, à peu près l'équivalent de 4 pour 100 de leur poids.

Regain.	1,000
Betteraves.	1,500

forment une ration convenable pour des agneaux de 30 à 35 kilogr.

C'est dans cette période de la vie, alors que les agneaux ont de 8 à 12 mois, que nos troupeaux sont beaucoup trop négligés. L'intérêt bien entendu des éleveurs voudrait qu'on les nourrît bien, car c'est dans ce moment que l'accroissement en est rapide et qu'ils prennent de belles formes ou restent rabougris. D'ailleurs, l'excédant du prix de la toison qu'on obtiendrait de forts antenais payerait à la tonte, ès quelques quintaux de foin nécessaires pour hiverner grassement un troupeau.

D'UN AN A DEUX ANS. — Quand les bêtes à laine ont une année révolue, qu'elles sont antenaises, elles se trouvent être au commencement de la belle saison. Si elles ont été bien soignées, elles sont bien constituées, et en état sans être grasses. Elles peuvent suivre le troupeau, et sont dans de bonnes conditions pour donner des toisons belles et lourdes. L'accroissement n'en est pas encore terminé, mais il se complète graduellement, et on ne chercherait à le hâter par une très-bonne nourriture, qu'en développant un état de graisse qui nuirait à la laine et au tempérament, et constituerait, dans tous les cas, le producteur en perte.

Une nourriture trop abondante, longtemps continuée, nuit à la laine, la rend plus grosse. Les bulbes des poils qui produisent la laine forment des brins d'autant plus volumineux qu'ils sont eux-mêmes plus gros, de sorte que lorsque la peau est épaisse, les bulbes étant en rapport avec la membrane qui les loge, produisent de la grosse laine. Là où la peau est épaisse, au dos, à la queue, aux fesses, les bulbes sont volumineux et la laine grosse. Tout ce qui rend la peau dure, épaisse, la pluie, le froid, le grand air, la poussière, le parcage, le fumier, produit le même effet ; et tout ce qui rend la peau mince et fine, le séjour longtemps continué dans une atmosphère chaude et humide, en diminuant la force de la peau, donne à la laine de la douceur et de la finesse.

Pour avoir des bêtes qui produisent de la belle laine, il faut donc les nourrir avec modération et les tenir le plus longtemps possible dans des bergeries chaudes, mais assez aérées, les faire parquer tard, et ne pas les envoyer au pâturage quand le temps est mauvais.

§ 3. — De l'élevage des reproducteurs.

On ne doit pas attendre, pour choisir les agneaux destinés à être employés comme béliers, le moment de la castration pratiquée d'ordinaire à l'âge de 9 à 10 mois ; car l'on serait obligé de nourrir tous les agneaux comme doivent l'être les jeunes reproducteurs, et l'élevage serait dispendieux ; ou bien on les entretiendrait tous comme l'on doit entretenir les élèves destinés à devenir des moutons, et on laisserait manquer les jeunes béliers des soins sans lesquels ils ne sauraient acquérir toutes leurs qualités.

L'éleveur doit suivre ses agneaux à compter de la naissance et noter ceux qui sont vigoureux, qui se développent bien, qui ont une belle conformation ; il remarquera de quelle manière ils supportent le sevrage, comment ils abordent les fourrages secs, s'ils ne souffrent pas de la privation de lait, et mettra à part, dans une bergerie propre et bien aérée, ceux qui lui paraîtront les plus remarquables. Il en choisira un nombre plus ou moins considérable, trois ou quatre fois autant qu'il voudra avoir de béliers, et à mesure qu'ils vieilliront, il réformera ceux qui se développeront le moins bien. Il lui suffira d'en avoir un nombre double de celui qui lui serait nécessaire pour faire le triage définitif quand il les aura employés à titre d'essai, comme nous l'avons dit en parlant de la monte.

Tous les soins aux jeunes animaux doivent tendre à développer la poitrine et le système musculaire, à produire un bon tempérament et à rendre la laine souple, douce et nerveuse. C'est par le logement et par la nourriture qu'on peut produire ce triple résultat.

Constamment bien aérées, les bergeries seront pourvues d'une abondante litière : on y entretiendra une douce température. Tout ce qui est susceptible de salir les toisons et d'irriter la peau,—graines de foin, poussière des routes, menues pailles, parcage, temps rigoureux,—doit être éloigné des agneaux béliers.

Le choix et la distribution de la nourriture auront surtout pour but de faire prédominer les muscles sans développer les organes abdominaux. Il faut d'abord ne séparer les jeunes animaux des mères que lorsqu'ils commencent à manger ; quand ils tettent à volonté, ils prennent moins de lait à la fois et se nourrissent bien, sans faire éprouver de distension au ventre. Dès l'âge de 3 ou 4 semaines, on barrera un coin de la bergerie au moyen d'une claie au travers de laquelle ils pourront passer, et on tiendra constamment dans ce coin un râtelier contenant du foin et une auge avec du remoulage et de l'avoine écrasée. Les agneaux s'habituent d'abord à entrer dans ce parquet et à en ressortir, et bientôt à manger du regain et de la provende. D'un autre côté, les agneaux sont rationnés sans que les mères soient dérangées, sans qu'elles se pressent, se foulent, pour manger ce que les agneaux ont laissé dans la crèche, comme cela arrive quand on les fait sortir pour distribuer la provende aux agneaux.

Dès que les agneaux sont habitués à l'avoine, on peut les séparer des mères pendant une partie de la journée ; mais le sevrage définitif ne doit avoir lieu qu'après le quatrième mois, alors que les animaux mangent bien les aliments solides.

A compter du sevrage, les agneaux doivent consommer du fourrage à discrétion : des plantes vertes en été, du regain et des racines en hiver, et de l'avoine, de l'orge, des pois ou des féveroles toute l'année. Plus que pour les animaux formés, on doit avoir soin de ne placer le fourrage vert dans le râtelier que 24 ou 36 heures après qu'il a été fauché, alors qu'il a perdu une partie de son humidité. Les graminées, l'orge, le seigle, sont très-bonnes au moment où se forment les épis, et la luzerne, le sainfoin, le trèfle, quand ils sont en fleur ; mais pour la vesce, la gesse, les pois, il faut attendre que les gousses soient formées.

Toutes les racines, les betteraves, les carottes, les rutabagas, le topinambour, conviennent aux béliers, mais on leur réservera de préférence les plus nutritives ; car il faut toujours chercher à nourrir abondamment tout en donnant des rations légères, peu volumineuses.

On commencera les repas par la distribution de l'avoine, on donnera ensuite les racines, et enfin le foin. Si les animaux ont reçu des rations suffisantes de grains ou de graines et de racines, ils ne mangent du foin qu'en petite quantité. Nourris ainsi avec des aliments très-nutritifs, ils prennent peu de ventre et beaucoup de muscles, leur tronc devient cylindrique et la ligne dorsale bien soutenue.

Prenant l'avoine pour type de la nourriture en grains ou en graines que l'on doit donner aux béliers, nous dirons qu'il faut en administrer un demi-litre par tête jusqu'à l'âge de 5 à 6 mois, trois-quarts de litre jusqu'au septième et huitième mois, et ensuite un litre, un litre et demi, ou même deux litres si l'on tient à avoir de très-forts animaux; nous ferons cependant observer qu'il y a rarement avantage à nourrir surabondamment. Les béliers deviendraient forts, mais très-gras; ils seraient peu prolifiques et donneraient peu de laine après quelques années.

Les rations doivent être composées de différentes substances; nous nous sommes convaincu par l'expérience qu'il y a avantage à donner une nourriture variée. Dans les fermes il y a toujours profit à cultiver, soit des fèves, soit des pois, soit des vesces, pour le troupeau. Toutes les fois que nous avons remplacé, dans la ration du lot des agneaux-béliers, cinq litres d'avoine par quatre litres d'orge, l'accroissement a été plus rapide, quoique théoriquement la valeur nutritive de la ration fût restée à peu près la même.

Rations. — Pour donner à l'accroissement des bêtes à laine toute l'activité qu'il est susceptible d'avoir jusqu'à ce que le corps ait acquis tout son développement, il ne faut pas cesser de distribuer presque à discrétion de bons aliments.

Nous avons vu que la ration pour entretenir des bêtes à laine en état de produire de bonnes toisons et de donner de bons agneaux, doit être, en foin, de 3 à 3,50 pour 100 du poids vivant des animaux, et de 4 à 4,50 pour 100 pour les élèves destinés à produire de la laine pendant plusieurs années; elle doit être portée à 5 ou à 6 pour 100 si l'on tient à produire de forts béliers.

En moyenne, il faut distribuer à des agneaux de 55 kilog. :

		valeur en foin.
Regain. . . 1 kil 200		1,200
Racines. . . 2 — »	—	0,800
Avoine. . . 1 lit. 500 soit 0,677	—	1,354

Ils recevraient, par tête, à peu près l'équivalent de 3^k,654 de foin, soit 6,098 pour 100 du poids vivant.

Neuf béliers, pesant en moyenne, le 30 décembre, 64^k,167 et recevant par jour :

```
Regain .   .   13 kil. 500,soit par tête valeur en foin 1,500
Betteraves.  18 —       ,soit en foin 7,200, par tête 0,800
Avoine.  .   10 lit. en poids, 4,500, en foin 9, p. tête 1,000
Orge. .  .    5 —    —    3,000   —  6  —   0,666
                                                 ————
                                                 3,966
```

ont pesé, le 14 janvier, 66^k,055.

A partir du 15 janvier ils ont eu la même ration, plus 18 grammes de sel, et ils ont pesé, le 14 février, 72^k,722; ils avaient augmenté de 8^k,555, en consommant, en 46 jours, 182^k,436, valeur en foin. En retranchant de cette quantité 62^k,974 de foin pour ration d'entretien, il reste 119^k,462 qui ont produit 8^k,555 de poids, soit un kilogramme de poids par 13^k,964 de fourrage consommé.

Douze béliers pesant, le 15 janvier, 736^k,900, en moyenne 61^k,408, ont reçu par jour :

```
Regain .   .   15 kil.      soit en foin 15 kil. par tête 1,250
Betteraves.  24 —        —    9,600   —    0,800
Avoine.  .   19 lit.,soit8$^k$,550 —  17,100   -.   1,425
Recoupe. .    6 —   0 ,900 —   0,900   —   0,075
                                              ————
                                              3,550
```

A 3^k,550 grammes par jour, chaque bélier avait consommé, en 35 jours, 124^k,250, valeur en foin, 5,445 pour 100 de son poids. En retranchant la ration d'entretien 45^k,635, il reste 78^k,615 de fourrage pour produire 7^k,384 de poids, à raison d'un kilogramme par 10,673 de fourrage.

Ces douze animaux pesaient, le 19 février, 825^k,500, en moyenne 68,792. Ils avaient augmenté de 88 kilogrammes, en moyenne de 7,384. 12 autres animaux de même race, pesant le 15 janvier, 737^k,100, en moyenne 61,425, et recevant la même ration, à l'exception que 7 litres d'avoine avaient été remplacés par 6 litres d'orge, ont pesé, le 19 février, 829^k,900, en moyenne 69,158. Ils ont augmenté de 92^k,800, en moyenne de 7,733. Dans ce lot, le kilogramme d'accroissement a été produit par 10^k,141 de fourrage.

Onze agneaux-béliers ont été nourris, du 8 au 12 février, avec :

Regain . .	13 kil. 500	valeur en foin	13,500
Betteraves.	13 — 500	—	5,400
Avoine . .	13 lit. 1/2, soit 6k,075	—	12,150
Son . . .	13 — 1/2, — 2k,025	—	2,025

Ils ont consommé, dans ces cinq jours, l'équivalent de 165,375 de foin.

Du 13 février au 16 mars il leur a été distribué :

Regain . .	16 kil. 875	valeur en foin	16,875
Betteraves.	16 — 875	—	6,750
Avoine . .	16 lit. 875, soit 7k,593	—	15,186
Son . . .	16 — 875, — 2k,531	—	2,531

Cette ration représente, pour les 31 jours, 1287k,957 de foin.

Ainsi, pendant les 36 jours de l'expérience, ces moutons ont consommé 1453k,332, valeur en foin ; par jour et par tête 3k,670, ou pour 100 de leur poids, 5,668.

Du poids de 672k,900 le 8 février 1850, et de 726k,400 le 28 du même mois, ils pesaient, le 16 mars, 751k,400. Ils avaient donc augmenté de 78k,500 dans l'espace de 36 jours, soit de 2,180 par jour. L'accroissement a varié entre les individus de 129 à 148 grammes.

En retranchant des 1,453k,332 de fourrage consommé 512k,748 pour ration d'entretien, il reste, pour la ration de production, 940k,584, qui ont produit 78,500 de poids, ou 1 kil. pour 11,981 grammes de foin.

Douze bêtes, la plupart agneaux-béliers, ont reçu par jour, du 9 novembre au 1er décembre 1853 :

Regain . .	18 kil.	valeur en foin	18,000
Avoine . .	19 lit. 200, soit 8k,640	—	17,280
Betteraves.	12 kil.	—	4,800

Ils pesaient, le 9 novembre, 689 kilogrammes, et le 1er décembre, 731k,500 ; ils avaient donc augmenté de 42k,500 en consommant 841k,680 de fourrage, à raison de 5,643 pour 100 de leur poids. La ration d'entretien 298k,284 déduite, il reste

543^k,396 qui ont produit 1 kil. de viande pour 12,785 de foin consommé.

Les mêmes animaux ont reçu, du 1er au 14 décembre :

Regain . .	17^{k}kil.	valeur en foin	17,000
Avoine . .	22 lit.,	soit 9^k,900 —	19,800
Betteraves.	9 kil.	—	3,600
Carottes. .	9 —	—	3,600

et ont augmenté de 731^k,500 à 761^k,500, soit de 30 kil., en consommant, en 14 jours, 616 kil., valeur en foin, 5,894 pour 100 de leur poids. En déduisant 209^k,020 pour la ration d'entretien, il reste 406^k,980 qui ont produit une augmentation de 1 kil. pour chaque 13,566 de foin consommé.

Nous n'avons pas, dans ces expériences, éprouvé les fourrages consommés en les comparant à du bon foin ; il en résulte que les évaluations que nous donnons des rations ne sont peut-être pas toujours rigoureusement exactes ; elles sont plutôt trop élevées que trop basses, car le regain n'est pas toujours égal à du bon foin, ni l'avoine à deux fois son poids en foin, mais elles suffisent pour indiquer la quantité moyenne d'aliments qu'il faut distribuer, et c'est le but principal que nous nous sommes proposé.

Quand les très-fortes rations sont données en fourrages ordinaires, elles ne produisent pas des effets proportionnels à leur poids ; parce qu'elles sont en partie perdues, gaspillées. Pour bien nourrir avec avantage, il faut donner de fortes quantités d'avoine, d'orge, de pois. Il en résulte que les animaux ainsi nourris ne sont produits sans perte que lorsqu'ils peuvent être vendus comme types améliorateurs ou comme bêtes de boucherie.

§ 4. — De l'élevage pour faire des moutons de boucherie.

Plus que les autres herbivores, les moutons sont modifiés par le régime. En les nourrissant bien, on leur donne plus de corps et on hâte le développement de leurs organes. Les antenais abondamment nourris perdent leurs premières dents à l'âge de 13 ou de 14 mois, au lieu de les perdre à l'époque ordinaire, à l'âge de 18 ou 19 mois. On avait considéré cette précocité comme le caractère des races de boucherie, des races qu'on appelle précoces, mais elle se remarque sur tous les individus bien soignés, quelle que soit la race à laquelle ils appartiennent; la plupart des métis-mérinos élevés dans le bassin de Paris, que l'on considère encore cependant comme tardifs, annoncent un âge plus avancé que leur âge réel: avant 4 ans ils ont les coins de remplacement qui, d'après les données de la science, ne devraient paraître qu'à l'âge de 4 ans et demi, 5 ans.

A 18 ou 20 mois un mouton bien nourri, quelle que soit sa race, peut avoir acquis tout son développement et être bon pour la boucherie. Sans doute sa viande ne sera pas ferme, elle aura les caractères de la viande précoce, mais elle sera imprégnée de graisse autant que l'organisation des bêtes à laine le comporte.

Pour bien répondre à sa destination, le mouton qu'on veut livrer jeune à la boucherie doit être, quoique bien portant, mou et paresseux; après avoir pris son repas il doit se coucher au lieu d'agir. C'est ainsi qu'il utilise bien la nourriture qu'il consomme et qu'il produit beaucoup de viande.

Pour développer cette disposition, il faut nourrir les moutons à discrétion avec de bons aliments; d'abord bien nourrir les mères et donner aux agneaux, même pendant l'allaitement, des grains cuits ou ramollis; après le sevrage, continuer à donner les mêmes aliments ou les remplacer par des tourteaux. Les pâturages les plus rapprochés de la bergerie et les plus fertiles, plutôt humides que secs, doivent leur être réservés. On sait que les Anglais font pâturer et parquer leurs troupeaux sur des champs de turneps et de rutabaga. Il ne faut pas craindre de faire naître la pourriture : quand les animaux sont très-abondamment nourris, c'est qu'ils doivent être abattus jeunes.

En châtrant les agneaux à la mamelle et par l'ablation des testicules, ou la torsion bien complète du cordon qui supporte ces glandes, en tenant constamment les animaux dans des bergeries chaudes, en les faisant rentrer du pâturage quand il fait très-chaud comme lorsque le temps est froid ou trop pluvieux, on les dispose à bien profiter de leur nourriture ; la peau devient molle, mais isolée, pour ainsi dire, des parties vivantes par une couche de graisse, elle ne produit qu'une laine grosse et roide, eu égard à la race des animaux, et très-peu abondante. Il ne saurait donc y avoir de graves inconvénients à élever des races très-laineuses pour la boucherie, car avec le régime auquel les animaux doivent être soumis, il se produit toujours peu de laine, et la perte qui en résulte, pour la production de la viande, est très-peu considérable.

§ 5. — **De la castration des bêtes à laine.**

On pratique la castration sur les mâles et sur les femelles. L'opération rend les individus mous, paisibles, disposés à se bien nourrir ; elle donne à la viande l'arome de l'osmazôme et fait perdre l'odeur particulière qui caractérise le bélier.

CASTRATION DES MALES. — *Époque.* Les agneaux, pouvant se reproduire fort jeunes, doivent être châtrés ou séparés des femelles de bonne heure, avant que les caractères de leur sexe soient développés. La castration pratiquée dans les premiers temps de la vie, fait moins souffrir les animaux, et le lait est la meilleure des nourritures pour les jeunes animaux indisposés par l'opération ; généralement, plus elle est retardée, plus elle fait périr d'individus.

En outre, les effets en sont d'autant plus marqués qu'elle a été plus hâtive. Les agneaux qui ont été châtrés très-jeunes ont la tête fine, sans cornes ou avec de petits *cornillons* ; ils sont plus mous et s'engraissent plus rapidement. Les bouchers les trouvent plus *naturés*, moins verts, et les préfèrent.

D'après ces considérations, il faudrait châtrer les agneaux aussitôt que les testicules sont descendus, vers l'âge de huit ou quinze jours, pour avoir des moutons de première qualité ; mais ce n'est pas ce qu'on fait généralement : les éleveurs trouvent que les agneaux châtrés si jeunes ressemblent trop à des brebis, ont un air féminin, moins d'apparence, et sont peu recherchés par les engraisseurs ; ils les font châtrer plus tard, quand la tête est en grande partie développée.

D'ailleurs, disent-ils, les jeunes béliers sont plus forts, plus vigoureux que des moutons, mangent davantage et se développent plus rapidement.

C'est ordinairement en automne, — les animaux ont alors de huit à dix mois, — qu'on pratique la castration. Lorsque cette opération est tardive, on peut mieux choisir les reproducteurs, puisqu'on les choisit parmi des animaux plus formés.

Aujourd'hui cependant on devance de plus en plus cette époque; on châtre souvent vers l'âge de deux, trois, quatre mois. C'est ce que doivent faire les cultivateurs qui, engraissant eux-mêmes leurs élèves, ne sont pas tenus de se conformer au goût des engraisseurs.

On châtre les agneaux par bistournage, par arrachement des testicules, par la section et par la ligature du cordon testiculaire.

Le *bistournage* est considéré comme laissant aux animaux de la force et de la vigueur. En effet, les moutons qui l'ont subi tel qu'il est pratiqué d'ordinaire, sentent encore leur sexe, mangent beaucoup, prennent difficilement la graisse et fournissent une viande médiocre, dure, qui présente l'odeur et le goût désagréable de la viande de bélier.

Ces inconvénients reprochés au bistournage dépendent de ce qu'on ne tord pas suffisamment le cordon testiculaire, de ce que les testicules conservent en partie leur vitalité. Mais si l'opération est bien pratiquée, elle est suffisante, produit tous les effets désirables et se recommande surtout en raison du peu de gravité relative qu'elle offre. Elle est beaucoup moins dangereuse que les autres procédés de castration.

Pour châtrer par *arrachement* on pratique, au fond des bourses, une ouverture assez grande pour laisser passer les deux testicules; on fait ensuite sortir une de ces glandes et on l'arrache avec les dents, pendant qu'avec les mains on retient le scrotum contre l'abdomen. On tire ensuite l'autre testicule et on l'enlève de même. On peut arracher les deux testicules à la fois. Au lieu de tirer directement les glandes, il est avantageux de tordre le cordon pour rendre l'extirpation plus facile.

L'opération terminée, on réunit les lèvres de la plaie et on abandonne les animaux.

Pour opérer par la *section du cordon testiculaire*, on sort les testicules comme pour l'arrachement et l'on coupe le cordon au-dessus des épididymes : on appelle ce mode d'opérer *châtrer en agneau*. D'autres fois, on fait une incision de chaque côté des bourses et l'on tire un testicule par chaque ouverture ; on le coupe comme précédemment. Dans ce cas, on *châtre en veau*.

Dans toutes ces opérations il faut avoir soin d'ouvrir d'une manière complète le fond des bourses, afin que le sang ne puisse pas s'y accumuler ; il faut surtout tenir les animaux nouvellement châtrés dans un lieu bien propre, fortement aéré, les nourrir médiocrement et éviter les courants d'air, la pluie, et tout ce qui peut les rendre malades. Malgré ces soins, on ne prévient pas toujours la gangrène. Il faut surveiller la plaie, et aussitôt qu'elle prend un mauvais caractère, la panser avec du quinquina ou du charbon en poudre, ou un mélange de ces corps, auquel on peut ajouter un peu de sulfate de cuivre. Le mouton souffre beaucoup des opérations saignantes.

La *ligature* du cordon testiculaire s'opère de deux manières. Quelquefois on la pratique sur les deux cordons séparément sans ouvrir les bourses, ou après avoir mis les organes à nu. Dans le premier cas, on traverse le scrotum avec une aiguille à suture enfilée d'un fil ciré, qu'on fait ensuite revenir par les mêmes trous, en ayant soin de prendre dans l'anse du fil l'un des cordons testiculaires, et l'on fait un nœud qu'on serre beaucoup ; on opère de même pour l'autre cordon. Quelques auteurs conseillent de sortir les testicules et de lier les cordons au-dessus des épididymes. On peut, après ces opérations, attendre que les testicules tombent par mortification ; mais il est plus simple d'en débarrasser les animaux par une section faite de manière qu'il reste une longueur suffisante des cordons pour retenir la ligature.

Plus souvent on pratique le *fouettage ;* on prend pour cette opération de la ficelle souple, assez forte pour qu'elle

ne coupe pas la peau, mais assez mince pour qu'on puisse la
serrer convenablement, du *fouet* ; on fait descendre les testicules au fond des bourses, on serre très-fortement les cordons testiculaires et le scrotum au-dessus des épididymes au
moyen d'un nœud coulant; il faut serrer assez fortement
pour interrompre la circulation dans les vaisseaux testiculaires, sans cependant diviser les parties comprises par la
ligature; on tire la ficelle avec des billots, de là le nom de
billonner donné à l'opération. Après la castration, les parties
situées au-dessous de la ficelle meurent et tombent; on peut
les amputer trois jours après l'opération. Si la ligature n'in-
terrompt pas complétement la vitalité des organes, les testicules s'enflamment, la gangrène peut s'y mettre, le mal se
propager à l'abdomen et la mort survenir.

Le fouettage est une opération douloureuse et très-grave.
La moitié, les trois quarts des moutons nouvellement châtrés périssent quelquefois du tétanos; cela arrive même quand
l'opération est faite par un berger expérimenté et que les
agneaux sont maintenus dans de bonnes conditions, que
toutes les précautions sont prises. Certains états de l'atmosphère, les vents froids prédisposent à ces accidents, les occasionnent même. Quand on voit dans les fermes que le mal
est incurable, on tue les animaux pour pouvoir en utiliser
la viande.

Il faut, dans tous les cas, avoir soin que les animaux nouvellement châtrés soient tenus à une température douce,
moyenne, qu'ils ne soient pas exposés à la pluie et qu'ils ne
fassent pas de courses violentes.

C'est à cause des accidents très-graves qu'entraîne souvent
le fouettage que l'on s'en tient au bistournage et qu'on devrait chercher à le rendre complet, à le graduer selon la destination des animaux. On aurait alors tous les avantages de
la castration sans en avoir les inconvénients : au besoin on
le pratiquerait sur les agneaux plus jeunes pour lui faire produire plus d'effet.

Les béliers châtrés sont appelés *moutons* ; quoique la castration puisse être faite dans toutes les saisons, on doit de

préférence choisir le printemps ou l'automne, du moins pour les vieux animaux.

Castration des femelles. — La castration des agnelles et des brebis est rarement pratiquée dans nos pays. On appelle *moutonnes*, *châtrices*, celles qui l'ont subie. On châtre les agnelles à l'âge de 6 semaines, 2 mois ; plus tôt il serait difficile de trouver les ovaires.

Pour effectuer l'opération, on fait une incision verticale de quatre à cinq centimètres de long au milieu du flanc gauche, à un point également éloigné de la hanche et du nombril ; on introduit le doigt dans l'abdomen et on cherche l'ovaire de ce côté. En le retirant on amène en même temps l'autre ovaire et le ligament de la matrice. On coupe les deux ovaires, et on fait rentrer les ligaments et la matrice. Ensuite on fait des points de suture à la peau pour fermer l'ouverture. Après dix ou douze jours, la cicatrice est fermée et l'on enlève le fil.

L'opération bien faite n'entraîne qu'un peu de roideur du train postérieur. Mais comme les brebis sont fort paisibles, même quand elles sont en chaleur, qu'elles fournissent de la très-bonne viande si elles ont été bien engraissées, nous croyons qu'elle est complétement inutile.

§ 6. — De l'amputation des cornes et de la queue.

On pratique l'amputation de la queue sur les agneaux. On se sert pour cette opération d'une paire de ciseaux ou bien d'un couteau : on replie la queue, on passe le couteau dans l'anse et on coupe en tirant. Cette opération a pour but de débarrasser les animaux d'un organe qui se charge de boue, de fumier, de fiente, et qui ne fournit que de la laine mauvaise, imprégnée d'ordures. La queue peut aussi, lorsque le pis est très-développé et saillant, l'irriter pendant la marche, et elle gêne d'ailleurs pendant la copulation. On croit enfin que l'amputation de la queue, que l'on pratique surtout sur les mérinos, a pour effet « d'augmenter la force des reins et la laine du dos. »

On ne coupe la queue ordinairement qu'à cinq ou à six centimètres de sa base, on laisse un tronçon assez long pour couvrir l'anus et la vulve et préserver ces parties des insectes. C'est ordinairement à l'âge de quinze jours ou de trois semaines que l'on fait subir cette opération aux agneaux.

AMPUTATION DES CORNES. — On la pratique toujours sur les moutons après la castration, à quelques centimètres de la base. Elle est quelquefois nécessaire sur les béliers. Tantôt on ampute l'extrémité de ces organes qui, prenant une mauvaise direction, blessent la tête des animaux; tantôt on coupe seulement une partie de leur épaisseur : on fait cette opération quand les cornes, formant une spirale trop raccourcie, compriment la tête; on enlève la partie du premier tour du spire qui presse la peau; enfin, on opère l'ablation de la totalité de l'organe pour débarrasser les animaux d'une partie inutile et souvent dangereuse, d'une partie qui occasionne fréquemment des accidents, soit lorsque les animaux se battent, soit lorsqu'ils se pressent pour passer les portes et pour s'approcher du râtelier.

L'amputation des cornes se fait le plus souvent avec une scie. Quelques personnes parlent de renverser les moutons, d'appuyer la corne sur un morceau de bois, et de l'enlever avec un maillet et un ciseau. Ce procédé détermine des commotions cérébrales.

§ 7. — De la marque et de la généalogie des bêtes à laine.

On marque les moutons en coupant avec des ciseaux des mèches de laine, en appliquant sur la toison des matières colorantes, en pratiquant aux oreilles des fentes et des trous, ou en gravant au moyen d'un fer chaud des numéros sur les cornes. Les marques ont pour but de faire reconnaître les animaux. C'est un signe de propriété. D'autres fois, elles sont destinées à faire distinguer les uns des autres les divers individus d'un troupeau.

La *marque avec les ciseaux* est celle que pratiquent les bouchers, les marchands; pour l'effectuer, on coupe un peu de laine, de manière à représenter soit un signe arbitraire, soit la lettre initiale du nom du propriétaire. On fait ces marques sur les parties les plus apparentes du corps, elles n'offrent aucun inconvénient, mais il est facile de les effacer. Toutefois, les traces de la marque, si on l'enlevait, subsisteraient pendant longtemps.

Souvent *on marque avec des couleurs* qu'on applique sur la toison; on se sert à cet effet d'un morceau d'ocre, qu'on mouille avec de la salive, ou d'une terre colorée, du rouge d'Angleterre délayé dans l'huile : des lettres ou des chiffres en fer, plongés dans cette couleur et appliqués sur les animaux, se conservent pendant plusieurs mois. Les marques à l'eau sont aisées à appliquer, mais elles s'enlèvent facilement; on les emploie d'ordinaire sur les marchés, et on les applique sur la tête ou sur le dos. On marque aussi avec le goudron, avec des résines, quelquefois avec de la cire à cacheter : une plaque de cire, une estampille appliquée après la tonte, sur les parties du corps où la laine pousse peu, permet pendant toute l'année de distinguer les animaux les uns des autres.

On *marque* les bêtes à laine *aux oreilles*, soit pour y faire la marque du troupeau du propriétaire, soit pour y mettre le numéro d'ordre de l'individu. Chaque propriétaire a son signe ; c'est ordinairement une coche, un trou, une fente pratiquée, soit à la base, soit au sommet, ou au milieu de l'organe. Tous les animaux du troupeau portent la même marque.

Pour distinguer les individus les uns des autres, on fait ordinairement sur les oreilles des numéros. A cet effet, on pratique des incisions, des trous, qui représentent des unités, des dizaines, des centaines, des mille. On distingue la valeur de chaque signe par la place qu'il occupe; de cette manière on peut numéroter toutes les bêtes d'un grand troupeau.

La fig. 7 représente les marques usitées pour le troupeau de l'école d'Alfort. Le côté A indique le devant de la tête, et le côté B la nuque. Les unités 1 correspondent au bord antérieur de l'oreille gauche, les dizaines 10 au même bord de l'oreille droite, les centaines au bord postérieur de l'oreille gauche, et les mille au même bord de l'oreille droite. La coche qui est à l'extrémité de l'oreille gauche vaut 5, et celle qui est à

19.

l'extrémité de l'oreille droite 50 ; le trou de l'oreille gauche vaut 500, et celui de l'oreille droite 5,000.

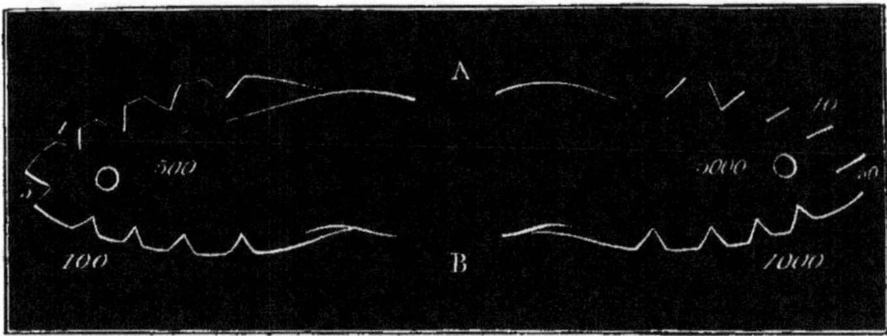

Fig. 7. — Oreilles marquées.

Ces différentes marques, deux trous et dix-huit coches, peuvent servir à distinguer 9,999 individus. Ainsi nous compterions 5,000 (trou de l'oreille droite) + 4 mille (quatre coches du bord postérieur de la même oreille) = 9,000 + 500 = 9,500 + 4 centaines = 9,900 + 50 = 9,950 + 4 dizaines = 9,990 + 5 = 9,995 + quatre unités = 9,999. Chaque signe de l'oreille droite vaut dix fois le signe de l'oreille gauche qui lui correspond.

On pratique cette marque avec des instruments particuliers. On fait les entailles avec des pinces qui portent sur une de leurs branches une plaque de cuivre, et sur l'autre une lame tranchante disposée en petit triangle isocèle ayant l'angle aigu de 60 degrés environ. Cet angle est dirigé vers l'extrémité libre de la branche. Pour se servir de l'instrument on place l'oreille entre les pinces, en ayant soin que la pointe du triangle soit dirigée vers le centre de l'organe. Pour marquer avec rapidité et n'avoir pas à tâtonner, il faut faire implanter sur la branche de l'instrument qui porte la plaque de cuivre, deux pointes destinées à limiter la partie de l'oreille qui doit être prise entre les pinces : on entre l'oreille sur la plaque, jusqu'a ce que le bord de l'organe touche les deux pointes ; on presse alors avec force en tirant légèrement. A la place de pinces on pourrait se servir de ciseaux à lames courtes, fortes et bien tranchantes vers la pointe : on fait la coche en deux coups de ciseaux. Pour trouer l'oreille, on se sert d'un emporte-pièces implanté sur la branche d'une pince, qui est pourvue sur l'autre branche d'une plaque de cuivre.

La marque ne doit être faite que lorsque les animaux sont bien formés : quelques-unes, celles qui occupent la base de l'oreille, disparaissent si on les fait avant que les oreilles aient acquis en grande partie leur croissance.

Lorsque les animaux ont des cornes, on peut faire à l'une des oreilles la marque du troupeau, et graver des numéros sur les cornes *avec un fer chaud;* dans ce cas, on emploie les chiffres ordinaires. Les cultivateurs soigneux marquent même sur une corne ou sur une oreille l'année de la naissance des animaux.

On a employé le *tatouage* pour marquer les moutons. On pratique l'opération à l'aide d'un instrument ressemblant à des pinces. Une des mâchoires de ces pinces porte une rainure dans laquelle on place des chiffres renversés, que l'on dispose de manière qu'ils représentent le numéro que l'on veut imprimer; l'autre mâchoire porte une plaque en corne ou en cuivre contre laquelle l'oreille est pressée.

Quand l'appareil est disposé, on place l'oreille du mouton entre les pinces en appuyant la partie où l'on veut faire la marque contre les chiffres, et l'on presse suffisamment. La marque des chiffres pénètre légèrement dans la peau sans faire saigner. Quand on a retiré la pince, on met sur la partie de la peau qui a été entamée du noir d'os délayé dans de l'esprit-de-vin, et on frotte. Le noir pénètre dans les incisions ou les trous faits par les chiffres, et y reste indéfiniment. A la place du noir d'ivoire, on peut employer toute autre poudre insoluble, bleue, rouge, blanche ou noire. On choisit la couleur qui contraste le plus avec celle de la peau.

Malheureusement, ce moyen de marquer les animaux, qui serait très-commode, ne réussit pas toujours. Il arrive souvent que les chiffres n'entament pas l'oreille : dans ce cas, il n'y a pas de marque; d'autres fois, ils l'attaquent trop fortement, il y a hémorrhagie, quelquefois suppuration, et la couleur est entraînée.

Autant que possible, il faut commencer *le numérotage* du

troupeau par le n° 1 et le suivre de manière que tous les animaux de chaque année aient les numéros successifs; s'il y a des numéros devenus libres, soit par la vente, soit par la mort des individus qui les portaient, on ne doit pas les donner à d'autres animaux. Quand on suit cette méthode, on se rappelle plus facilement à quelle série de numéros correspondent les naissances d'une année, et l'on reconnaît mieux les individus. On peut recommencer la série générale aussitôt que les animaux qui occupaient les premières séries ont disparu du troupeau; mais il faut toujours attendre assez long-temps, pour ne pas être exposé à donner à un animal qui vient de naître un numero déjà porté par un autre animal du troupeau.

On peut faire marcher parallèlement les mâles et les femelles, autant que leur nombre relatif le permet; commencer à la fois par le n° 1 et suivre pour chaque sexe; ou commencer les femelles par le n° 1 et les mâles par le n° 1,000; mais

ÉTAT DU TROUPEAU DE. . . . . . .

N°s	RACE.	Date de la naissance.	Lieu de la naissance.	Numéro du père.	Numéro de la mère.	Employé comme bélier en	Nombre de brebis couvertes.	Descendants		Date de la saillie.	Numéro du bélier	Date de l'agnelage.
								Mâles.	Femelles.			
640	A.M.	11 janv. 1846	Alfort.	1039	138					9 sept.	86	7 fév.
760	A.M.S.	20 janv. 1850	»	1263	629					21 août.	30	15 janv.
794	A.M.S.	30 janv. 1851	»	1263	7					25 août.	30	19 janv.
30	A.M.S.	23 janv. 1853	»	1413	643	Août et sept.	18	8	7			
84	A.M.S.	18 janx. 1855	»	1369	753							
85	A.M.S.	28 janv. 1855	»	30	742	Août et sept.	2	1	1			
86	A.M.S.	23 janv. 1855	»	30	749	Août et sept.	21	8	14			

il ne faut pas faire entrer dans la même série des mâles et des femelles, intercaler les uns parmi les autres.

Choix d'une marque. La marque que l'on doit préférer doit varier selon le but que l'on se propose. Celle qui constitue le caractère du troupeau, qui représente en quelque sorte l'acte de propriété, doit être indélébile. Il en est de même de celle qui fait connaître l'âge, le numéro de chaque animal.

On fait seulement une tache avec de l'ocre, avec de la cire à cacheter verte, rouge, pour reconnaître les animaux qui ont été malades, ou ceux qui n'ont pas été affectés d'une épizootie; les femelles qui ont été couvertes par un mâle, dont on veut étudier les produits d'une manière particulière; les agneaux que l'on a triés pour les garder comme reproducteurs; ceux que l'on veut châtrer ou vendre comme agneaux de lait.

Dans les troupeaux où l'on améliore par métissage, on emploie divers systèmes de marques pour distinguer les individus de race commune des métis. On peut couper le bout de

du 1ᵉʳ Juin 1855 au 30 Mai 1856.

Descendants		Date du lavage à dos.	Date de la tonte.	Poids de la toison.	Poids du corps lors de la tonte.	Date de la vente.	Date de l'abattage.	Poids vif.	Poids de viande nette.	OBSERVATIONS.
Mâles n°	Femelles n°									
	34	non lavée	Juin	3 400	60					Elle a fait 2 aguelles, 1 a été tuée.
121		»	»	4 600	47					
125		»	»	4 400	47					Elle a fait 2 mâles, 1 a été tué.
		»	»	7 000	104	3 mai				Parmi les brebis qu'il a couvertes, 2 ont fait 2 jumeaux.
		»	»	1 170	38		avril	82	41	
		»	»	1 340	33	Juin				Exposé aux Champs-Elysées en juin et vendu à la suite de cette exposition, pesait 83 kilo. non tondu.
		»	»	1 520	38	3 mai				Sur 21 brebis couvertes, 16 ont porté, 6 ont fait 2 agneaux. Il pesait 80 kilogr. en laine au moment de la vente.

l'oreille droite aux premier métis, le bout de l'oreille gauche aux deuxièmes, et des deux oreilles aux troisièmes.

Si l'on veut introduire une race étrangère par progression, on marque les individus pur sang en leur amputant la queue. Cette opération n'est pas dans ce cas pratiquée sur les autres moutons.

Généalogie. Pour travailler avec fruit à l'amélioration de la race, il faut noter toutes les circonstances relatives aux animaux, l'époque de leur naissance, leur généalogie, les produits qu'ils ont donnés en laine et comme reproducteurs. Le meilleur moyen d'avoir ces données, quand on possède un troupeau un peu considérable, c'est la tenue d'un registre sur lequel sont inscrits tous les animaux.

Dans ce but on prépare, pour un troupeau destiné à la reproduction, un registre comme le représente le modèle page 294. Chaque animal y occupe une place correspondant au numéro qu'il porte à l'oreille ; de cette manière on sait, quand cela est nécessaire, tout ce qu'il importe de connaitre pour l'employer comme reproducteur.

Dans la tête d'un registre pour des élèves, on laisse en blanc les dernières colonnes pour y inscrire les pesées ; car s'il importe de ne pas tourmenter les animaux souvent, il est utile de les peser, de loin en loin, pour connaître l'effet des rations qu'on leur distribue.

On fait faire une tête de registre pour les mâles et une pour les femelles, ou l'on fait servir la même pour les deux sexes. Dans ce cas, on laisse vides les colonnes qui sont exclusivement destinées aux mâles quand on inscrit des femelles (*voyez* n°° 640, 760, 794, p. 294), et *vice versa.*

Le modèle, page 294, indique le tableau que nous avons dressé pour le troupeau de l'école d'Alfort, à la fin de 1843. On pourrait laisser à la case de chaque animal plusieurs lignes où l'on inscrirait annuellement les faits relatifs à cet animal : la tonte, la monte..... ; mais il est plus simple de faire tous les ans une nouvelle liste, sur des feuilles d'un grand registre, ou sur des cahiers. On renouvelle le registre au moment où les agneaux sont marqués. Dans le troupeau de l'école d'Alfort l'année commence au 1ᵉʳ juin.

DE LA CHÈVRE.

CHAPITRE PREMIER.

**Du genre Chèvre, de ses espèces et des races principales
de la chèvre domestique.**

Le genre chèvre a beaucoup d'analogie avec le genre mouton. Il s'en distingue par un chanfrein droit ou même concave, par la présence d'une barbe au menton, par le bout du nez dépourvu de mufle, mais sans poil, par des cornes recourbées en arrière, non contournées en spirales et portées sur des chevilles osseuses, creuses, par l'absence du sinus biflexe, par une queue courte, par de grosses mamelles et deux mamelons ordinairement coniques très-volumineux.

Les chèvres diffèrent beaucoup des moutons par leur caractère : elles sont agiles, vives, grimpent sur les rochers les plus escarpés ; elles sont actives et intelligentes pour chercher leur nourriture, pour fuir leurs ennemis, et assez courageuses pour se défendre contre les animaux qui les attaquent.

§ 1: — Des espèces du genre Chèvre.

Le BOUQUETIN, *capra ibex*, ressemble beaucoup au bouc domestique, mais il en diffère par ses cornes, plus fortes et plus grandes, aplaties et marquées de raies transversales sur la face antérieure. On le rencontre sur les sommets les plus élevés des Alpes, des Pyrénées, etc. Le chamois, qui habite les mêmes localités, n'occupe que les régions moyennes de ces montagnes : il n'approche jamais les sommets arides et glacés où le bouquetin établit sa résidence.

Bouquetin du Caucase, *capra caucasia*. — De la taille du précédent, il est brun sur la partie supérieure du corps et blanc sur les parties inférieures. Ses cornes sont triangulaires, à face antérieure formant un angle obtus avec des côtes ou nœuds saillants. Se trouve vers la partie septentrionale du Caucase; sans utilité.

L'ægagre ou *chèvre sauvage, capra ægagrus*, se distingue par sa taille élevée, son corps fort, par une longue barbe et par ses cornes qui, dans les deux sexes, sont tranchantes en avant. On la trouve sur les montagnes de l'Asie, en Perse; elle est facile à apprivoiser. Les naturalistes la nomment chèvre ordinaire, la considérant comme le type des chèvres domestiques. Elle offre des races bien distinctes, mais peu nombreuses.

§ 2. — Des races principales de la chèvre domestique et de leur amélioration.

1. — *Race commune.*

La chèvre commune est blanche, noire, marron, ou pie; son pelage est formé de poils longs, durs, pendants, d'autres fois presque ras; dans quelques individus il est mêlé à une petite quantité de duvet fin et soyeux, mais très-court.

Notre chèvre diffère peu de la chèvre sauvage. Elle varie du reste beaucoup par sa taille et ses formes, par l'absence ou la présence des cornes, comme par la plus ou moins grande quantité de lait qu'elle donne. En France, ces différences constituent, moins des races, que des variétés disséminées dans tout le pays.

Les chèvres sont faciles à entretenir : malgré leur pétulance, elles supportent le séjour continuel à la chèvrerie où on peut les nourrir d'une manière très-économique; dans les pays de montagnes et dans les pays pauvres, on les fait pâturer sur des rochers escarpés, sur les collines rocailleuses, dans les bruyères où les autres animaux domestiques ne peuvent pas arriver ou ne peuvent pas vivre. Il ne faut même en élever que lorsqu'on a le moyen de les entretenir à la chèvrerie, ou de les faire pâturer sur des terres où les dégâts qu'elles occasionnent d'ordinaire ne sont pas à craindre.

Si utiles dans plusieurs de nos départements où les fourrages sont chers et le lait assez rare, les chèvres sont d'un très-grand secours pour les populations du nord de l'Afrique; elles sont d'un entretien facile, se nourrissent sur des coteaux, dans des taillis où les bêtes à laine ne peuvent pas vivre, elles donnent plus de lait, et indépendamment de la viande, elles fournissent du poil qu'utilisent les Arabes, comme de la laine, seul ou mêlé à cette dernière; la peau sert à faire des sacs, des outres, des barattes.

II. — *Races étrangères.*

CHÈVRE D'ANGORA. — Cette race est principalement élevée dans l'Asie-Mineure. De taille variée, elle se distingue par ses cornes arquées, ou contournées en spirale allongée. Ses oreilles larges; son pelage d'un éclat brillant, soyeux, fin, doux, très-abondant, disposé en belles mèches ondulées. Il existe dans les environs d'Angora, et plus à l'est sur les montagnes situées entre la mer Caspienne et la mer Noire, plusieurs variétés de ces chèvres; elles se distinguent par leur taille et, ce qui est plus intéressant, par la longueur et l'abondance de leur poil soyeux; mais dans toutes, la fourrure a toujours besoin d'être triée avant d'être employée: la laine doit être séparée du jarre. Il est des chèvres d'Angora blanches, d'autres sont rousses ou brunes. Le poil est plus abondant dans les boucs que dans les femelles, mais il est moins fin: la castration l'améliore; il tombe naturellement au printemps, mais on a le soin de le tondre. On appelle les animaux qui le fournissent *chèvres à laine,* à cause de l'habitude de les tondre comme des brebis.

Quoique ayant des mamelles peu développées, ces chèvres fournissent un lait abondant et de bonne qualité; leur viande, considérée comme *très-bonne,* est d'un grand secours pour les habitants de l'Asie-Mineure, de la Turquie, qui la préfèrent même à celle du mouton.

Les chèvres d'Angora ont été souvent importées en Europe, en Suède, en France, en Toscane. Elles y prospèrent et leur poil conserve toutes les qualités qui le distinguent. M. de la Tour d'Aigues en avait introduit dans les Alpes; elles y vivaient comme celles des races communes, sans exiger aucun soin particulier. M. le marquis Ginori avait fait venir en Toscane une famille turque pour soigner le troupeau d'angoras qu'il avait importé et en exploiter les toisons. Elles ont été introduites de nouveau en France dans le courant de ce siècle, et M. Pouloceau avait essayé de les croiser avec celles de Cachemire; mais les essais faits pour les multiplier et en utiliser les produits n'ont pas donné en Europe de grands résultats. Depuis deux ou trois ans, l'introduction en a été reprise d'une manière très-suivie par les soins de la Société d'acclimatation. Nous comptons de nombreux individus de cette race en France, sur les Alpes, et en Algérie.

La CHÈVRE DE CACHEMIRE, du *Thibet, Thibetaine, Thibetienne*, nous est venue des montagnes de l'Asie, de l'Hymalaya, des environs de Cachemire et du Thibet; on l'appelle *capra lanigera* quand elle vient de Cachemire, et *C. Thibetana* si elle vient du Thibet. Cette chèvre a été introduite en France vers 1818, par M. Huzard. En mai 1819, Ternaux et Amédée Jaubert ont importé un troupeau considérable de ces chèvres, achetées en Orient par ce dernier. Elles furent placées chez des particuliers et dans des établissements de l'État.

Les chèvres de Cachemire ont la taille, les formes et les habitudes de la chèvre commune. Elles ont des oreilles longues, larges, minces et pendantes; les cornes sont longues, droites, penchées en arrière, et quelquefois croisées à l'extrémité, du moins dans les mâles. La fourrure les distingue surtout : elle est composée de poils rudes, gros, pendants et plus ou moins longs, mais non extensibles, et d'un duvet très-fin, doux, soyeux, placé entre les poils. Plus le poil est long et fin, plus le duvet l'est également. Le duvet des femelles est plus fin que celui des mâles. Appelé cachemire, ce poil, très-souple, sert à fabriquer les tissus précieux de ce nom. On l'enlève en peignant les chèvres, qu'on appelle *chèvres à duvet* pour les distinguer des chèvres à laine.

Le pis des chèvres cachemiriennes est moins pendant que celui des chèvres communes; mais il fournit un lait bon et abondant; les chevreaux se développent rapidement.

III. — *Amélioration.*

Pour améliorer les formes de la chèvre il faudrait choisir, pour la reproduction, les bêtes les plus remarquables par l'épaisseur du tronc et la finesse de la tête, et nourrir abondamment les jeunes reproducteurs, mais on n'ajoute aucune importance à ce perfectionnement; ce sont toujours les qualités laitières que l'on cherche à augmenter. Le meilleur moyen d'améliorer les races à ce point de vue, c'est de choisir, pour la reproduction, les descendants des chèvres qui donnent le plus de lait; c'est ensuite de nourrir abondamment et avec des aliments de médiocre qualité, dès le jeune âge; c'est, enfin, de faire porter les chèvres jeunes, de les faire teter fortement et de les traire ensuite avec soin.

Une amélioration digne de la plus grande attention c'est celle de la fourrure. Peut-être suffirait-il, pour améliorer la race commune, de bien soigner les appareillements, d'employer à la reproduction les individus qui ont le plus de duvet; mais le résultat serait incertain et très-long à obtenir, car dans la chèvre, même dans toutes les races, la peau a, plus que dans la brebis, de la tendance à produire du poil rude et droit comme des cornes fortes et peu contournées. Il est, à tous égards, préférable d'importer la race d'Angora ou celle de Cachemire, ou même l'une et l'autre, soit pour les employer au croisement des races indigènes, soit pour les multiplier à l'état de pureté.

De nombreux essais d'acclimatation et d'utilisation ont été faits, mais sans succès. Vers 1821-1822 des boucs de Cachemire avaient été introduits dans le Mont-d'Or lyonnais. Des cultivateurs que nous avons connus les avaient employés pour croiser la race du pays; ils ont abandonné ce genre d'amélioration, parce que les métisses, trop petites, ne donnaient pas assez de lait, et que le duvet, difficile à récolter, avait peu de valeur. Il se vend aujourd'hui beaucoup moins qu'anciennement, et l'opération du peignage est très-longue : les chèvres que nous avons vues à l'école vétérinaire de Lyon en 1824 et 1825, auraient mal payé le temps employé à les peigner et à séparer le duvet du poil jarreux.

Les importations des races étrangères pures seraient plus avantageuses que le croisement. Les chèvres, même celles de l'Orient, ayant une grande disposition à produire du poil gros, il est à craindre que, par le croisement avec nos races communes, elles deviennent de moins en moins laineuses; tandis que l'introduction d'une race étrangère, de celle d'Angora, si, comme on le dit, il en existe des variétés d'aussi forte taille que les nôtres et aussi bonnes laitières, ne nous paraît pas devoir offrir des difficultés.

Des essais en grand se font, nous l'avons dit, par les soins de la *Société d'acclimatation*. Un rapport, publié dernièrement dans le *Bulletin* de cette compagnie, nous apprend qu'un troupeau d'angoras, entretenu en Algérie, prospère très-bien et satisfait le cultivateur qui le soigne.

CHAPITRE II.

De l'entretien des chèvres.

§ 1. — De la chèvrerie.

Les chèvres sont presque toujours mal logées, quelquefois on les laisse avec les moutons, le plus ordinairement on les place dans un coin du cellier. Au Mont-d'Or lyonnais on les met d'ordinaire au rez-de-chaussée, sous l'habitation du cultivateur, dans la pièce qui sert aux vaches, à l'âne, au cheval et, ce qui est plus mauvais, aux poules. Les chèvres y sont le plus souvent au nombre de quatre à cinq et quelquefois de huit à dix. Les cultivateurs qui en ont un plus grand nombre, leur destinent un logement particulier.

Là où on les entretient avec les moutons, on les fait quelquefois coucher dans les bergeries. Dans les environs de Paris, la chèvre du berger couche hors du parc, à côté de la loge du chien, et plus souvent de la cabane du berger. Quoique n'étant pas attachée, elle ne quitte pas le parc avant le troupeau.

Comme les brebis, les chèvres réclament, pour donner beaucoup de lait, un logement proprement tenu et ayant une température douce. La poussière, les excréments des poules, en irritant la peau, diminuent la sécrétion des mamelles. La propreté qui importe au point de vue du lait est nécessaire aussi pour la santé, et serait indispensable pour la fourrure, si l'on tenait à avoir de ces races qui fournissent une précieuse toison.

Le plus souvent on fait manger les chèvres dans un baquet; mais dans les chèvreries bien tenues, il y a des râteliers et des crèches divisées en auges.

§ 2. — De la nourriture.

I. — *Nourriture au pâturage.*

Les chèvres, quoique soumises à la domesticité depuis un temps immémorial, n'ont perdu ni leur pétulance, ni leur humeur vagabonde; elles sont fortes, robustes et rôdeuses, difficiles à garder. Dans la Provence, sur les Alpes, dans les Pyrénées, nous en voyons encore de nombreux troupeaux; elles portent chacune une sonnette qui facilite les recherches du chevrier dans les lieux boisés; mais on ne les élève en grand nombre pour le pâturage que dans les pays où, en raison de la stérilité du sol, on n'a pas à craindre leurs dégâts.

Le gardien d'un troupeau de chèvres doit avoir pour but de conserver la santé des animaux, de leur faire prendre une nourriture suffisante et de les empêcher de nuire dans les propriétés.

Les chèvres craignent l'humidité, le froid et les fortes chaleurs. Pendant les pluies froides, elles s'impatientent dehors, branlent la tête, se secouent fortement et se rapprochent de la chèvrerie : si elles restent exposées au mauvais temps, elles ont peu de lait.

Elles préfèrent aux plaines les lieux escarpés, où elles trouvent à pacager alternativement, selon leur caprice, des herbes fines et des broussailles. Les lieux très-fertiles leur sont moins favorables : elles contractent dans les prairies de légumineuses, des indigestions, et dans les taillis où les pousses sont jeunes et vigoureuses, le mal de brou, le pissement de sang.

Les chèvres ont le sens du goût peu développé. Elles broutent des herbes séchées sur pied, fanées, délavées par la pluie, des pousses d'herbe complétement ligneuses, de préférence souvent à l'herbe tendre et succulente des meilleurs pâturages. Aussi vivent-elles, et même en produisant du lait, là où d'autres animaux, cependant plus petits, périraient de misère. En France, dans la Haute-Marne, dans les Alpes, sur des montagnes, des coteaux rocailleux et presque stériles, elles pâturent avec de petites brebis et sont plus vigoureuses, en meilleur état que ces dernières. En Afrique, les Arabes de quelques contrées trop arides pour nourrir des moutons, n'élèvent que des chèvres ; ils en utilisent le lait, la fourrure, la viande et la peau.

Les chèvres nuisent beaucoup aux jeunes arbres et aux arbustes. Il ne faut les laisser libres que dans les terres tout à fait vagues, sans bois et sans culture, dans les bruyères et sur les rochers où ne croissent que des ronces et quelques broussailles qu'on ne peut pas ramasser ; on ne doit pas même les laisser sans muselières dans nos chemins, car elles rongent les haies vives et écorcent les arbres qui sont sur les bords des propriétés.

Les chèvres peuvent impunément être conduites dans les vignes après les vendanges ; elles se trouvent aussi très-bien du pâturage sur les prés après la récolte du regain ; les plantes variées qu'elles y prennent leur donnent beaucoup de lait.

Plusieurs lois et règlements ont eu pour but de prévenir les dégâts qu'occasionnent les chèvres. Il est défendu, dans quelques communes, de les laisser libres, même dans les chemins : il faut les museler ou les mener en laisse. Pour pouvoir les laisser pâturer, on a conseillé de les accoupler par deux au moyen d'un bâton qui les tiendrait réunies et les empêcherait de courir. Dans le même but, on les garnit d'un collier en bois, dont les branches se prolongent bien au-dessus du cou de l'animal et l'empêchent de traverser les haies. On a construit encore des bricoles, espèce d'entraves qui, tout en permettant aux chèvres de marcher, de pâturer, les empêchent de se cabrer contre les arbres et de brouter les branches.

II. — *Nourriture à la chèvrerie.*

Quoique vives, pétulantes et aimant les lieux escarpés, les chèvres supportent sans en souffrir le régime de la stabulation permanente. L'expérience en est faite en grand depuis longtemps dans les environs de Lyon. Les douze communes situées au nord-ouest de cette riche cité, dans les petites montagnes appelées *Mont-d'Or lyonnais*, et occupant à peine une surface de 8 kilomètres de longueur sur autant de largeur, entretiennent, d'après les recherches du professeur Grognier, 12,000 chèvres. Situées sur le trias, ces terres sont essentiellement calcaires ; cultivées, excepté dans les lieux complétement abruptes, en vignes ou en légumes, elles ne peuvent nourrir ces chèvres qu'à la chèvrerie. On n'use du pâturage que de temps en temps, en été après la moisson, et en automne après les vendanges et la récolte des regains. Les plus grands troupeaux ne sortent même jamais.

Le régime de la stabulation est très-avantageux ; on nourrit la chèvre à peu de frais, elle ne nuit pas aux vergers et donne d'excellent fumier. Ce mode d'entretien n'offre pas d'inconvénient sous le rapport de l'hygiène et de la production du lait ; les chèvres se portent très-bien, ont autant de lait que dans les pâturages et fournissent d'excellents produits si elles sont nourries avec des aliments variés et assez copieux.

On sème pour les chèvres dans le Lyonnais, la *luzerne*, le *trèfle*, la *vesce* et la *gesse*; ces dernières légumineuses donnent beaucoup de lait, surtout si on les administre après la floraison, quand la graine en est presque mûre; mais le trèfle et la luzerne surtout servent pendant la plus grande partie de la belle saison.

Les *feuilles de chou* forment une ressource précieuse pour la fin de l'hiver, pour les mois de mars, d'avril principalement. La variété qu'on cultive en vue de cette destination, est appelée *chou-chèvre*. Près de Lyon, ce chou a quelquefois une tige de plus de 1 mètre de hauteur, et souvent plusieurs têtes; il résiste aux plus grands froids, donne beaucoup de fourrage, et vit très-longtemps.

On ramasse les *feuilles de vigne* après les vendanges et on les conserve dans des tonneaux, ou dans des cuves en maçonnerie ou en bois, dans lesquelles on les presse très-fortement; le soir, à la fin de la journée, les personnes employées à faire la récolte marchent, sautent sur le produit qui a été ramassé pendant le jour. Quand le réservoir a été rempli avec soin, on surmonte les feuilles de planches, de pierres pour les presser, et on les couvre immédiatement d'une couche d'eau; car si elles restent à sec au moment de la récolte, elle s'échauffent très-rapidement; un peu de sel, quelques baies de genièvre, des plantes aromatiques mêlées à ce fourrage le rendent meilleur, plus sapide, en diminuent l'âpreté.

Ainsi préparées, les feuilles de vigne se conservent très-bien, restent vertes si elles ne sont pas exposées à l'air; mais, si on enlève l'eau, elles deviennent jaunes, brunes, et se dessèchent. On les fait consommer dans le courant de l'hiver, en ayant bien soin de ne mettre à sec que la partie qu'on veut donner aux animaux à l'instant.

Par elles-mêmes ces feuilles, un peu âcres, sont peu nutritives. Les chèvres qui en seraient nourries exclusivement deviendraient maigres, donneraient peu de lait, et ce liquide serait de médiocre qualité; mais mêlées avec d'autres substances, administrées avec du son, des racines, des tubercules coupés, des tourteaux de noix, elles contribuent à former une très-bonne nourriture, produisent un lait bon et susceptible de faire un fromage excellent, et qui se conserve frais pendant longtemps. Moins aqueuses que la plupart des herbes vertes, elles donnent de la consistance au lait, l'empêchent de couler, disent les chevrières, c'est-à-dire qu'elles font produire beaucoup de caséum et peu de petit-lait.

Tous les fourrages herbacés, quoique convenant à la chèvre, doivent lui être donnés avec certaines précautions : les plantes jeunes, molles, aqueuses, administrées à très-fortes rations, occasionnent la diarrhée, et produisent dans tous les cas un lait aqueux, médiocre, qui se fond, *se met en petit-lait.*

Les chèvres rongent les végétaux amers et les parties ligneuses, insipides des plantes ; elles mangent des écorces, des branches ligneuses trop dures ou insipides pour les vaches et la brebis : il en résulte qu'elles sont très-faciles à nourrir à la chèvrerie. L'orpin, *sedum album,* qui vient sur les murailles de soutènement, sur les coteaux arides, plante grasse, succulente, mais un peu âcre, nourrit très-bien les chèvres qui en sont fort avides.

En Afrique, quand le temps est trop sec, on leur fait manger le cactier, *figuier de Barbarie,* et même les feuilles de l'*agave americanus,* appelé *aloès* dans le pays, qu'on leur donne coupées, hachées, mêlées à d'autres aliments.

Pour nourrir les chèvres à l'étable, et bien utiliser les végétaux si divers qu'elles mangent, on mêle ces végétaux aux résidus de la fabrication du vin, du cidre, de la bière, de l'huile ; on compose ainsi des rations économiques et très-nutritives. Les chèvres se trouvent bien *du marc de raisin,* même lorsqu'il a été délavé pour faire de la piquette ou distillé pour faire de l'eau-de-vie ; ce produit se conserve dans des tonneaux s'il n'a pas été délavé, mais si on l'a fait macérer dans l'eau, il s'altère facilement et ne fournit qu'une nourriture fort médiocre. La *levûre de bière* est plus rarement donnée seule, mais fréquemment mêlée à des herbes. Les *tourteaux de noix* sont fort usités dans les communes de

Saint-Cyr, Saint-Romain et Saint-Didier; ils donnent un lait abondant qui fait de très-bons fromages. *Le petit-lait,* surtout celui qui découle des fromages salés, est très-bon pour mêler à du son et à des herbes.

Les mélanges, même faits à froid, conviennent beaucoup aux chèvres; ils sont fort usités, sous le nom de *soupes, lavailles, buvailles,* dans les communes du Lyonnais. On les compose en hiver avec des betteraves, des pommes de terre, des pommes, des pelures, du son, de la farine, des graines de foin et de l'eau de vaisselle; et, en été, avec de la luzerne, du trèfle, avec les herbes qui croissent dans les vignes, dans les jardins et dans les haies, toujours mêlées à un liquide.

Le *sel* est peu usité, les cultivateurs près de Lyon n'en donnent que lorsque les chèvres ont perdu l'appétit; ils en jettent alors sur les feuilles de vigne trempées avant de les administrer.

En Afrique, sur quelques montagnes du littoral, on donne aux chèvres du *gland,* qui rendra un jour de grands services pour l'entretien des troupeaux, et près du désert, on les nourrit avec des dattes qui, nous apprend notre confrère M. Constant Flaubert, « augmentent la sécrétion laiteuse, communiquent au lait une saveur sucrée très-agréable, donnent aux animaux une peau souple et un poil lustré, et les entretiennent dans un bon état de santé. »

DISTRIBUTION. — Les chèvres des Monts-d'Or lyonnais font pendant l'été quatre repas : le premier, le matin à la pointe du jour, le second à onze heures, le troisième à quatre heures, et le quatrième à huit heures du soir ; les deux premiers et le quatrième sont composés chacun de trois distributions. On donne d'abord une brassée d'herbe, — trèfle, luzerne, sainfoin, herbe des prés, gesse, vesce, — ensuite des lavailles, c'est-à-dire des pommes de terre, des raves, des betteraves, des pelures de légumes, des feuilles de vignes ou des graines de foin mêlées à du son, à de la levûre de bière ou à des tourteaux de noix : le tout est délayé dans l'eau; en troisième lieu, on répète la première distribution qu'on varie, si c'est possible, en donnant une herbe différente de celle qu'on a précédemment administrée. Si les herbes sont aqueuses, les chèvres boivent moins, et on leur donne plus rarement des lavailles : on fait des mélanges à sec.

Le repas de quatre heures se compose d'une simple distribution, soit d'une brassée d'herbe, soit d'une lavaille, selon les circonstances.

Comme on est persuadé que les chèvres ont du lait en proportion de ce qu'elles consomment, quelques chevrières leur donnent à manger en été presqu'à toutes les heures du jour.

En hiver on fait faire trois repas, chacun composé de trois distributions. On donne à la place de l'herbe, à la première et à la troisième distribution, des fourrages secs, et l'on augmente la quantité d'eau mêlée au son et aux résidus. Quelquefois même dans cette saison le repas de midi est remplacé par une simple distribution de feuillards, ou bien l'on se borne à donner un mélange de feuilles, de racines, de pommes de terre, de trouille.

On peut varier beaucoup la manière de nourrir les chèvres, mais il faut composer les repas de substances différentes ; on ne doit jamais manquer de donner par jour au moins un repas de trouille de noix, ou de petit-lait dans lequel on a délayé des substances farineuses ou des graines de foin.

RATIONS. — Le professeur Grognier, en 1821, et M. Martegoute, trente années plus tard, évaluent la ration des chèvres à 10 kilog. d'herbe, à l'équivalent de 3 kilog. de foin par jour et par tête.

En supposant que ces chèvres pèsent 45 kilog. en moyenne, cette ration représente 6 60 pour 100 à peu près du poids vivant des animaux.

Nous n'avons jamais pesé la nourriture que nous avons vu distribuer à pleins baquets aux chèvres du Lyonnais, mais nous ne pensons pas que cette évaluation soit trop considérable.

Les chèvres consomment-elles, proportionnellement à leur poids et à leur rendement, moins que les autres animaux, que la vache, par exemple, ainsi que le pensait notre maître, le professeur Grognier ?

Une chèvre âgée de 2 ans pesant 48 kilog. le 19 janvier, et pleine de deux mois, consomme par jour :

Regain.	0,933	valeur en foin	0,933
Betteraves. . . .	1,000	—	0,400
Avoine.	0,445	—	0,230
			1,563

Avec cette ration égale à 3 256 pour 100 du poids vivant, la chèvre pèse, le 28 janvier, 54 kilog.; le 6 février, 49ᵏ,500; le 13 février, 50 kilog.

Une chèvre, pesant le 20 janvier 30 kilog., nourrissant un petit chevreau, consommait par jour :

Regain.	0,962	valeur en foin	0,962
Betteraves. . . .	1,000	—	0,400
Avoine.	0,445	—	0,230
			1,592

soit en raison de 5 306 pour 100 de son poids. Elle pèse, le 28 janvier, 31 kilog.; le 6 février, 29ᵏ,500, et le 13, 30ᵏ,500. Son chevreau pesait, le 22 janvier, 3ᵏ,200; le 28, 4ᵏ,200; le 6 février, 5 kilog. et le 13, 6ᵏ,500.

De ces essais nous pouvons déduire que les chèvres exigent, soit pour ration d'entretien quand elles ne donnent pas de lait, soit pour ration de production quand elles en ont, autant que les autres espèces domestiques. Mais nous ajoutons que, malgré cette forte consommation, il est avantageux de nourrir des chèvres pour la production du lait, parce qu'elles sont très-bien constituées pour cette production, qu'elles restent toujours maigres, quoique très-abondamment nourries, et produisent du lait en proportion de la nourriture qu'elles consomment. C'est déjà un très-grand avantage. Les femmes qui soignent des chèvres dans le Lyonnais, ne l'ont pas méconnu; elles cherchent à en profiter en nourrissant les chèvres surabondamment : *Tant plus une chèvre mange, tant plus elle donne de lait*, disent-elles dans leur patois.

AVANTAGES DE LA STABULATION. — Les avantages du régime de la stabulation ont été publiés avec détail dans les *Archives historiques* et *statistiques du département du Rhône*, t. XII, p. 327, par le professeur Grognier :

« Le bénéfice qu'on obtient de ces chèvres est considérable. Un de ces animaux, bien nourri, fournit pendant neuf mois de l'année assez de lait pour faire tous les jours deux ou trois fromages, qui valent chacun 20 cent. ; c'est au moins 12 fr. par mois ; le chevreau est vendu à un mois 2 fr. 50 ; le fumier de l'année peut être porté à 15 fr. Ces sommes réunies dépassent 120 fr.

« D'après tous les renseignements que je me suis procurés, une chèvre coûte à nourrir 80 fr. ; en évaluant à 15 fr. le montant des soins, le bénéfice net serait de 25 fr. ; c'est ce que vaut une chèvre. Ainsi la rente annuelle de cet animal équivaut à sa valeur vénale : quel est l'animal domestique qui pourrait offrir un pareil bénéfice ?

« Qu'on ajoute à cela que l'entretien des chèvres des Monts-d'Or utilise des feuilles de vigne, des plantes réputées parasites, qui, dans tant de pays, ne servent à rien, pas même à faire des engrais ; que cet entretien n'occupe point des bras robustes, étant confié exclusivement à des femmes, à des enfants, et l'on se convaincra qu'il y a en France peu d'industries agricoles plus lucratives que l'entretien sédentaire des chèvres sur les Monts-d'Or lyonnais. »

M. Martegoute, alors professeur à l'École impériale d'agriculture de la Saulsaie, a publié depuis des recherches plus complètes (1). Estimant que les chèvres valent 24 francs à l'âge de deux ans, et 6 francs après huit années de service, soit en moyenne 16 francs ; qu'elles donnent par jour 2 litres de lait pendant neuf mois, soit, à peu près, 600 litres par an, il établit ainsi le produit d'une chèvrerie de 24 têtes :

48 chevreaux (2 par chèvre) à 3 fr. l'un	144 fr.
14,400 litres de lait ou 43,872 fromages (578 par chèvre) à 0,20 cent.	2,774
	2,918 fr.

(1) *Annales de la Société d'agriculture de Lyon*, 1850-51, p. 246.

Les dépenses consistent en :

Intérêts ou assurances à 10 °/₀ sur 384 fr.	38 fr.	40
Perte annuelle, amortissement à 2 fr. 25 par tête	54	00
Saillies à 0,50 cent l'une	12	00
Nourriture à 3 kilog. par tête et par jour, 26,280 kilog., à 5 fr. les 100 kilog. . .	1,314	00
Salaires, 20 fr. par chèvre	480	00

$$1,898 \text{ fr. } 40$$

$$1,019 \text{ fr. } 60$$

Soit, par chèvre, un produit net de 42 fr. 48.

D'après le recensement publié en 1840, nous avons en France 964,300 chèvres, représentant une valeur de 8,851,451 fr., soit de 9 fr. 16 par chèvre; le revenu moyen en est évalué à 5,448,301 fr., soit à 5 fr. 55 par chèvre.

Il ne faut à peu près que trois quarts de litre de lait pour faire un de ces fromages du Mont-d'Or, qui se vendent à Lyon de 20 à 30 et même de 75 cent. à 1 fr., quand on les a fabriqués avec du lait frais, gras, et qu'on les a soignés, fait égoutter avec soin et salés à propos : on les appelle alors fromages *raffinés*. A Paris, ils sont vendus 1 fr., 1 fr. 50. Ces chèvres font vendre beaucoup de lait de vache sous le nom de lait de chèvre. Les agriculteurs qui ont sept à huit chèvres ont ordinairement deux ou trois vaches, et le lait de toutes ces femelles est mêlé et transformé en fromages. Ces derniers, préparés avec soin, sont aussi bons et meilleurs pour quelques personnes, car ils ont moins l'odeur des acides caprique, butyrique et hircique, que ceux faits exclusivement avec du lait de chèvre.

De nos jours on fait des *fromages de chèvre du Mont-d'Or*, non pas seulement sur le Mont-d'Or, mais dans toutes les campagnes des environs de Lyon, dans les départements de l'Ain et de l'Isère.

Les chèvres nourries près de Lyon ne forment pas une race particulière. Les unes sont grandes, les autres petites; les unes sont sans cornes, les autres cornues; il s'en trouve de toutes les nuances. La plupart de ces chèvres venaient jadis du Charolais, de la Bresse, des montagnes situées à l'ouest de Lyon; de nos jours, les nourrisseurs du Mont-d'Or en élèvent beaucoup.

En raison de la facilité de nourrir les chèvres avec des sarclures de jardin et les débris de la cuisine, on peut en entretenir là où il ne serait pas possible d'entretenir une vache, et dans tous les cas, sans diminuer beaucoup les fourrages ordinairement destinés à l'entretien des autres animaux.

§ 3. — **De la récolte du duvet; soins particuliers.**

PEIGNAGE. — Le duvet est destiné à préserver les chèvres du froid : il tombe naturellement au printemps. On reconnaît le moment où il convient de le récolter à ce qu'il se pelotonne et se détache; cela arrive au mois de mars ou d'avril. On le ramasse en peignant les chèvres tous les deux jours avec un démêloir ordinaire; la récolte dure de 8 à 40 jours. Dans la Russie on fait tous les mois une récolte de duvet. Presque toutes nos chèvres ont du duvet; mais ce produit est peu abondant, et la récolte en serait longue et difficile.

TONTE. — Au point de vue de la facilité de récolter la fourrure, les chèvres d'Angora sont préférables aux cachemiriennes. On les tond en avril dans les pays chauds, et plus tard en France. L'opération n'offre rien de particulier, mais le triage du jarre est long; il serait à désirer qu'on pratiquât la tonte sur nos chèvres communes à long poil, leur fourrure ne devrait-elle servir qu'à faire des lisières ou des cordages.

PANSAGE. — Ce serait, dans tous les cas, un moyen facile de tenir les chèvres proprement; mais on n'ajoute pas assez d'importance à les nettoyer. Dans les environs de Lyon, on croit qu'il est inutile de peigner les chèvres, qu'il suffit de les bien nourrir pour qu'elles soient propres; on ne peigne que celles qui ont du duvet, et seulement lorsque ce produit se détache, tombe et donne aux animaux un air sale, maladif. On ne récolte jamais ce poil, et l'on estime même peu les chèvres qui en ont, parce qu'elles paraissent malpropres pendant le printemps. Les soins de propreté seraient, cependant, favorables aux chèvres; on devrait les brosser, les panser tous les jours. On croit même avoir observé que le lait des chèvres régulièrement pansées, a moins d'odeur, est meilleur au goût et plus favorable à la santé des personnes délicates qui le prennent comme médicament.

Amputation des onglons. — Lorsque les chèvres ne sortent pas de leur habitation, il en est dont les onglons s'allongent extraordinairement et dont les membres prennent une fausse direction; ne s'appuyant que sur la face postérieure du boulet, elles marchent très-difficilement et peuvent à peine se tenir debout. On prévient cette difformité, qui fatigue les chèvres et nuit ainsi à la production du lait, en coupant souvent les onglons.

§ 4. — De l'engraissement.

Les chèvres sont d'un engraissement difficile et ont, en général, peu de valeur en France comme bêtes de boucherie. Même dans les contrées pauvres, elles ne sont vendues qu'à très-bas prix. De tous les ruminants c'est celui dont la valeur vénale diminue le plus avec l'âge : une chèvre qui aura coûté 30 francs se vendra à peine 6 ou 7 francs quand elle sera réformée. Dans les Alpes on conduit les chèvres à Toulon, où on les utilise comme basse viande. Cette viande, surtout celle du mâle, a, en effet, un très-mauvais goût, et celle des chèvres épuisées par la lactation est dure et filandreuse; mais cela ne provient pas de la nature des animaux, car si on châtre les boucs et si on engraisse les chèvres convenablement, avant qu'elles soient vieilles, l'espèce fournit une viande aussi bonne que celle des bêtes à laine. En Asie elle est même préférée.

En France, et bien à tort, on n'attache aucune importance à la viande de chèvre. Dans quelques localités seulement, on châtre les mâles et on les engraisse, mais en général très-incomplétement. En Afrique, les Arabes de quelques tribus en prennent plus de soin : ils leur donnent des fèves et les rendent très-gras; la viande en est alors excellente. On préfère toujours la viande des mâles à celle des femelles.

§ 5. — **De la traite et de l'emploi des chèvres comme nourrices.**

Traite. — Les chèvres ont les glandes mammaires très-actives : on a vu des boucs donner du lait. En Italie, on excite la sécrétion du lait dans les femelles sans les faire porter : on irrite le pis avec de l'ortie quatre ou cinq fois par jour durant une semaine, et de temps en temps, on presse les mamelles, comme pour faire couler le lait; ce liquide commence bientôt à être sécrété, et il est aussi bon que celui qui vient naturellement; on facilite sa production en donnant une très-bonne nourriture, délayée dans beaucoup de liquide.

Il faut traire les chèvres souvent, et toujours d'une manière complète ; si on les trait irrégulièrement, elles ont peu de lait, et elles contractent des maladies du pis. La traite doit être faite avec précaution, comme dans les autres femelles.

Emploi des chèvres comme nourrices. — Les chèvres sont très-bonnes nourrices et adoptent facilement les agneaux et même les veaux. L'usage des chèvres pour nourrir les enfants est assez connu. Sous ce rapport, elles sont précieuses. On avait cru que les enfants allaités par les chèvres ont le caractère vif et pétulant des nourrices, mais Désormeaux a prouvé qu'il n'en est pas ainsi. Les chèvres contractent de l'attachement pour ceux qui les soulagent en les débarrassant du lait; elles se prêtent, même avec une complaisance extraordinaire aux caprices de leurs nourrissons et des personnes qui veulent les traire ; les unes se couchent pour se mettre à la portée d'un agneau qui ne peut pas atteindre aux mamelles, les autres vont se placer sur le berceau de l'enfant qu'elles veulent allaiter.

Les chèvres sont fort précieuses pour élever les autres animaux domestiques. Un cultivateur du Cantal, M. Vaurs, entretient une dizaine de chèvres qui « vont paître avec les moutons dans les bruyères. Au printemps, quand elles ont fait leur chevreau, il achète de jeunes veaux qui viennent de naître, et en donne à nourrir un à chaque chèvre qui, en rentrant des champs, monte sur un tréteau à ce disposé pour laisser teter son nouveau nourrisson. Nous avons vu nous-même ce singulier système d'éducation qui réussit à merveille. Les veaux sont très-beaux, très-bien nourris. » (*Le Propagateur agricole du Cantal.*)

CHAPITRE III.

Multiplication, élevage des Chèvres.

SECTION PREMIÈRE.

MULTIPLICATION.

§ 1. — Du choix des animaux pour la reproduction.

CHOIX D'UNE RACE. — Le lait et le fumier de la chèvre ont plus de valeur que ces mêmes produits dans la brebis, mais la toison des bêtes à laines leur donne une très-grande supériorité. Il n'est pas nécessaire de faire remarquer de quel avantage serait une race de chèvre qui, donnant autant de lait que celle de nos pays, fournirait une toison de 5 à 6 francs.

La race de Cachemire avait d'abord fait concevoir des espérances qui ne se sont pas réalisées. Le duvet qu'elle fournit est en petite quantité et il exige beaucoup de main-d'œuvre pour être séparé du poil : les chèvres n'en donnent que 200 ou 300 grammes. Mais il n'y aurait aucun inconvénient à les adopter en même temps que celles d'Angora, car elles sont les unes et les autres d'un entretien facile et se développent rapidement, si nous en trouvions d'aussi fortes et d'aussi bonnes laitières que celles de nos pays.

On a essayé de croiser ces deux races pour améliorer les toisons. Les résultats, quoique offrant certains avantages, n'ont pas été satisfaisants.

Parmi les races de la chèvre commune, celles qui sont blanches et sans cornes, sont préférables, quoiqu'on dise que les noires ont de meilleur lait; les premières s'éloignent plus du type sauvage, sont plus douces, font moins de dégâts dans les chèvreries, et leurs combats entraînent plus rarement l'avortement.

Quelle que soit la race, il faut rechercher les variétés les plus grandes : elles mangent plus que les petites, c'est vrai, mais elles ont beaucoup plus de lait, et ne coûtent pas davantage à loger et à soigner ; il en résulte qu'elles donnent plus de profit.

CHOIX DES REPRODUCTEURS. — On recherchera dans *les deux sexes* une tête petite, une croupe forte, garnie de muscles épais ; un dos horizontal, des reins larges, des cuisses volumineuses. Mais généralement on choisit, de suite après la naissance, les mâles et les femelles qu'on veut élever. Il serait à désirer qu'on en gardât plusieurs jusqu'à un âge plus avancé.

Il faut, autant que possible, pour les races à fourrure utile, choisir des individus sans cornes et de couleur blanche ; cette nuance est précieuse pour le duvet : le poil coloré naturellement ne prend bien que certaines couleurs à la teinture. La fourrure doit être épaisse, le poil doux, soyeux, abondant.

Le *bouc* sera âgé de dix-huit mois à trois ou quatre ans. Il peut cependant féconder sa femelle à sept ou huit mois, mais on ne doit pas l'utiliser si jeune ; il faut l'essayer en petit avant de l'adopter comme reproducteur définitif. Le bouc, employé comme supplémentaire, sert d'abord à soulager celui qui fait la monte, lorsqu'on a beaucoup de femelles à faire sauter le même jour ; on se procure en outre le moyen de juger de la puissance prolifique et du mérite des produits du jeune reproducteur. Les chèvres font souvent deux petits : « mais principalement cela arrive de la vertu du mâle, dit Olivier de Serres, lequel étant de telle race et force, engendre double ventrée à la femelle. » Cette fécondité, très-commune dans la chèvre, tient plutôt de la femelle : l'expérience prouve qu'il y a des chèvres qui font toujours deux chevreaux, quelle que soit la race du bouc qui les a fécondées.

La *chèvre* aura le corps allongé, le bassin ample et la croupe large, le pis volumineux, les tetines grosses et longues, la peau fine, le poil doux, fin et touffu, la démarche légère. Les femmes du Mont-d'Or lyonnais choisissent pour les élever les chevrettes qui ont la tête petite, mince, l'œil vif, doux, celles dont le poil a, surtout aux pattes, la couleur du poil de lièvre.

On préférera par-dessus tout une bonne naissance : on n'élevera que les chevrettes qui descendent d'une bonne mère. Cette condition est nécessaire pour les mâles comme pour les femelles.

On néglige généralement d'examiner la direction des poils du périnée ; cependant le signe, l'écusson, qui fait reconnaître le mérite des vaches sous le rapport de la lactation, peut servir dans le choix des chèvres. Celles qui sont bonnes ont un épi large qui recouvre la face postérieure du pis et s'étend sur le périnée ; elles ont les veines qui viennent des mamelles grosses, et ce qu'on appelle les *portes de lait* dans la vache, bien sensibles. On recherche en général les chèvres qui ont sur les deux côtés des parois inférieures de l'abdomen un épi bien prononcé, faisant le rond et situé très-près du pis.

Age. On fait ordinairement couvrir les chèvres à l'âge de six à sept mois ; mais il serait plus avantageux de ne les mener au bouc qu'à un an ou à quinze mois au plus tôt. Comme elles ont peu de valeur pour la boucherie, on doit, une fois qu'elles sont élevées, les garder tant qu'elles donnent du lait. Nous en avons vu dans le Mont-d'Or, de l'âge de quinze ans, qui avaient d'excellentes dents, se nourrissaient très-bien, étaient très-lestes, donnaient beaucoup de lait et faisaient de très-beaux chevreaux tous les ans. Cependant, si l'on fait l'acquisiton d'une chèvre, il faut la choisir de trois ou quatre ans au plus.

Provenance. Dans l'achat d'une chèvre il faut donner la préférence à celle qui a été soumise à un régime semblable à celui qu'on lui destine. Près de Lyon, on dit que les chèvres des montagnes et celles de la Bresse, accoutumées *à aller aux champs*, souffrent à la chèvrerie, refusent les feuilles de vigne trempées, ne boivent pas suffisamment et donnent peu de lait.

Jumelles. On croit généralement dans les Monts-d'Or lyonnais que, lorsque les chèvres font deux mâles ou deux femelles, l'un des deux produits est impropre à la génération. Si on élève un bouc, on le choisit toujours d'une portée double où il y a eu une femelle, et on n'élève aussi que les chevrettes nées avec des chevreaux. Nous avons vu qu'une opinion contraire règne sur les bêtes bovines. Ajoutons qu'il se rencontre de très-bonnes chèvres parmi les jumelles, et de très-bons mâles parmi les jumeaux, comme dans les portées simples, et comme dans celles où il y a un mâle et une femelle; tandis qu'on trouve des individus peu prolifiques ou mal conformés, ayant été conçus et portés avec des individus de sexe opposé.

§ 2. — Des soins des reproducteurs.

I. — *Chaleur et monte.*

CHALEUR. — Les chèvres sont ardentes et témoignent beaucoup d'empressement à être fécondées. Les signes de la chaleur, particuliers à ces femelles, sont très-apparents, faciles à reconnaître; ce sont les suivants : le pis se gonfle, et cependant le lait diminue beaucoup; elles bêlent souvent et doucement : *elles ne font que bêloter*; si on leur passe la main sur les reins, elles se baissent, se tordent, vous regardent avec langueur, et secouent la queue d'un côté à l'autre; elles remuent surtout cet organe lorsqu'on les approche de l'habitation du mâle, lorsqu'elles le sentent.

Si les chèvres sont bien nourries et en présence du bouc, elles peuvent être fécondées dans toutes les saisons et faire presque deux portées par an; si on néglige de les faire couvrir, elles maigrissent, se dessèchent et meurent; mais si elles donnent du lait, qu'elles ne sentent pas le mâle, elles le demandent principalement dans les mois de septembre, d'octobre et de novembre, et n'ont qu'une gestation annuelle. Les chaleurs des environs de la Toussaint durent trois jours, et reviennent, si la chèvre n'est pas fécondée, toutes les trois semaines; dans les autres saisons, les chaleurs reviennent plus rarement et ne durent qu'un jour.

Soins de la chèvre et du bouc. Il est rarement nécessaire d'employer des moyens particuliers pour faire entrer les chèvres en chaleur. Si on voulait les exciter, il suffirait de leur donner une nourriture substantielle, un peu échauffante, quelques poignées de grains.

On nourrit et on soigne le bouc comme sa femelle; mais s'il a un grand nombre de saillies à effectuer, on lui donne, à l'époque de la monte, de l'avoine et même un peu de vin.

MONTE. — *Époque.* On ne fait pas toujours porter les chèvres tous les ans; on garde celles qui sont bonnes de lait, qui le conservent bien, et on ne les fait couvrir que tous les deux ans, tous les dix-huit mois, etc. On se conduit, quand on a plusieurs chèvres, de manière à avoir continuellement du lait, et à faire naître les chevreaux dans la saison où ils se vendent le mieux, ce qui varie selon les pays. Comme le lait qui est vieux, c'est-à-dire qui est fourni par des chèvres qui ont mis bas depuis longtemps, est pauvre en sérosité, quelques chevrières gardent toujours une chèvre sans la faire porter; on croit que son lait empêche le *lait jeune de tourner en petit-lait.* Il est inutile d'ajouter que le lait vieux ne fait qu'accroître la quantité relative du caséum.

Pour l'abondance du lait et pour la facilité d'élever les chevreaux, il convient presque partout que les chèvres mettent bas au moment de la pousse des plantes; l'herbe du printemps facilite la sécrétion du lait et l'élevage des chevreaux qui commencent à manger.

La *manière de faire effectuer la monte* n'offre rien de particulier dans l'espèce caprine : on peut conduire la chèvre au bouc à toutes les heures du jour. La copulation n'est pas plus fatigante pour le mâle que pour la femelle.

NOMBRE DE FEMELLES QU'UN BOUC PEUT FÉCONDER. — Le bouc est naturellement très-prolifique; s'il est bien constitué, bien nourri, qu'il soit âgé de 2 à 3 ans, il peut couvrir, du 15 octobre à la fin de novembre, et presque tous les jours, de vingt-cinq à trente chèvres par jour, dont les neuf dixièmes sont fécondées. Mais on voit peu de mâles capables de faire ce grand nombre de saillies, et ceux qui les effectuent s'usent rapidement et donnent beaucoup de mauvais produits. On ne doit pas leur faire couvrir plus de cent-cinquante à deux cents femelles dans la saison.

II. — *Gestation, avortement.*

GESTATION. — *Signes.* On reconnaît que les chèvres ont été fécondées à ce qu'elles se rafraîchissent, c'est-à-dire que la sécrétion du lait, diminuée lorsque les chèvres étaient en chaleur, augmente pendant quelques jours après la fécondation. On reconnaît qu'elles n'ont pas retenu à ce qu'elles ne reprennent pas de lait. Peu de temps après, le ventre se développe, et le lait diminue de plus en plus, jusqu'à ce qu'on laisse tarir les mamelles.

La *durée de la gestation* est de cinq mois et quelques jours.

Soins pendant la gestation. Les chèvres pleines mangent moins que celles qui ont du lait, mais elles ont besoin d'une bonne nourriture; il faut, pour que le chevreau soit robuste, qu'elles prennent, pendant qu'elles le portent, de la nourriture à discrétion.

AVORTEMENT. — Les chèvres pleines doivent être bien soignées; elles sont capricieuses et avortent facilement : une peur, un léger heurt, des coups de tête qu'elles se donnent si elles se détachent la nuit, surtout si elles ont des cornes, peuvent faire périr le fœtus. En 1840, la maladie aphtheuse les a généralement fait avorter dans le Mont-d'Or lyonnais. Les chèvres qui ont avorté donnent le plus souvent du lait, même quand l'accident arrive longtemps avant l'époque de la mise bas; mais elles en ont moins que si le produit de la conception avait acquis tout son développement. Elles périssent quelquefois des suites de l'avortement.

III. — *Part; soins de la chèvre et du chevreau jusqu'après le sevrage.*

PART. — Le part est assez souvent laborieux; mais lors même qu'il n'offre rien de particulier, qu'il paraît se faire sans grandes difficultés, les femmes du Mont-d'Or lyonnais le facilitent en tirant le fœtus aussitôt qu'elles peuvent le saisir; elles abrègent les souffrances et évitent des irritations toujours nuisibles. Si le part est laborieux, il faut administrer des breuvages stimulants. On doit même donner un peu de vin chaud sucré aux chèvres qui paraissent faibles, surtout si l'on remarque que les efforts ne soient pas assez intenses.

Délivrance. Les mêmes moyens procurent la sortie du délivre, si elle n'a pas lieu naturellement; on peut aussi faire dans le vagin des injections avec des décoctions de mauve et de graine de lin.

Les chèvres font souvent des portées doubles, quelquefois triples, mais rarement quadruples; s'il y a plus de deux chevreaux, ils sont petits.

SOINS DE LA CHÈVRE. — La chèvre qui vient de mettre bas est pleine de sollicitude pour son petit. On lui donne une soupe faite avec des poireaux, de l'huile de noix et un peu de pain; de l'eau blanchie avec de la farine lui convient mieux. Pendant trois ou quatre jours, on retranche l'herbe fraîche, on ne la nourrit qu'avec du foin et des boissons tièdes, de l'eau blanchie par de la farine et du petit-lait. Il faut tenir, pendant les premiers jours, les portes de la chèvrerie fermées si le temps est froid, car un coup d'air peut produire du mal au pis et faire perdre le lait. Après avoir laissé les chevreaux prendre le premier lait, il faut traire la chèvre pendant quelques jours, ne pas laisser teter les petits à discrétion.

SOINS DES CHEVREAUX. — Les chevreaux sont frileux; aussitôt qu'ils ont été séchés, il faut, si le temps est froid, les couvrir avec soin et les mettre dans un espace resserré, sur une bonne litière; ils réclament à peu près les mêmes soins que les agneaux : on les tient le plus souvent séparés de la mère, soit qu'on les engraisse, soit qu'on veuille les élever, et on les fait teter trois fois par jour, pendant un temps variable, selon la valeur du lait.

SEVRAGE. — Près de Lyon où ce liquide est bien utilisé, on opère ordinairement le sevrage des élèves à l'âge de cinq à six semaines. Il serait bien à désirer cependant que ce fût plus tard et qu'on le pratiquât insensiblement. Presque toujours, pour sevrer les chevreaux, on les sépare brusquement de la nourrice, et on leur donne du lait et du petit-lait pendant les premiers jours; on diminue ensuite le premier de ces liquides graduellement, et on le remplace par du petit-lait, par des farines délayées dans l'eau et par des soupes au pain. Aussitôt que les chevreaux peuvent prendre de la nourriture solide, on leur donne des racines, des tubercules et de l'herbe.

ENGRAISSEMENT DES CHEVREAUX. — On se préoccupe rarement de l'engraissement des chevreaux : on les fait teter trois fois par jour pendant huit ou dix jours, et on les vend alors que la viande en est encore molle, gélatineuse, mauvaise. Là où l'on tient des chèvres, le lait, soit qu'on le consomme en nature, soit qu'on fasse des fromages, a plus de valeur que la viande qu'il produirait. Mais s'il ne convient pas d'engraisser ces jeunes animaux avec du lait, on pourrait les nourrir par l'allaitement artificiel avec des œufs, et de la farine délayée d'abord dans du lait et dans du lait coupé, et ensuite dans de l'eau. Les substances fibreuses qu'on donne trop souvent à ceux que l'on conserve un certain temps rendent la chair dure. C'est probablement de là que dérive l'opinion erronée, que les chevreaux ne peuvent pas s'engraisser comme des agneaux.

SECTION II.

ÉLEVAGE ; CASTRATION.

ELEVAGE. — Sevrées très-jeunes, les chèvres, mâles et femelles, sont mal soignées au point de vue de la production des belles formes ; elles tettent peu de lait et on leur donne rarement les friandises qui pourraient remplacer ce liquide. Aussitôt qu'elles peuvent marcher, on les envoie dans les pâturages avec leurs mères et les brebis ; là où on les élève à la chèvrerie, on ne leur donne, quand elles sont un peu fortes, que les restes de celles qui fournissent du lait.

Nous ne conseillons pas de les négliger quand elles sont jeunes : si on les prive de lait, il faut leur donner un peu de farine ou de tourteaux jusqu'à l'âge de sept à huit mois ; mais aussitôt qu'elles sont assez fortes pour manger les fourrages ordinaires, il est inutile de leur donner des aliments très-substantiels ; il faut sacrifier les formes aux qualités laitières. Dans ce but on doit les nourrir avec des aliments peu nutritifs, afin de les rendre *grandes mangeuses*, et de développer fortement leurs organes digestifs ; nous avons plusieurs fois remarqué que des chèvres élevées avec soin, à la farine et à l'avoine, sont moins bonnes laitières que celles qui ont été moins bien nourries.

CASTRATION. — On vend généralement comme *chevreaux de lait* tous les jeunes animaux qu'on ne veut pas élever ; on ne les châtre jamais. Mais en Afrique et même dans quelques localités des Pyrénées, on élève des boucs pour la boucherie. Les cultivateurs font châtrer à la deuxième ou à la troisième année ceux qui ont servi à la monte et les engraissent.

On châtre les chevreaux, les boucs et les chèvres comme les agneaux, les béliers et les brebis. La castration est inutile si les jeunes animaux doivent être abattus avant trois semaines ; mais il faut la pratiquer sur ceux qu'on veut garder plus longtemps ; car, après cet âge, les mâles contractent l'odeur si désagréable qui caractérise les boucs, et quoiqu'elle soit peu sensible dans les premiers temps, elle déprécie la viande ; d'ailleurs, lorsqu'ils sont châtrés, ils s'engraissent mieux et leur viande est plus tendre.

Dans toutes les chèvres la castration rend l'engraissement facile et diminue l'odeur particulière à l'espèce. A ce dernier point de vue cependant, elle n'est pas également nécessaire dans toutes les races : la chèvre d'Angora a moins d'odeur que celle de nos pays, et celle de la haute Égypte en est complétement dépourvue.

Cette dernière chèvre est en outre digne d'être propagée à cause de l'abondance de son lait : elle en donne de 4 à 12 litres par jour d'après M Sacc.

La chèvre, justement appelée *vache du pauvre*, a été trop exclusivement considérée au point de vue de la petite culture ; les dégâts qu'elle occasionne ont peut-être aussi trop détourné les agronomes des services qu'elle peut rendre par sa viande, son lait et sa fourrure. Dans ce moment, cette espèce précieuse est à l'étude. Des essais se font en France, dans plusieurs départements, en Suisse et en Algérie.

DU PORC.

CHAPITRE PREMIER.

Du genre Porc et de ses principales espèces.

Les porcs domestiques appartiennent au genre *Sus*, qui se
distingue par les caractères suivants : 6 incisives à la mâchoire inférieure, tranchantes et dirigées en avant; 4 ou 6 à
la mâchoire supérieure, coniques; 4 canines, 2 à chaque mâchoire, fortes, recourbées, appelées *défenses*, et croissant
durant toute la vie; 12 ou 14 molaires à chaque mâchoire, à
tubercules mousses; yeux petits à pupille ronde; extrémité in -
férieure de la tête formant un disque, sur lequel sont les deux
ouvertures du nez. Ce disque, plus ou moins cartilagineux et
élastique, offre un os dit *os du boutoir*, parce qu'il sert de
base au boutoir; oreilles grandes, droites ou pendantes; encolure courte, forte, membres robustes. A chaque pied, 4 doigts,
dont 2 grands posent toujours sur le sol, et 2 petits n'appuient que lorsque les animaux marchent dans les terres
molles; queue grêle; corps trapu; peau épaisse couverte de
poils roides appelés *soies;* estomac membraneux vomissant
facilement; 12 mamelles inguinales et pectorales; verge dirigée en avant; testicules appliqués contre les fesses. Le son
de la voix, *grognement,* peut servir à faire reconnaître les
animaux de ce genre.

Animaux gloutons, voraces, omnivores, vivant de racines,

de fruits, d'herbes, de substances animales. On les trouve dans les forêts de toutes les régions chaudes et tempérées du globe, dans les marécages, où ils remuent la terre pour chercher leur nourriture. Quoique farouches, ils attaquent rarement les autres animaux, mais se défendent avec vigueur : ils s'apprivoisent facilement.

Ce genre renferme des espèces faciles à nourrir, voraces, prenant beaucoup de graisse, ayant un tissu lardacé sous-cutané, et pouvant se suppléer pour notre usage; indépendamment de celle qui a fourni le porc domestique, plusieurs ont été conseillées comme pouvant être nourries avec avantage dans nos basses-cours.

Le genre porc des anciens naturalistes a été divisé en trois sous-genres :

PECARI, *porc d'Amérique, porc musqué.* Il présente deux espèces : le *pecari à collier, dicotyles torquatus,* et le *pecari à deux lèvres, dicotyles labiatus.* Ces porcs sont petits, ont la queue courte, et se distinguent par 24 molaires, 10 incisives et 4 canines aiguës, à peine saillantes. Ils présentent, sur la croupe, une excavation d'où suinte une liqueur odorante; c'est à cause de cette cavité qu'on les a appelés *dicotyles,* à deux ombilics. On les trouve sauvages dans l'Amérique du Sud, mais ils sont faciles à apprivoiser et la viande en est savoureuse.

PORCS A EXCROISSANCES. — On les appelle ainsi à cause de grosses excroissances charnues qu'ils portent à la tête. Ils ont formé un genre particulier appelé *phascochœrus.* Le plus connu, *phascochœrus africanus,* porc à excroissances d'Afrique, se distingue par ses oreilles appliquées contre le cou, sa tête longue, ses grosses défenses, 8 incisives, dont 6 à la mâchoire inférieure.

Ces porcs habitent l'intérieur du Cap, la Guinée, l'Abyssinie, le Sénégal. Sauvages, féroces même, ils méritent peu d'attention de la part des agronomes.

Les vrais porcs *Sus* offrent plus d'intérêt et sont plus nombreux.

BABIROUSSA, *Sus babyroussa,* de deux mots malais qui

signifient *porc-cerf*. Pourvu de 22 à 24 molaires, de 10 incisives, dont 6 en bas, de 4 défenses : celles de la mâchoire supérieure sortent de la bouche en perçant la peau du chanfrein et se recourbent en arrière au point de s'implanter dans le front ; corps petit, trapu ; tête légère ; poil roussâtre, plus doux que celui du porc ordinaire.

Le Babiroussa se trouve dans les îles de la mer du Sud, à Java, à Sumatra. On l'appelle *cochon de la mer des Indes*. Il vit dans des marais maritimes, nage et plonge très-bien, et se nourrit de végétaux et de crustacés. La chair en est très-savoureuse et la graisse très-estimée. Il a été conseillé pour les localités où les fortes chaleurs occasionnent des maladies au porc commun.

PORC A MASQUE, *porc des bois. Sus larvatus.* — Taille des porcs communs : garrot très-élevé, tête très-forte, oreilles courtes, yeux petits, écartés, défenses médiocres, triangulaires, gros tubercules sur les joues, — aspect repoussant. — Il se trouve dans l'Afrique orientale, à Madagascar, au cap de Bonne-Espérance. Il est fort et se défend avec vigueur quand il est attaqué.

SANGLIER DES PAPOUS, *Sus papuensis.* — De petite taille, à soies rousses, fauves, fines, celles de la région dorsale hérissées, ce porc habite les lieux marécageux des bords de la mer, à la Nouvelle-Guinée. Il s'apprivoise facilement et fournit de la bonne viande. Quelques auteurs le considèrent comme le type des races à courtes jambes de la mer du Sud. Dans ce cas, il formerait une sous-race de l'espèce suivante.

SANGLIER COMMUN. — *Sus scrofa.* Ce sanglier est considéré comme la souche du porc domestique. En voici les principaux caractères : corps épais, trapu, couvert d'une peau dure ; soies abondantes, longues, entre lesquelles nous trouvons un poil fin, court ; tête allongée, forte, à occiput saillant ; bouche très-fendue, garnie de 42 ou de 44 dents, dont 10 ou 12 incisives, 4 canines, 28 molaires ; les 2 défenses, appelées crochets dans le porc domestique, sont longues, pointues, triangulaires, recourbées, et relèvent la lèvre supérieure ; yeux vifs, petits, à pupille ronde ; oreilles droites ; museau relevé, tronqué, percé par les orifices des narines et terminé par un groin dur, calleux, pourvu d'un cartilage rond qui soutient l'os du boutoir; lèvre inférieure petite; dos tranchant; douze mamelles; queue grêle, courte; extrémités courtes; quatre doigts onguiculés, dont deux seulement servent à la progression.

Les sangliers habitent nos forêts; ils restent pendant le jour au fond de leur bouge, et en sortent la nuit pour chercher leur nourriture. Ils sont par bandes composées de femelles et de jeunes sangliers. Les vieux mâles vivent solitaires. Ces animaux sont paisibles; quoique bien armés et courageux, ils attaquent rarement, mais, provoqués, ils se défendent avec fureur. Ils s'apprivoisent facilement quand on les prend jeunes; et dès la seconde génération ils perdent les caractères qui les distinguent : ils prennent du ventre, les muscles diminuent relativement de volume, et la graisse devient prédominante. On les trouve dans les contrées tempérées de l'Europe et de l'Asie.

CHAPITRE II.

Des races françaises du porc domestique et de leur amélioration.

Les races porcines de nos contrées dérivent du sanglier commun, et celles de l'Asie, de Siam, du sanglier des Papous dont la patrie n'est pas encore bien connue. Mais comme les unes et les autres se reproduisent ensemble et donnent naissance à des produits féconds, nous devons supposer que les animaux sauvages d'où elles proviennent, ne forment, ainsi que nous l'avons dit, que deux races de la même espèce. Quoi qu'il en soit, les races originaires de nos pays diffèrent beaucoup de celles qui ont été importées des terres baignées par la mer du Sud. Les premières sont grandes, minces, à oreilles souvent amples, à soies fortes et à jambes longues; les autres petites, épaisses, à oreilles minces et dressées, à soies fines et à jambes courtes.

Les deux types n'offrent pas exactement les mêmes caractères dans tous les pays où ils se trouvent; mais les différences qu'ils présentent dans la nuance, les formes, la grosseur du poil, l'ampleur des oreilles, le volume de la tête, en forment plutôt des sous-races, ou seulement de simples variétés, que des races.

Nous grouperons les porcs français d'après les provinces, moins cependant à cause de leurs caractères qu'en raison de la manière dont ils sont élevés et des besoins auxquels ils doivent satisfaire; c'est aussi pour mieux grouper les améliorations dont ils sont susceptibles, et les moyens d'améliorer.

Avant de commencer cette étude, faisons remarquer que la taille des porcs et leur nombre, sont plutôt en rapport avec des habitudes particulières, avec certaines circonstances économiques, qu'avec la fertilité des terres et le caractère du climat.

Les porcs sont beaucoup moins soumis à l'influence du sol et du climat que les herbivores; il en résulte qu'ils présentent des races moins intimement liées aux provinces que le bœuf et le mouton, et même que le cheval.

A la rigueur nos porcs ne forment que deux types, deux races. L'un est à poil blanc, à taille élevée, à corps très-long, à oreilles pendantes, et à membres forts ; l'autre, toujours pie ou presque noir, est plus trapu et plus court, à oreilles droites ou presque droites, et à membres plus fins. Le premier se trouve dans la Normandie, l'Anjou, le Poitou, l'Auvergne et la Lorraine; le second dans le Limousin, le Quercy, les Pyrénées, le Dauphiné, la Bresse et le Charolais. Les deux types se confondent dans plusieurs localités. Nous distribuerons les diverses variétés qui les constituent en sept paragraphes.

§ 1er. — Porcs de l'Ouest.

Nous confondons sous cette dénomination les porcs à haute stature, à corps long, entretenus dans nos départements de l'Ouest depuis la Seine jusqu'à la Gironde ; ils sont d'un blanc plus ou moins jaunâtre et généralement avec quelques rares taches noires entourées de brun.

En raison surtout de la manière dont on les élève, nous distinguerons les porcs de la Bretagne de ceux des contrées plus fertiles.

I. — *Porcs de la Normandie, du Maine, de l'Anjou, de, la Vendée et de l'Angoumois.*

Les marchands distinguent parmi ces porcs plusieurs races ou *sortes*, mais c'est plutôt d'après les foires où ils achètent et les procédés d'engraissement usités dans chaque localité, que d'après les caractères des animaux. Après avoir énuméré les variétés principales qu'il est difficile de ne pas confondre, nous indiquerons les moyens de les améliorer.

PORC NORMAND. — C'est le mieux connu, celui que les auteurs ont décrit avec le plus de soins ; il est à corps grand, long, mais souvent mince, et à dos droit, à oreilles larges, pendantes, amples et repliées vers l'angle postérieur. La base de la conque est en cylindre creux ; l'extrémité du chanfrein devient un peu relevée dans les animaux âgés.

On distingue le porc *augeron*, du pays d'Auge, à oreilles très-amples, aussi longues que la tête, à poitrail large, à pieds forts et à jambons ronds et fort estimés.

Le *cotentin* à tête grosse, à pieds forts, à grandes oreilles à peau épaisse, à soies dures, à jambons allongés.

Dans la haute Normandie, les porcs dits *cauchois* sont grands, minces. Ils se trouvent dans les départements de la Seine-Inférieure, de l'Eure, de Seine-et-Oise, de l'Oise. On les remplace de plus en plus par ceux des races perfectionnées.

Les porcs de la sous-race *alençonnaise*, élevés vers la Mayenne, du côté de Prez-en-Pail, plus petits et ayant moins de nature, sont longs à prendre la graisse, mais à viande ferme, de bonne qualité.

PORCS MANCEAUX. — Grands, épais, bas sur jambes, à corps moins long que les précédents, les manceaux sont à nez raccourci, à oreilles de largeur moyenne. Le type se trouve dans le département de la Sarthe.

On appelle *mortagnards* ceux des environs de Mortagne. Ils ont des oreilles larges, fortement pendantes comme les normands, le dos très-large, des pieds moyens. Ces animaux sont trapus et donnent des jambons courts, bien fournis.

Plus à l'est se trouve le porc *du Perche*. Il manque souvent de largeur ; il est à oreilles grandes, mais plus étroites, à tête forte, à pieds gros , à peau épaisse, à soies longues et dures. Comme le manceau avec lequel il se confond du reste, il fournit de bons jambons.

Les *saumurois* qui lui ressemblent sont meilleurs que ceux du Poitou avec lesquels ils se mêlent : ils sont plus épais, pourvus de muscles plus forts, et ont les côtelettes plus charnues, ce qui les fait préférer aux poitevins même dans le Poitou.

Porc de Craon, porc angevin. — Par sa taille et sa finesse, le premier forme un des plus beaux porcs connus. On le trouve à Craon, dans le riche bassin de la Mayenne. Il est remarquable par ses formes et ses qualités. Grand, mais à corps

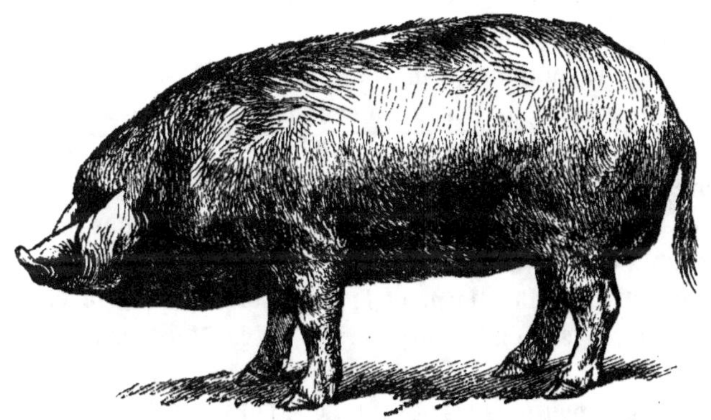

Fig. 8. — PORC CRAONNAIS.

épais, à côte ronde, à lombes larges et à dos bien soutenu, il est à oreilles moyennes, à tête petite, à chanfrein court, droit, à soies rares et courtes, à peau fine, laissant distinguer les veines aux oreilles, à jambes bien garnies de muscles et donnant de beaux jambons (*fig.* 8).

A cause de sa perfection, cette sous-race mérite d'être prise pour type des porcs élevés dans le bas bassin de la Loire.

Les *angevins*, aussi à oreilles minces, pas très-grands, à pieds moyens, sont en général bien tournés, ont des jambons bien charnus. Souvent ils ont un épi sur les lombes, *sur le rognon*, dit-on dans le pays.

Porcs poitevins, vendéens. — Ces porcs sont grands, à corps long, mince, à tête forte, à oreilles épaisses sans être très-grandes, à dos de carpe, à pieds gros, à jambes trop hautes avec peu de muscles et donnant des jambons que l'on ne trouve pas assez charnus. Ils sont à soies grossières, à peau dure. Ceux du Marais présentent ces caractères à un degré très-marqué; ceux du Bocage sont moins grands, mais plus fins, à corps plus épais et à dos plus droit.

Les porcs poitevins se mêlent à ceux du Berry et du Limousin.

Porcs angoumois. — Corps assez épais; dos d'ordinaire en carpe; oreilles courtes moitié pendantes; soies fines; pieds fins, mignons; jambons courts.

Dans l'Angoumois et la Saintonge, ces porcs se mêlent à ceux du Poitou, mais aussi à ceux de la Gascogne et du Limousin. Vers l'est, du côté du Périgord, la production des porcs prend de l'importance.

Entretien. — Dans toutes les contrées que nous venons d'examiner, les résidus de la laiterie, et le pâturage sur des prairies artificielles, forment la nourriture le plus généralement employée pour l'entretien des porcs. Mais ces animaux ne sont jamais produits en très-grand nombre: chaque contrée engraisse à peu près les porcs qu'elle fait naître.

Engraissement. — Les procédés d'engraissement sont moins uniformes. Outre les produits du laitage, qui ne forment pas la meilleure viande, on emploie, ici les tourteaux, ailleurs les graines, les fèves, ou les farines. Les plaines de la Sarthe, de Loir-et-Cher, où prospèrent bien les diverses récoltes farineuses, engraissent les porcs les plus estimés, avec des farines, des grains, des graines et des tourteaux.

La pratique qui est plus particulièrement propre au pays, consiste à continuer aux porcelets, après le sevrage, la très-bonne nourriture qu'on leur a donnée pour les sevrer, à les soumettre à un engraissement continu jusqu'à l'âge de huit à dix mois. On les vend alors, sous le nom de *laitons*. Ces jeunes porcs sont tués par la charcuterie de Paris, à compter du mois d'octobre, jusque vers la fin de janvier. Les parties de la Normandie, du Maine, du Perche, du côté d'Évreux, de la Ferté-Vidame, en produisent moins, et les produisent moins gras depuis que le lait porté à Paris par le chemin de fer peut être vendu en nature.

Amélioration. — La grande réputation dont jouissent les porcs dans quelques parties du bassin de la Basse-Loire, dans les environs de Craon pour les formes et dans le Maine pour les qualités de la viande, tient aux soins que l'on donne à ces animaux.

Sur la large surface qu'ils occupent, de la Seine à la Gironde, les porcs blancs de l'Ouest, malgré les différences que nous avons signalées, se ressemblent par leurs défauts comme par leurs qualités.

Ils pèchent généralement par les formes : ils sont étroits et à squelette trop volumineux; leurs oreilles, larges et pendantes, indiquent le trop grand développement des os; les membres sont forts, longs, et n'ont pas toujours une épaisseur relative. En outre, quelques-uns ont la peau épaisse, les soies grosses et rudes.

Par un bon choix des reproducteurs, et surtout par un régime bien entendu (*voyez* Élevage), on pourrait les améliorer au double point de vue des formes et de la finesse. On pourrait également employer le croisement des sous-races entre elles ; celle de Craon est utilisée pour les races de l'Anjou et du Poitou. Mais ces moyens agissent lentement. Pour transformer ces porcs, pour les rendre épais et à membres fins, plus mous et plus graisseux, on devrait faire intervenir le croisement avec des races étrangères.

Dans le Poitou, l'Anjou et le Maine, on met encore rarement en usage ce moyen d'amélioration, mais vers le Nord, du côté de la haute Normandie, on trouve déjà beaucoup de métis anglo-français.

Les belles truies de la Normandie, celles de l'Anjou, avec les verrats des races trapues, à courtes jambes, donnent des métis à corps épais, à tête fine, à membres grêles et bien constitués pour la graisse; ils restent cependant plus forts que les races paternelles et donnent plus de viande. Du reste, en faisant intervenir plus ou moins souvent l'une ou l'autre race, on peut créer des types pour chaque localité. Dans le Poitou et la Vendée, dans l'Anjou et dans quelques parties de la Normandie, où l'on ne peut pas engraisser les porcs bien jeunes, où l'on tient à avoir des animaux à forte stature, on doit créer des métis qui n'aient qu'un quart ou un huitième de sang des races à courtes jambes ; tandis que dans les fermes de la Normandie et du Maine, où l'on peut bien nourrir en toute saison, et où l'on peut vendre en tout temps les animaux gras, on peut élever avec avantage des demi-sang.

Pour produire ces métis, la race de Leicester nous paraît la plus convenable, à cause de son poil blanc. C'est pour ne pas trop diminuer la taille de nos races que nous conseillons de n'employer, pour les croiser, que des demi-sang ou des quarts de sang, afin de produire des porcs n'ayant qu'un quart ou un huitième de sang étranger. Sans doute, dans la grosse race d'York on trouverait des verrats bien assortis aux fortes truies françaises, mais ils laissent beaucoup à désirer quant à la finesse, et les métis qui en proviendraient, soumis au mauvais régime qui produit nos porcs, ne seraient pas supérieurs aux races indigènes.

Les fréquentes relations des provinces dont nous parlons avec Paris, la nombreuse population de la Normandie, du bassin de la Basse-Loire, fournissent, surtout depuis l'établissement des chemins de fer, un débouché continuel qui permet de renouveler plus fréquemment les porcs, de les engraisser plus jeunes, et de s'attacher de plus en plus aux races renommées pour leur précocité.

II. — *Porcs de la Bretagne.*

A Paris, on ne connaît, comme venant de la Bretagne, que des porcs toujours blancs, à museau allongé, à pieds fins, à oreilles courtes et demi-pendantes, à corps mince, à jambons peu charnus; mais il y a dans cette province diverses variétés assez distinctes, auxquelles on peut cependant appliquer la description suivante, empruntée à un ouvrage de notre collègue, M. Bellamy, sur les animaux domestiques du département d'Ille-et-Vilaine :

Les porcs bretons « ont la tête forte et longue, les oreilles de moyenne grandeur, le plus souvent minces, parfois épaisses, le cou court et grêle, le poitrail serré, le garrot étroit, les épaules maigres, la côte plate, le dos et les reins peu larges et voûtés; quelques-uns ont ces régions longues; la croupe est étroite, élevée à sa partie antérieure, la queue grosse, pendante et pourvue d'une grande quantité de poils à sa partie inférieure. Tous sont levrettés, ont les flancs creux, les jambes longues, grosses, sèches, et de taille élevée. » Ils sont très-voraces, mais donnent de la bonne viande.

Vers l'extrémité de la presqu'île, les porcs sont toujours blancs, mais avec plus de taches noires ou brunes, à oreilles droites, pointues, à jambes longues, plus fortes, et à corps allongé, plus mince; tandis que vers l'est, ils se rapprochent davantage de la race angevine et de la normande : ils sont plus forts, ont les oreilles plus grandes et pendantes.

Ces porcs portent en général les traces de la misère, qui en arrête le développement; c'est surtout par leur poids moins considérable qu'ils se distinguent des races dont nous venons de parler. Il est impossible qu'en vaguant sur les landes, ils puissent acquérir un fort poids et de belles formes.

ENTRETIEN. — Ces porcs sont entretenus maigrement avec le système du pâturage; les résidus de la laiterie sont utilisés comme dans tous les pays où l'on a des vaches laitières. L'engraissement a lieu avec des farineux, des tourteaux et du sarrasin. Quelques cantons de l'extrémité et de la partie sud de la presqu'île font naître et vendent aux autres parties de la province.

Amélioration. — Résumant sa description, M. Bellamy ajoute : « Cette race est remarquable par sa conformation, qui la rend propre à la course et difficile à engraisser; c'est-à-dire qu'elle possède exactement les aptitudes opposées à celles que l'on doit rencontrer chez un bon porc domestique. » C'est en nourrissant très-bien les porcelets destinés au service de verrats, en n'employant à la reproduction que des individus à tronc épais, qu'il serait possible d'améliorer la race. Le croisement avec les races à courtes jambes donne des métis qui ne se conservent pas, excepté dans les fermes où l'on nourrit mieux qu'on ne le fait généralement en Bretagne. Avec cette condition, les verrats du Hampshire ou d'Essex (là où l'on élève des porcs pies), et celui du Leicester (pour les contrées à porcs blancs), donnent de bons produits. Toutefois, ce dernier fait des porcs trop petits, trop bas sur jambes. Si on veut l'employer, il faut ne se servir que du demi-sang, afin d'obtenir des produits ayant trois quarts de sang breton et un quart de sang anglais.

§ 2. — Porcs des départements du Nord et de l'Ile-de-France.

On distinguait, dans le nord de la France, le porc picard, le flamand et l'artésien. Ils ont été transformés, et l'on ne voit très-généralement dans le pays que des porcs à corps épais, à tête courte, à oreilles dressées, et à membres fins. Là où il reste des individus de l'ancienne race, on peut leur appliquer ce que nous avons dit des porcs de la Normandie, de l'Anjou et du Maine.

C'est dans cette partie de la France que la transformation des races porcines a fait le plus de progrès. Aux anciennes races on a substitué, par importation et par métissage, les races perfectionnées. Le voisinage de l'Angleterre pourrait expliquer en partie ce résultat; la porcherie de l'école d'Alfort, celle de Grignon, celle de Petit-Bourg l'ont facilité; mais il faut tenir compte d'autres circonstances.

En première ligne nous placerons l'influence des cités populeuses qui font une grande consommation de viande de porc, et la facilité des moyens de communication; en second lieu, la richesse de l'agriculture, l'exploitation de nombreuses fabriques, qui fournissent en abondance des grains, des résidus pour l'engraissement. De là résulte que les éleveurs peuvent engraisser dans toutes les saisons, et dans toutes les saisons vendre leurs porcs gras sans avoir à les faire voyager. Nous avons ici des conditions bien différentes de celles qui existent dans le Centre et dans le Midi.

Amélioration. — Nous ne répéterons pas nos observations sur la nécessité de soigner les jeunes animaux et de choisir les reproducteurs; nous ajouterons seulement que cette dernière précaution est d'autant plus nécessaire que le choix ne porte que sur des métis : il importe d'exclure ceux qui dégénèrent.

On continue le croisement, généralement avec les verrats pies du Berkshire et du Hampshire, dans la Picardie, dans la Brie : l'on en voit de nombreux descendants dans les environs de Dieppe, d'Amiens, de Beauvais, de Meaux; mais dans le département du Nord on préfère les races blanches, le verrat du Leicester. Dans les porcs noirs, la base des soies, qui reste adhérente à la peau, donne à la viande un aspect qui nuit à la vente, à moins qu'on n'échaude les porcs à l'eau bouillante, ce qui est rarement pratiqué.

§ 3. — Porcs du Nord-Est.

Dans le Nord-Est nous retrouvons des porcs généralement blancs, mais d'un blanc grisâtre terne; ils sont moins lourds que ceux de l'Ouest, à corps moins long, plus mince, à dos plus arqué. On y distingue plusieurs sous-races.

Lorrain. — La Lorraine est renommée par son commerce et sa consommation de viande de porc. On compte 94,000 porcs dans les Vosges, 99,000 dans la Meuse, 108,000 dans la Moselle et 109,000 dans la Meurthe : c'est à peu près le douzième des 4,910,721 porcs que nous avons en France.

Les porcs lorrains sont à forte charpente, minces, mal conformés, blancs ou presque blancs, à poils longs, gros, à membres forts, velus, à tête longue, à chanfrein droit, conique, à oreilles pointues. Ils sont élevés du coté de Bar-le-Duc et dans la vallée de la Meuse, jusque dans la Haute-Marne ; ils se trouvent encore dans les Ardennes. Mais indépendamment de ceux qu'elle fait naître, la Lorraine en engraisse qui viennent de la Bourgogne, du Morvan et même du Berry.

CHAMPENOIS. — Le porc champenois est grand, mince, à dos arqué, à côte plate, à oreilles pendantes, à poil le plus souvent blanc. Ce porc devient de plus en plus rare. Vers le Nord et dans les parties de la province plus rapprochées de Paris, nous trouvons les métis produits dans le pays par les races perfectionnées, avec ceux qui sont importés de la Picardie et de l'Artois : on appelle ces derniers *artésiens bâtardés* ; vers la Bourgogne on tire en général les porcs du côté du Centre ; enfin vers l'Est on élève les porcs de la Lorraine, et des porcs du Luxembourg, grands, mal conformés, importés ou nés dans le pays.

ALSACIENS. — Quoiqu'il y ait en Alsace beaucoup de porcs dans quelques communes, ces animaux n'offrent rien de particulier. Ils sont de taille moyenne, étroits de poitrine, tantôt blancs, tantôt avec la partie antérieure et la partie postérieure du corps noires, assez mal soignés, et élevés très-économiquement : on les conduit par grands troupeaux dans les chaumes et les friches avec les autres animaux domestiques.

ENTRETIEN. — Dans beaucoup de communes de la Haute-Marne, des Vosges, du Haut-Rhin, de la Meurthe, on conduit les porcs dans les herbages avec les moutons, et quelquefois avec des vaches, des chevaux et des oies, souvent non muselés : ils labourent le sol et trouvent des racines et des vers, mais ils n'en sont pas moins mal nourris. Dans quelques maisons on a pour les entretenir, indépendamment des résidus de la cuisine, ceux de la laiterie.

AMÉLIORATION. — Tous les animaux compris dans ce paragraphe laissent à désirer au point de vue des formes. Les plus grands, qu'on élève dans la vallée de la Meuse, sont même les plus mal conformés : ils ont les os gros, la côte plate et la tête forte, les jambes trop longues et les gigots mal fournis.

Pour produire des améliorations durables, il faut d'abord
songer à nourrir les jeunes animaux plus abondamment et à
choisir de bons reproducteurs.

Le croisement avec les races perfectionnées est pratiqué
depuis longtemps. Beaucoup d'éleveurs de la Haute-Marne
et de la Meurthe ont croisé les truies indigènes, d'abord avec
des produits de la porcherie d'Alfort, et depuis avec des verrats des races perfectionnées de l'Angleterre. Généralement,
les races du Hampshire et du Berkshire sont les plus convenables pour la taille; elles donnent des produits à poitrail
ouvert, à cuisses bien charnues, à dos horizontal, à membres
fins et à tête courte, que les cultivateurs recherchent; ceux
du Leicester seraient préférables à cause de leur poil blanc,
mais ils sont petits et si on les employait il faudrait pousser
moins loin le croisement. Quel que soit le type améliorateur
employé, il faudrait, pour produire de bons métis, nourrir
plus abondamment et restreindre le régime du pâturage.

§ 4. — Porcs blancs du Centre.

Dans le centre de la France, les porcs blancs sont minces
et à dos arqué. On les y estime moins en général que les
porcs pies; on en conserve cependant encore plusieurs sous-
races.

BOURBONNAIS. — Blanc ou presque blanc, de taille moyenne,
à corps mince, à dos arqué, à oreilles larges à la base, pointues et un peu renversées au sommet, ils sont élevés dans le
Bourbonnais, le Nivernais, la Puisaye. Avec les berrichons et
les marchois, ils sont conduits dans la Bourgogne, la Champagne et jusque dans la Lorraine et l'Alsace.

BERRICHON. — Il est de taille moyenne à côte plate, presque complétement blanc, à oreilles longues et pointues. Le
pays en produit beaucoup plus qu'il n'en engraisse. On conduit beaucoup de porcs berrichons vers l'Est et le Nord-Est
où ils sont engraissés.

MARCHOIS. — Assez grand, très-mince et à dos voûté, le
porc du département de la Creuse est blanc avec la tête presque complétement noire. Par sa couleur, il tient le milieu en-

22.

tre les porcs blancs du Nord et les porcs pies du Sud, mais par son corps mince, il a beaucoup de ressemblance avec les premiers.

AUVERGNATS. — Ils sont souvent blancs, à corps grand élancé, mince ; à oreilles longues et pendantes sinon larges ; à extrémités grosses. Rustiques et peu difficiles sur le choix des aliments, ils consomment beaucoup et sont difficiles à engraisser.

La race d'Auvergne s'étend jusque dans *les Causses* de l'Aveyron. Elle se modifie en se croisant vers le sud de ce département avec celle du Segala, et vers l'ouest dans le Causse de Villefranche de Rouergue avec celle du Quercy. Dans les deux cas elle perd de sa taille, devient pie, à corps plus épais et moins dure à l'engrais.

ENTRETIEN. — Ces contrées font naître un grand nombre de porcs et les exportent dans les contrées voisines.

Dans une grande partie de l'Auvergne on fait naître des porcelets que l'on nourrit, pendant un certain temps, avec le produit de la laiterie, et que l'on vend ensuite pour l'exportation vers le Nord. L'engraissement a relativement moins d'importance que la production. On ne récolte aucun produit particulièrement approprié à l'engraissement du porc. Cependant, dans les laiteries de la montagne il est plus commode, moins embarrassant, de faire consommer les résidus par des porcs à l'engrais que par des truies et des porcelets. Dans quelques beurrons de la Haute-Auvergne, on compte qu'on peut engraisser cinq porcs avec le petit-lait de cinquante vaches, et on les garde du 25 mai au 13 octobre ; quelquefois les propriétaires des troupeaux prennent des porcs en pension ; il y a quelques années, le prix de l'engraissement d'un porc pendant l'estivage était de 24 francs.

AMÉLIORATION. — Nous n'avons rien à ajouter à ce que nous avons dit sur les moyens d'amélioration, à l'occasion des autres races. Les porcs du Leicester, sans changer la couleur de la race, produiraient, en une seule génération, de très-grands changements. Du reste, on opère déjà des croisements sur une grande échelle ; on ne craint pas, même dans les con-

trées où l'on a des porcs blancs, d'employer la race de Berkshire.
Il en résulte des métis pies, à fond blanc avec des taches noires,
que l'on trouve très-communément dans la Nièvre, le Berry, le
Bourbonnais, l'Auvergne. On préfère, dans beaucoup de contrées du Centre, les porcs pies aux porcs blancs, comme plus
faciles à nourrir; ils deviennent moins grands, mais ils fournissent une viande plus ferme.

§ 5. — Porcs de l'Est.

Les porcs produits dans les pays les plus rapprochés des
provinces dont nous venons de parler rentrent dans la catégorie des porcs blancs; mais ils sont loin d'être aussi intéres-
sants que ceux de la Bresse, du Charolais et du Dauphiné,
qui sont pies.

Comtois. —Blancs ou avec de petites taches noires à la tête
et à la croupe, les porcs comtois ne servent qu'à la consommation locale. A l'exception du laitage, le pays ne possède
aucun produit particulièrement propre à nourrir des porcs.
Sur les montagnes surtout, le lait est même exploité par association, pour faire le fromage de Gruyère, et l'on cherche à
retirer du petit-lait tous les produits utiles qu'il renferme. Ce
dernier liquide appartient d'ailleurs un jour à un associé, et le
jour suivant à un autre; avec cette condition il est impossible
de l'utiliser à l'entretien des porcs.

Bourguignons. — Parmi les porcs que la Bourgogne fournit
au commerce, les uns sont dirigés, en suivant le bassin de la
Seine, vers Paris, et les autres sont conduits, par la Saône et
le Rhône, vers Lyon et les villes du Midi.

Les porcs connus à Paris sous le nom de bourguignons,
et remarquables plutôt par la fermeté de leur chair que par
leur état d'engraissement, sont blancs, à corps allongé, à côte
plate, à reins minces, à jambes longues et à oreilles pendantes.
On les produit dans l'Yonne, la Puisaye, une partie de la Côte-
d'Or. Il en est souvent engraissés jeunes et vendus vers l'âge
de 8 à 9 mois. Ils sont, du reste, susceptibles de devenir très-
gras et de prendre un très-fort poids quand on les garde jusqu'à l'âge de 18 ou 20 mois et qu'on les engraisse bien. Une

de nos connaissances nous a assuré avoir vu, chez son père, une truie blanche, venue des environs de Saint-Fargeau, parvenue à un tel état de graisse qu'elle se laissait dévorer le dos par les rats.

Avec les porcs nés dans le pays, se trouvent ceux qu'on tire du Berry, du Morvan, du Nivernais, du Gâtinais, même du Limousin. De taille moyenne, plus ramassés, à oreilles plus pointues et moins pendantes, ils sont en général nourris quelque temps sans être engraissés, et vendus moins jeunes à la charcuterie que ceux nés dans le pays.

Morvandeau. Ce porc se trouve sur les montagnes de la Nièvre et de Saône-et-Loire, à Château-Chinon, Liernais, Arnay-le-Duc, Saulieu. Pie ou presque blanc, il est à corps mince; la viande n'en est pas très-estimée; on l'engraisse avec le gland, la pomme de terre et le sarrasin.

Charolais. Les porcs de l'arrondissement de Charolles sont blancs et noirs, assez bien faits, à oreilles moyennes. Ils s'étendent jusque sur la rive gauche de la Loire et se croisent dans l'Allier avec ceux du Bourbonnais et de l'Auvergne. On les confond vers le bassin du Rhône avec ceux des autres parties de la Bourgogne sous le nom de bourguignons.

On appelle *bressans*, les porcs qui se trouvent dans le sud du département de l'Ain. Ils sont à corps long, mince, souvent à côte plate, à poitrine peu profonde, à dos souvent arqué, à encolure longue ; l'extrémité des oreilles est pendante, les soies sont ordinairement noires à la partie postérieure et à la partie antérieure du corps et blanches au milieu, mais quelquefois presque complétement noires. Les individus à poitrine épaisse et à dos horizontal sont moins nombreux sur la rive gauche que sur la rive droite de la Saône.

Comme dans tous les pays à vaches, on élève beaucoup de porcs dans le département de l'Ain et fort économiquement; une partie des porcelets nés dans la Bresse sont conduits dans le Maconnais, le Beaujolais, le Forez, le Lyonnais ; ceux du Bugey vont plutôt dans le Dauphiné.

Les porcs du Charolais et ceux de la Bresse forment les sous-races les plus intéressantes de la Bourgogne.

Porcs du Dauphiné. — Sans avoir de race propre, le Dauphiné fait naître dans quelques contrées beaucoup de porcs. Du côté de la Côte-Saint-André, on fait des élèves qui sont ensuite en partie conduits gras dans le Midi : ils sont minces, à côte plate, à poitrine peu profonde.

Dans les montagnes où ils sont en général presque noirs, les cultivateurs utilisent mal leurs ressources et en produisent peu. Avec le laitage et la facilité de faire pâturer, il leur serait cependant facile de faire des élèves. Les porcs nés dans le pays sont engraissés avec ceux qui proviennent de la rive droite du Rhône, de la Bresse et du Bugey surtout. On retrouve la même sorte, porcs blancs et noirs, sur les Alpes, à La Mure, Gap, Manosque, Sisteron. De loin en loin, on en voit quelques-uns qui sont presque blancs.

Amélioration. — On trouve dans la Bourgogne, dans le Charolais en particulier, des porcs bien conformés qui pourraient devenir le type d'une race perfectionnée. D'un autre côté on engraisse du côté de l'ouest des porcs qu'on livre à la charcuterie vers l'âge de 8 à 9 mois ; il serait donc facile d'améliorer la race par elle-même, mais les éleveurs préfèrent très-généralement la croiser : on trouve aujourd'hui très-facilement des verrats de race améliorée, et il est plus facile de les employer que d'améliorer par le choix des reproducteurs dans le type indigène. Dans toute la Basse-Bourgogne, dans la Puysaie, dans le Morvan, du côté de Moulins-Engilbert, dans la Côte-d'Or, partout où l'on a pu apprécier les races perfectionnées, où l'on tient à rendre rapidement la côte ronde, le dos horizontal et les membres fins, on croise avec les races à courtes jambes. On emploie quelquefois le porc blanc du Leicester et ses dérivés, mais plus souvent ceux d'Essex et du Berkshire.

On utilise les races anglaises dans le département de l'Isère, comme dans ceux de Saône-et-Loire, de la Nièvre et de l'Yonne. Les cultivateurs qui ont importé ces races étrangères en vendent très-bien les produits ; ceux qui ne veulent pas les élever à l'état de pureté en recherchent les mâles pour croiser les truies indigènes et obtiennent des métis qui ont le corps plus épais quoique conservant les qualités, la force, la sobriété, et en partie la taille, des porcs propres au pays.

§ 6. — Porcs pies du Centre.

Nous réunissons dans le même paragraphe les porcs élevés sur le plateau central de la France et sur les côteaux qui limitent ce plateau à l'ouest et au sud depuis la Loire jusqu'à la Garonne, notamment dans les départements de la Haute-Vienne, de la Corrèze, de la Dordogne, du Lot et de l'Aveyron. Ces porcs sont de taille moyenne, à longues jambes et de couleur pie ; leur viande est moins lâche, plus fine et plus estimée, que celle des grandes races dont nous avons parlé jusqu'ici

LIMOUSINS. — Des conditions particulières de terrain et de culture favorables à la multiplication du porc, se rencontrent dans le Limousin ; c'est la division des terres, l'abondance des châtaignes, la culture des pommes de terre, et le peu de fortune des cultivateurs pour lesquels le porc est un instrument de travail. Cette province exporte beaucoup.

Les porcs limousins sont presque toujours pies : blancs sur les côtes et noirs aux deux extrémités du corps ; à tête longue conique, à chanfrein droit, à oreilles moyennes ou petites, baissées, mais non pendantes ; à corps bien fait, à soies assez fines, pas très-épaisses, à pieds minces, fins, allongés. Animaux très-robustes quoique ne venant pas très-gros : les plus forts atteignent à peine 180 kilogr. Ceux du nord, qui se confondent avec ceux de la Marche, du côté de Bellac, d'Aigurande, du Grand-Bourg, de la Souterraine, viennent à Paris ; ceux de la Haute-Vienne descendent vers les ports de mer ; ceux du côté de Tulle, de Brives, sont conduits dans le Languedoc par l'Aveyron.

PÉRIGOURDINS. — Ces animaux sont pies, mais comme ils se mêlent souvent avec ceux du Poitou, ils ont beaucoup de blanc ; en général, ils sont à corps bien fait, épais, à poil lisse flattant les acheteurs par son brillant, à taille plus forte que celle des limousins ; ils pèsent communément 200 kilogr.

On exporte de Périgueux, de Riberac, de Thivier, dans

le Quercy, le Rouergue et sur les bords de la Garonne des porcs jeunes pour y être élevés et engraissés, et l'on conduit des porcs gras à Montpellier, à Marseille ou à Bordeaux.

Les porcs du Périgord se mêlent vers Angoulême avec ceux des provinces voisines. Les arrondissements de Nontron, de Confolent où se trouvent les races du Périgord et du Limousin, en fournissent aux contrées situées plus à l'ouest. En suivant la partie occidentale du département de la Dordogne et la partie orientale du département de la Charente, on trouve des porcs de diverses races et beaucoup de métis.

On sait que c'est dans le Quercy et le Périgord que l'on trouve des truffes de bonne qualité; on connaît aussi l'aptitude des porcs à les découvrir. Tous ces animaux n'y sont pas également propres. On recherche, pour cet usage, ceux qui ont le chanfrein volumineux et les cavités nasales amples. Quand les hommes qui utilisent ces animaux en trouvent de bons, ils les conservent très-longtemps, jusqu'à l'âge de dix, douze ans.

Pour ce service on choisit de préférence les truies, d'abord parce qu'elles donnent un produit par la vente de leurs porcelets; ensuite parce que, plus affamées, elles cherchent mieux. On a soin de ne les nourrir que très-médiocrement : nous en avons vu de la plus grande maigreur.

Le conducteur, quand il procède à la recherche des truffes, porte sur son dos une besace contenant du grain, du maïs, et à sa main un bâton. Il marche à côté de sa truie, et quand celle-ci s'est arrêtée, que par son empressement à fouiller la terre elle indique qu'elle a découvert des truffes, il la frappe légèrement avec son bâton et lui jette une poignée de maïs à côté : instruite par l'expérience, elle sait que l'avertissement du bâton indique la ration de grains; pendant qu'elle mange, le conducteur a le temps de chercher les truffes avec sa pioche.

AGENAIS.— De forte taille, mais à corps trop mince, à poitrine étroite, ils sont pies, souvent presque noirs, à soies fortes. Ces animaux viennent de la partie septentrionale du département de Lot-et-Garonne.

Les marchands qui les conduisent gras au Languedoc les

confondent avec les précédents; on confond aussi les deux
types dans le Quercy, le Rouergue, le Tarn, où l'on conduit
des porcelets achetés dans le département de Lot-et-Garonne,
du côté de Montflanquin.

La race agenaise se croise sur les bords de la Garonne
avec celle des Landes, et constitue ce qu'on appelle la *race de
la Gascogne,* très-connue dans le Midi et formée d'animaux
blancs au milieu du corps, grands, étroits, à dos voûté, à
membres forts, sobres et vigoureux.

Quercinois. — Plus blancs que le type limousin, ils sont
plus trapus de corps, un peu plus petits, plus courts et plus
épais; à oreilles plus petites et en général droites, à soies
moins fines. Ils sont également sobres et robustes.

Les porcs de cette contrée sont, pour la plupart, conduits
maigres dans le Rouergue. Ceux qu'on engraisse dans le
pays, et qui ne sont pas utilisés pour la consommation locale,
sont achetés aux foires de Gramat, de Figeac, et conduits
gras dans le Languedoc, à Béziers, à Nismes.

Porcs du Rouergue. — Dans le département de l'Aveyron,
les races du Quercy, du Limousin, se mêlent entre elles et
avec celle de l'Auvergne. Il résulte du croisement, des métis
plus petits, pies ou presque noirs, sobres, mais prenant moins
de développement que les races qui les ont formés. Du reste,
ces croisés sont en petit nombre et toujours mêlés à des individus des races pures que le commerce amène en grande
quantité de Limoges, de Brives, de Figeac. Même lorsqu'ils
proviennent d'une mère fécondée dans le Limousin, et
qu'ils sont bien soignés, les porcelets nés dans le Rouergue ne
se développent pas comme ceux qui sont amenés du Limousin, ce qui ne peut s'expliquer que par l'influence heureuse
que le changement de lieu exerce sur les jeunes animaux.

Cette introduction a lieu vers la fin de l'automne : les porcelets consomment, en hiver, les restes des porcs que l'on engraisse avec des pommes de terre et des châtaignes; ils sont
engraissés à leur tour l'hiver suivant, après avoir été entretenus en été de la manière la plus économique.

Entretien, Commerce. — Le Limousin et le Périgord for-

ment un de nos grands centres de production. La Corrèze
compte 81,000 porcs, la Haute-Vienne, 91,000 et la Dordogne,
158,000 ; c'est à peu près le quatorzième des porcs entretenus en France.

Les jeunes porcs sont élevés très-économiquement avec le
petit-lait et les résidus de la cuisine, et un peu avec les châtaignes restées dans les bois ; mais ces provinces manquent
de ressources pour engraisser tous les animaux qu'elles font
naître ; elles fournissent tous les ans de grandes bandes de
porcelets à l'Auvergne, au Bourbonnais, au Nivernais, à la
Bourgogne et même à la Lorraine, et dans le sud, au Lot-et-
Garonne, au Tarn-et-Garonne, à l'Aveyron, et au Tarn.

L'engraissement a lieu avec des pommes de terre du sarrasin, des châtaignes surtout, et les porcs sont exportés dans
le Languedoc pour la plupart ; généralement, ils sont immédiatement consommés ; quelques-uns cependant sont conservés pendant un certain temps ; il arrive même que des cultivateurs de l'Hérault font venir, dans une bande de porcs
gras, des truies maigres pour en élever les produits.

AMÉLIORATION. — La race limousine et ses sous-races pourraient être considérablement améliorées par elles-mêmes ;
mais il faut employer, pour obtenir un résultat sensible, et le
régime et les appareillements.

Après avoir choisi le verrat et la truie destinés à la reproduction, il faut les soigner d'une manière particulière ; les sevrer plus tard que leurs frères et leur donner une très-bonne
nourriture pendant et après le sevrage.

En employant ce moyen on arrivera en peu de temps à
une grande amélioration. Malgré le peu de soins que l'on
donne aujourd'hui à l'élevage, on trouve dans les races du
Quercy, du Périgord de bons individus, et il serait facile d'en
augmenter indéfiniment le nombre, et de les rendre même
meilleurs en choisissant bien et en soignant convenablement
les reproducteurs.

En conseillant l'amélioration de la race par elle-même,
nous sommes loin de méconnaître les avantages des croisements avec les races perfectionnées. Sans diminuer sensible-

ment la quantité de viande maigre et de lard que fournissent les animaux, il serait possible d'imprimer de grandes améliorations aux races que nous examinons, même en supposant que les conditions dans lesquelles sont nos campagnes resteraient les mêmes. A plus forte raison, ils seront avantageux, parce que de jour en jour on s'entend mieux à nourrir les cheptels, que les industries rurales, les sucreries, les huileries fournissent plus de ressources, que les populations s'habituent à manger plus de viande fraîche, et que les chemins de fer multiplient les débouchés.

Les métis d'ailleurs, quand ils ont été élevés dans les campagnes, qu'ils ont été habitués à courir dans les pâturages, marchent bien, et si, à cet égard, ils sont inférieurs aux races communes, c'est parce qu'ils sont plus gras et plus lourds.

Les éleveurs qui voudraient plus de ressemblance avec les races précoces, produiraient des métis ayant trois quarts ou sept huitièmes de sang de la race croisante; tandis que ceux qui tiendraient à conserver davantage les caractères de la race indigène, donneraient à leurs truies des verrats n'ayant qu'une moitié, ou même qu'un quart de sang anglais. Au lieu du verrat de Sussex on pourrait employer celui du Berskhire ou du Hampshire; mais comme ces derniers ont un peu moins de rondeur, ils produiraient des métis plus rapprochés par leurs formes et leurs qualités du type limousin; à cet égard ils seraient préférés par beaucoup d'éleveurs.

Du reste, il suffit que les porcs demi-sang soient élevés sobrement pendant une ou deux générations, qu'on les fasse pâturer dans les bois, pour qu'ils reprennent les membres vigoureux, l'encolure forte et la tête longue des porcs indigènes. C'est à prévenir cette dégénération trop fréquente et trop rapide que doivent tendre les soins des éleveurs.

De nombreux croisements ont été opérés et s'opèrent sur les diverses sous-races élevées dans l'arc de cercle compris entre Bellac, Confolent, Nontron, Périgueux, Cahors, Bergerac et Rodez. Dans le Limousin et le Périgord surtout, on élève beaucoup de métis provenant des races du Hampshire, d'Es-

sex et de Leicester. Il s'en produit aussi vers l'est, dans le
Lot et l'Aveyron.

Dans les villes où le porc est surtout utilisé pour assaisonner les aliments, les métis précoces, épais, trapus, et
donnant beaucoup de gras, sont bien appréciés; mais les habitants des campagnes trouvent que ces animaux, qu'ils appellent
tonquins quelle que soit la race à la quelle ils appartiennent,
sont petits, manquent de muscles, que leur lard fond trop
quand on le fait cuire. En effet, des porcs précoces ne rendent pas assez de viande pour les domaines où la chair de
porc est la seule que l'on fasse consommer aux travailleurs ;
et leurs qualités sont peu précieuses dans les pays chauds où
l'on ne peut ni saler le porc, ni le manger frais pendant l'été,
où il faut des animaux qui s'entretiennent très-économiquement pendant une grande partie de l'année et qui puissent,
après leur engraissement, faire à pied un long voyage pour
se rendre dans les villes où ils doivent être consommés.

§ 7. — Porcs des Pyrénées.

De l'Océan à la Méditerranée on connaît plusieurs sous-
races de porcs. Toutes sont à longues jambes, minces, avec
des oreilles étroites et un poil pie. Nous distinguerons les
suivantes en allant du département des Basses-Pyrénées à
celui des Pyrénées-Orientales.

Porc navarrin. — Dans le sud de la Haute-Garonne, dans
les Landes et dans les Pyrénées-Occidentales on élève la
même sorte de porcs. Ils sont hauts, minces, à dos arqué.
Ceux qu'on conserve dans les fermes sont mieux conformés
que ceux qui forment ces grands troupeaux que l'on voit sur
les pentes abruptes des vallées. Dans les plaines ils sont aussi
plus épais et se confondent avec ceux de la Gascogne.

Ariégeois. — Dans l'Ariége les porcs ont la même conformation générale que dans la Gascogne, mais ils sont plus
forts, ont des oreilles longues pendantes et étroites ; ils ont
aussi plus de disposition à grandir qu'à prendre de l'épaisseur. Les villages qui ne les envoient pas dans les herbages,

les nourrissent avec des herbes sauvages, des patiences, des asphodèles données crues ou cuites.

Des porcs de la vallée de l'Ariége sont conduits maigres dans la vallée de Carol où on les engraisse.

CERDAGNOIS. — Le premier grand centre de production vers l'est, est dans les Pyrénées-Orientales. On trouve les porcs en petits lots dans les vallées, et en grands troupeaux sur les montagnes. Ces animaux sont toujours pies, avec beaucoup de blanc, à corps allongé, mince, haut monté, à dos arqué, à museau long, droit, et à oreilles grandes. Dans les Pyrénées-Orientales, comme vers l'Océan, les porcs vivent en grands troupeaux, sous la garde d'un jeune garçon. Ces porcs ne sont pas *bouclés*; on ne craint pas qu'ils fouillent dans les terres vagues sur lesquelles ils cherchent leur nourriture.

AMÉLIORATION. — On ne doit chercher à améliorer que progressivement les porcs des Pyrénées : par un bon choix des reproducteurs et en soignant les élèves destinés à la reproduction.

Les croisements ne donnent pas de résultats durables avec le régime usité dans le pays ; mais en outre, dans les montagnes, où l'on ne consomme pas de viande de boucherie, on préfère des porcs de haute taille, ayant beaucoup plus de lard et de chair que de graisse. Même en Espagne, où l'on trouve des races perfectionnées, le croisement se répand peu, car on élève presque exclusivement, dans les environs de Puycerda, des porcs pies semblables aux grands porcs des Pyrénées.

Dans les Pyrénées-Orientales et dans l'Ariége, quelques cultivateurs cependant croisent avec de petits porcs venus d'Espagne : les métis élevés du côté de Prades, de Montlouis, de l'Hospitalet, de Saint-Girons, sont plus *ragots*, plus trapus, plus épais, à oreilles courtes, dressées, noirs ou roussâtres, et bien conformés.

Vers l'Océan, on améliore avec les races perfectionnées que nous connaissons dans le Nord. Les verrats du Hampshire y donnent, comme dans la Gascogne, des métis à belle conformation qui conservent à peu près la couleur de la race indigène ; mais ces animaux élevés selon le procédé d'élevage

usité dans le pays dégénèrent avec la plus grande rapidité,
ne sont pas supérieurs aux porcs indigènes. Ce croisement
ne peut être avantageux que dans les plaines, au fond des
vallées, dans les fermes qui élèvent leurs porcs dans des vergers ou à la porcherie

---

CHAPITRE III.

Des races porcines étrangères le plus généralement employées pour l'amélioration des Porcs français.

Des innombrables races porcines connues, nous n'avons à
nous occuper que de celles qui peuvent améliorer les races
françaises, de ces races à corps petit, épais, à jambes courtes,
à peau fine et à soies rares. Nous les trouvons en Asie, dans
l'Europe méridionale, et en Angleterre ; les unes et les autres
sont particulièrement propres à donner à nos porcs, par le
croisement, un tronc plus épais et des membres plus grêles ;
elles sont très-graisseuses, mais les truies ont moins de lait
que celles de nos pays, et les mâles sont moins prolifiques
que nos verrats.

I. — *Porcs d'Asie ou de la mer du Sud.*

Ces porcs, issus probablement du sanglier de la Nouvelle-
Guinée, ont été importés en Europe des îles de la mer du Sud,
de l'archipel Indien. Ils sont très-petits, à corps épais, à
jambes fines et courtes, à tête pointue et à oreilles dressées.
On désigne les principales variétés qu'ils forment par des
noms qui indiquent les pays d'où elles proviennent.

PORC DE SIAM. — Le porc de Siam est d'une belle conformation et se distingue par son poil fin, peu abondant, roux
ou plus ou moins pie, à taches brunes sur un fond rougeâtre.
On l'appelle encore *porc pie d'Asie.*

Porc chinois, cochinchinois ou tonquin. — Une des premières variétés des porcs asiatiques connus en Europe a été importée de la Chine, des environs de Canton et des autres contrées situées à l'est des Indes anglaises, de la Cochinchine et du royaume de Tonquin : de là, dérivent les noms par lesquels on la désigne.

Les porcs chinois sont petits, à corps épais, trapu, touchant presque à terre, à jambes très-fines, à cou court, à tête large au sommet, à museau raccourci, à oreilles petites et dressées, à peau fine et à soies rares, douces, noires, brunes ou blanches. Le porc chinois est quelquefois pie, bleuâtre ou cuivré.

Porc turc. — Il a été importé de l'Europe orientale, du bassin de la mer Noire. Il se rapproche par ses formes de celui qui provient du fond de l'Orient, d'où probablement il est originaire lui-même. Bien conformé pour donner beaucoup de graisse, il est à jambes courtes et fines, à oreilles petites et dressées, à tête pointue et à soies rares, noires, grises ou brunes et souvent frisées. Il est l'objet d'un commerce considérable dans la vallée du Danube.

Utilité. — Ces races, qui sont de très-petite taille, ne conviennent pas à nos cultivateurs pour être élevées à l'état de pureté, mais comme elles sont très-prolifiques et s'engraissent facilement, elles peuvent être multipliées avec avantage dans les grands établissements qui tiennent à tuer régulièrement, pour les besoins de la maison, des petits porcs gras de 4 ou 5 mois; elles ont été avantageusement employées pour améliorer les races indigènes : elles ont créé en France, en Belgique, en Allemagne et en Angleterre surtout, des métis qui constituent aujourd'hui des races fixes, constantes, propres à croiser les anciennes races encore trop généralement entretenues dans nos pays.

II. — *Porcs napolitains.*

On trouve dans les contrées méridionales de l'Europe des porcs petits, à poitrine épaisse, à dos large, à poitrail ouvert, à joues fortes, à museau pointu, à oreilles courtes, à soies fines, rares, brunes, noires et plus souvent rousses.

Ces porcs sont élevés comme race indigène en Portugal, en Espagne, à Malte, en Toscane, dans la Calabre. Nous avons vu qu'il en a été introduit dans les Pyrénées et qu'on en élève dans la Cerdagne et le Roussillon. La variété la plus connue est entretenue au sud de l'Italie, dans la Calabre; elle est appelée *napolitaine*.

Très-répandu en Angleterre, le porc napolitain a été employé sur une grande échelle dans les comtés de Norfolk et de Suffolk. Il est plus fort, plus long que le porc asiatique, et bien conformé. La viande en est fort estimée.'

Cette race d'un facile entretien et d'un engraissement précoce a beaucoup contribué avec les races d'Asie à former les races anglaises dont nous allons parler; elle ne conviendrait pas mieux pour être élevée en France à l'état de pureté que les races asiatiques; mais elle pourrait être utilisée comme les races d'Essex et de Leicester, pour donner des formes plus carrées à nos races communes, à condition qu'on l'emploierait avec les précautions que nous allons indiquer en parlant de ces dernières, qu'on ne chercherait pas à modifier trop profondément nos races.

III. — *Porcs anglais.*

Les anciennes races anglaises à corps grand, à jambes longues, à côte plate, à soies rudes, n'offrent pour nous aucun intérêt; mais nous pouvons employer avec avantage, pour améliorer nos races indigènes, les races nouvelles, races perfectionnées.

Les Anglais, qui ont des relations si fréquentes avec l'Asie, ont importé les porcs de la mer du Sud avec plus de suite que les autres peuples de l'Europe. Ils ont créé des races qui, par leurs formes et leurs qualités, se rapprochent des races d'Orient, et par leur taille, leur force, ressemblent aux races anglaises. Depuis longtemps ils fournissent des types améliorateurs à l'Allemagne, à la Belgique et à la France.

Parmi les porcs anglais qui sont conseillés et importés pour croiser les races françaises, les uns sont blancs, les autres noirs ou pies : indiquons d'abord les premiers.

Porcs d'York. — Ce comté possédait une race à forte taille, à corps très-long, à poils blancs, nombreux et grossiers, à dos voûté, à reins étroits, à squelette lourd, à côte plate et à jambes longues. Elle a été améliorée et aujourd'hui, dans ses beaux sujets, elle est à dos horizontal, à côte ronde, à os plus fins, à croupe bien garnie de muscles descendant près des jarrets et constituant de forts jambons. La tête est encore forte, mais plus large, à ganaches plus écartées que dans l'ancien type ; les oreilles sont moins larges et les membres plus courts ; les améliorations ont été produites par le régime et par de bons appareillements.

Indépendamment de ces porcs de très-forte taille ressemblant à la race ancienne, quoique bien améliorés, le comté et les contrées voisines possèdent des porcs blancs ayant plus de rapports avec les races orientales ; ils sont le résultat du croisement des truies anglaises avec la race napolitaine et le porc blanc de la Chine. Ces porcs, de petite stature, rentrent dans la catégorie des porcs à courtes jambes, et peuvent être utilisés en France comme celui de Leicester dont nous allons parler. Mais la forte variété, la seule qui soit propre au comté d'York, produite par une bonne nourriture distribuée à profusion, a les plus grands rapports avec nos fortes races de la Normandie, de l'Anjou, du Maine ; elle serait bien rarement employée avec avantage pour le croisement des races indigènes : c'est à rendre ces dernières plus épaisses et plus fines plutôt que grandes que nous devons tendre, et il existe en Angleterre des types plus propres à produire ce résultat que celui qui nous occupe.

Le porc d'York se trouve dans le comté dont il porte le nom et dans les comtés environnants. On l'appelle encore *porc du Lincoln.*

Porcs du Leicester. — Petits de taille, très-trapus, corps épais, prenant une très-forte quantité de graisse, ganaches écartées, gorge épaisse, museau droit, oreilles dressées, fines, très-petites, cou très-court, caché entre les épaules, non apparent quand les animaux sont très-gras, poil fin, peu abondant. Ces porcs ne diffèrent de ceux d'Essex (*fig.* 10) que par leur poil blanc et leurs formes un peu plus rondes.

La race du Leicester offre plusieurs variétés ; quelques-unes très-petites sont de vraies pelotes de graisse presque dépourvues de soies. Elle a été formée par le croisement de l'ancienne race anglaise à poil blanc avec le verrat blanc de la Chine. Elle est élevée principalement dans le Leicester et dans les comtés voisins; vers le nord on l'appelle *lincoln perfectionnée* ou *york perfectionnée*. C'est le porc anglais qui convient le mieux dans les établissements où l'on veut engraisser les porcs jeunes et où l'on tient au poil blanc. Il parvient rapidement à un très-haut degré d'engraissement, mais il est trop délicat pour les provinces où l'on envoie les porcs dans les pâturages; il ne convient même que rarement pour former des demi-sang : il est trop petit pour couvrir les fortes truies, et ensuite les métis ne prennent pas assez de développement, ont trop de graisse, ne sont pas assez charnus pour les campagnes, ni pour beaucoup de charcutiers des villes ; nous verrons qu'il peut être utilement employé pour produire des porcs n'ayant qu'un quart ou un huitième de sang anglais.

Porc COLESHILL. — Il diffère peu du précédent; il est petit, bas sur jambes, à soies blanches, et susceptible de prendre beaucoup de graisse. Il provient de l'ancienne race du comté de Berk. « La race de Coleshill formée par lord Badnor a pour avantage principal d'être restée pure de tout mélange depuis plus de 60 ans. » (*Annales de l'Institut agronomique de Versailles*.) Elle est d'un entretien facile. Cette race pourrait remplacer, dans le croisement de nos porcs blancs, celle du Leicester qui, cependant, est mieux connue et plus répandue dans nos pays.

Porc DU BERKSHIRE — Le porc de ce comté était anciennement le mieux conformé de l'Angleterre; quoique de forte corpulence, il avait un corps épais, trapu, un dos horizontal et des oreilles assez fines; il était roussâtre avec des taches brunes. Dans ces derniers temps, il a été amélioré ou remplacé par des races nouvelles. Celui que l'on considère généralement comme propre au comté de Berkshire est de taille moyenne,

23.

à corps épais, assez trapu, à oreilles dressées. La tête est fine et les os sont grêles en proportion du poids du corps. Il est de couleur pie, plus fort de taille que le porc de Naples et que celui de Siam, qui ont concouru à le former. Il convient, comme le suivant, dont il diffère peu, à l'amélioration de nos races.

Porc du hampshire. — Il ressemble au précédent ; dans nos expositions il serait fort difficile de les distinguer l'un de l'autre ; tous les deux ont la même taille, une robe noire parsemée de beaucoup de blanc, des oreilles moyennes, dressées, une tête courte et un museau qui se relève (*fig.*9). On considère cependant le hampshire comme plus fort de taille, à côte plus plate, comme plus rustique et exigeant moins de soins pour se développer.

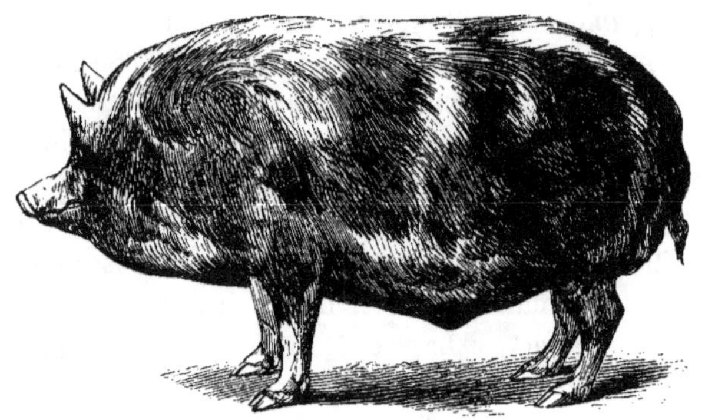

Fig. 9. — PORC DU HAMPSHIRE.

La race du Hampshire ou celle du Berkshire peuvent l'une et l'autre, mieux peut-être qu'aucune autre race, contribuer à l'amélioration de nos porcs indigènes, de ceux surtout qui sont pies. Des demi-sang provenant du verrat hampshire avec les truies de la Bresse, du Charolais, du Limousin, du Périgord, du Quercy, réunissent à un haut degré la carrure épaisse du type étranger, à la taille, à la rusticité, à la force, à la fécondité des types indigènes.

Porc d'Essex. — De taille plutôt petite que grande, à corps très-épais, à dos presque horizontal, un peu convexe,

à cou court, à tête fine, à joues larges, à museau pointu, à
membres grêles, à soies noires, rares et fines, ce porc est
d'un entretien facile et possède une grande aptitude à prendre
la graisse (*fig.* 10).

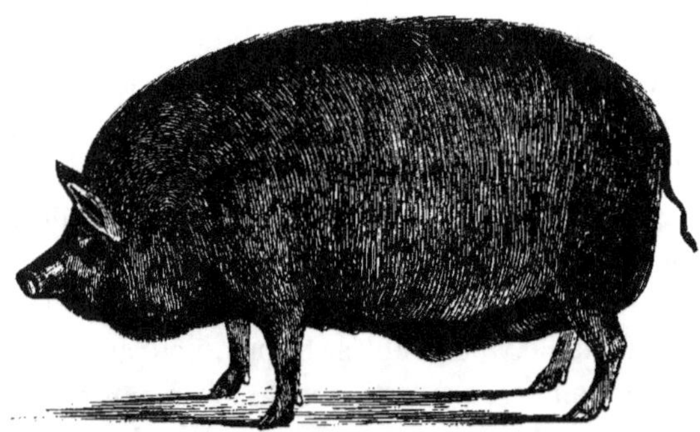

Fig. 10. — PORC D'ESSEX.

L'ancienne race du comté d'Essex était souvent pie, de
haute taille, à côte plate, à tête longue et à jambes hautes ;
elle a été améliorée par le croisement avec les porcs de la
mer du Sud et avec le napolitain. Il n'existe pas de race noire
plus estimée que la nouvelle race d'Essex. Elle est très-propre à améliorer les formes de nos porcs pies indigènes, à les
rendre trapus, à diminuer le poids des os. Elle produit en
raison de son corps épais des métis plus rapprochés du type
asiatique que celle du Berkshire ; mais pour cette raison, elle
convient moins là où on voudrait améliorer les formes de nos
porcs sans diminuer leur taille, leur sobriété, leur aptitude à
faire de longues routes.

Utilité des diverses races anglaises. — Nos races sont
sobres, rustiques, et fournissent relativement à la graisse
beaucoup de viande maigre ; mais toutes ont le corps trop
mince et les os trop gros ; on dit aussi qu'elles manquent de
précocité, qu'elles sont dures à l'engrais. Elles pourraient être
améliorées par elles-mêmes, mais nous avons plus d'avantage
à les croiser avec les races déjà perfectionnées et notamment
avec celles d'Angleterre que nous venons d'indiquer. Examinons d'abord l'amélioration au point de vue des formes.

Conformation. Nous conseillons particulièrement le porc de Leicester pour croiser les races blanches, et ceux du Berkshire, du Hampshire ou d'Essex pour les races noires ou pies, c'est-à-dire pour les contrés où les porcs blancs se vendent difficilement.

Il faut avoir soin de donner aux verrats de ces races étrangères, à ceux du moins qui sont de petite taille, des truies indigènes n'ayant pas encore acquis tout leur développement afin qu'ils puissent les couvrir. On obtient ainsi des métis demi-sang plus forts que les individus de race pure étrangère qui, accouplés avec des produits de pure race indigène, donnent des métis ayant trois quarts de sang français. Ces derniers, forts de taille, bien rablés, trapus, pouvant cependant supporter des courses, s'entretiennent facilement, sont moins coureurs que les porcs indigènes et prennent la graisse avec facilité. Ils fournissent une excellente viande, beaucoup de graisse et sont estimés des charcutiers.

Si nous avions une race porcine étrangère à importer en France pour l'élever à l'état de pureté, ce serait celle du Berkshire et celle du Hampshire qui seraient les plus convenables ; du reste, nous les trouvons pures ou peu modifiées, dans un grand nombre d'exploitations de l'Artois, de la Picardie, de l'Ille-de-France ; mais pour la plupart des fermes de l'Est, du Centre et du Midi, elles sont trop trapues et ne doivent être importées que pour croiser celles qu'on y élève.

D'après les métis que nous avons vus dans le Morvan, le Nivernais, le Charolais, la Bresse, le Quercy, le Limousin, nous croyons ce croisement utile ; seulement il ne faut l'employer que pour rendre les races de ces provinces un peu plus épaisses de poitrine, plus larges de lombes, et plus légères de tête. Les métis qui ont peu de sang étranger sont mieux conformés que les porcs indigènes, ont plus de nature et conservent assez de force, de rusticité, de sobriété pour réussir dans les fermes où les porcs sont soignés comme des animaux domestiques doivent l'être : par un seul croisement, dans une saison, on peut obtenir cette *sorte* parfaite pour nos pays avec plus de certitude que par des années de soins donnés au régime et aux appareillements.

Précocité. A nos yeux l'emploi des races perfectionnées doit avoir pour but d'améliorer la conformation de nos races pour les rendre d'un entretien plus facile, et pour diminuer le poids des parties du corps qui ont le moins de valeur. Nous savons que, pour beaucoup d'agronomes exprimentés, le croisement doit encore et surtout donner la précocité.

Sans entamer une discussion superflue, nous dirons qu'il ne faut pas compter sur cet effet du croisement de nos races avec les races perfectionnées, car celui qui espère obtenir des métis précoces en croisant, et qui ne nourrit pas aussi abondamment que s'il voulait obtenir ce résultat seulement par le régime, fait des frais inutiles.

La précocité est surtout précieuse dans le porc qui ne donne ni travail, ni laine, ni beaucoup de fumier, qui ne paye son entretien qu'après sa mort et par sa viande, mais elle résulte beaucoup moins de la race que de la nourriture et du mode d'entretien; plus que les autres animaux, tous les porcs sont précoces quand ils sont bien nourris, car ils sont naturellement très-voraces, comme les animaux carnassiers, ils sont portés à se reposer quand ils ont pris leur repas, et ont une grande aptitude à faire de la graisse.

CHAPÎTRE IV.

De l'entretien du Porc.

§ I. — De la porcherie.

Le porc aime beaucoup la propreté; de tous les animaux domestiques il est le seul qui, libre, ne dépose ses excréments ni sur sa litière, ni même dans son habitation. C'est le besoin de se débarrasser des corps qui l'incommodent, de nettoyer sa peau, qui le porte à rechercher l'eau, et même à se vautrer dans la boue. Nous interprétons mal son instinct, quand nous le considérons comme recherchant par goût la malpropreté.

On appelle porcherie, l'habitation du porc. Dans les grands établissements, la porcherie doit être composée d'une cour et de loges ou toits à porcs ; mais une loge constitue à elle seule la porcherie, dans les exploitations où l'on ne tient que deux ou trois porcs.

Toit a porc. — Pour loger deux porcs que l'on élève et que l'on engraisse, ou une truie nourrice et ses petits, la loge doit avoir 3^m, 50 de longueur sur 2 de largeur. Elle sera toujours en maçonnerie solide, et bien pavée. La porte doit se trouver sur un des côtés étroits, et le sol être divisé en deux parties : celle qui est opposée à la porte, comprenant 2 mètres sur la longueur, et formant par conséquent une surface de 4 mètres, destinée à servir de lit de camp et à recevoir la litière, doit être élevée de 18 ou 20 centimètres de plus que l'autre : celle-ci sera bien unie, et aura une pente d'un centimètre par mètre pour l'écoulement des urines.

Dans quelques pays de montagne, le sol est à peu près uni, et le lit de camp est en madriers cloués sur deux pièces de bois mises en travers dans la loge ; mais la poussière pénètre au-dessous et les ordures s'y accumulent. L'autre disposition est préférable. Dans les loges disposées en lit de camp, les porcs sont toujours couchés proprement : ils déposent leur urine et leurs excréments dans l'espace de 1^m, 50 qui est du côté de la porte, et dans lequel on place les auges ; l'eau qu'ils répandent en mangeant tombe également dans cette partie et ne mouille pas la litière. Celle-ci se brise, noircit, mais reste toujours sèche. Il suffit de la renouveler tous les huit jours pour que les porcs soient très-bien. A la rigueur, on peut même la laisser plus longtemps.

Dans la Bresse les toits à porcs sont quelquefois perchés sur quatre piliers en maçonnerie. Le plancher est en lattes ou en planches percées de trous, de manière cependant à ne pas laisser passer les pieds des animaux ; l'urine, et l'eau qui se répand des auges tombent à travers les ouvertures, et les animaux sont toujours sèchement; le dessous de la loge est disposé de manière à s'égoutter et à pouvoir être facilement nettoyé.

Nous avons vu dans une sucrerie de l'Oise une porcherie dont les loges sont placées sur des fosses, et en sont séparées par des lattes; les urines tombent dans les fosses où elles sont absorbées par des cendres de tourbe qu'on y jette tous les jours. De cette manière on prépare sans paille un bon engrais. Malgré cet avantage nous ne recommandons pas ce système.

La même loge peut, sans inconvénients, servir à trois ou quatre porcs; mais quand on a un plus grand nombre de ces animaux, il est plus avantageux de les diviser, de les mettre dans des loges séparées par deux, par trois au plus : ils sont plus tranquilles et s'engraissent plus vite.

Exposition. Les porcs craignent les extrêmes de température, mais surtout les fortes chaleurs, qui sont très-nuisibles aux porcs gras. Les loges doivent être exposées au nord plutôt qu'au midi. Au moyen d'une bonne litière, et en fermant bien les ouvertures, on parvient toujours à préserver les porcs du froid, ce qui est très-important pour les porcelets.

Les loges pour les porcs à l'engrais peuvent être placées sous une toiture commune, à droite et à gauche d'un corridor dont une extrémité correspond au local destiné à la préparation des aliments : la distribution de la nourriture se fait ainsi très-commodément; mais pour les mères et pour les élèves elles doivent être placées autour d'une cour. De cette manière on a plus de facilité pour faire prendre l'air et un peu d'exercice aux animaux.

Ouvertures. Quand les loges sont placées le long d'un corridor, sous une toiture commune, elles ne sont, le plus souvent, formées que par des murailles de 1^m,80 à 2 mètres de hauteur : alors il est facile de les aérer. Si elles sont complétement fermées, on y réservera, outre la porte, une ouverture pour le renouvellement de l'air.

Il importe de fermer la porte avec des ventaux divisés dans

le sens de la longueur. En été, on ne ferme que la partie inférieure de chaque battant de cette porte, et la partie supérieure sert de fenêtre.

On sait que les porcs habitués à sortir, remuent la porte et l'ouvrent avec leur groin, si elle n'est fermée qu'avec un verrou ordinaire. Pour prévenir cet inconvénient, il faut fermer les portes avec des loquets pourvus d'un crochet, ou avec un verrou à crochet. Avec une bonne fermeture, des portes ordinaires, tournant sur des gonds, nous paraissent préférables aux portes qui glissent, de haut en bas, dans une coulisse et qu'on n'ouvre qu'en les soulevant.

Quand on peut livrer à chaque truie une loge s'ouvrant dans une petite cour, il faut mettre à la loge une porte qui s'ouvre en dedans et en dehors; la truie apprend à l'ouvrir en la pressant avec son museau. De cette manière, elle entre et elle sort à volonté.

Licol a porcs. — Quand les porcs ont été habitués à être attachés jeunes, il est aussi facile de les maintenir en place, au moyen d'un licol en collier, que les grands animaux. Nous conseillons ce moyen aux petits cultivateurs qui ne veulent pas faire les frais de la construction d'un logement convenable pour le porc qu'ils entretiennent.

Cours a porcs. — Quand on a des mâles et des femelles, plusieurs loges sont nécessaires; il en faut une pour chaque femelle prête à mettre bas, une pour chaque nourrice et une pour le verrat. Il faut en avoir ensuite de plus grandes pour les porcelets sevrés et pour les élèves, afin de pouvoir séparer les âges et les sexes si l'on ne pratique pas la castration dans le premier âge de la vie.

Si, indépendamment de la cour, on a un verger dans lequel on lâche les truies et leurs petits, les animaux s'en trouvent très-bien.

Auges. — Chaque loge sera pourvue de deux auges, une principale qui aura 1 mètre ou 1^m,10 de longueur, de 30 à 35 centimètres de largeur, et de 15 à 20 de profondeur. Autant que possible on la placera dans le mur, de manière que le porcher puisse distribuer la nourriture du dehors, et dans

ce cas on lui donnera une largeur suffisante. La moitié correspondant à l'extérieur devra être pourvue d'un couvercle à
charnières qu'on pourra ouvrir et fermer à volonté. Cette
disposition est de rigueur.

Dans sa longueur, l'auge sera divisée en deux ou trois compartiments, selon qu'elle devra servir à deux ou trois porcs,
au moyen d'une pierre ou d'une pièce de bois. Les sépara-
tions ne devront pas descendre jusqu'au fond de l'auge ; il
faut que la nourriture puisse se mêler; mais il faut aussi que
chaque porc mange tranquillement dans son coin ; avec cette
disposition, les animaux profitent mieux de leur nourriture.
On obtient le même résultat en couvrant la partie de l'auge qui
correspond à l'intérieur de la loge d'une planche à laquelle on
a pratiqué des ouvertures assez grandes pour que les porcs
puissent y passer la tête; chaque bête adopte une de ces ouvertures.

La seconde auge, destinée à recevoir les grains, les glands
les châtaignes, sera en dedans de la loge et plus petite que
celle que nous venons de décrire. Elle devra être fixée solidement, afin que les porcs, en cherchant à fouiller, à ramasser le grain qu'ils laissent échapper, ne puissent la renverser.

Les *auges* sont quelquefois placées hors de la loge sous un
auvent ou appliquées contre un mur, et pourvues d'un couvercle qu'on baisse et qu'on lève à volonté; mais il est peut-
être plus convenable de les placer, comme nous venons de le
dire, dans l'épaisseur du mur, au ras du sol, ou élevées de
15 à 20 centimètres. Par cette disposition, on peut verser la
nourriture sans entrer dans le toit à porc, et les animaux
prennent leur repas sans sortir de leur habitation. On peut égal-
lement, sans mouiller la loge et sans déranger les bêtes à l'engrais, nettoyer les auges à volonté.

Avec cette disposition adoptée pour les porcs à l'engrais, on
a encore la facilité de livrer, tous les matins, les auges aux
porcs maigres qui, sans entrer dans les loges, mangent ce que
les porcs gras ont refusé. Il n'est pas même nécessaire de
nettoyer les auges.

On fait aujourd'hui des auges en fonte : elles font beaucoup d'usage, sont faciles à tenir propres et ne reviennent pas à un prix très-élevé.

On a préconisé, en Angleterre, une auge ronde; elle représente un disque de 80 centimètres à 1 mètre de diamètre; l'intérieur est divisé en huit ou dix compartiments, au moyen de cloisons qui partent de la circonférence et convergent vers le centre où elles sont réunies. Cette auge se place au milieu d'une cour et peut servir pour distribuer la nourriture à de jeunes porcelets; elle est en fonte, peut être facilement déplacée, et n'est pas sujette à se renverser.

ACCESSOIRES. — Dans les grandes porcheries on doit avoir beaucoup d'eau, si cela est possible un *robinet* qui en fournisse dans chaque loge pour faciliter les lavages. Un *bassin* à portée de la porcherie est de la plus grande utilité; les abords doivent en être disposés de manière qu'on puisse faire prendre facilement des bains aux porcs de tout âge. Il faut que l'eau puisse en être renouvelée à volonté ou qu'elle se renouvelle sans cesse.

Convient-il de laisser les porcs libres dans la cour à fumier? Dans les fermes où l'on n'enlève le fumier des étables que lorsque la litière est imbibée d'excréments, cela peut avoir des inconvénients; mais dans les établissements où la paille est enlevée encore sèche, des porcs qui la piétinent et l'arrosent, améliorent le fumier. Toutefois, il ne faudrait pas compter pouvoir se dispenser d'avoir des loges; les porcs laissés en plein air souffrent des pluies, surtout des neiges et des chaleurs. Ils contractent, malgré qu'ils soient échauffés par le fumier, des maladies de la plèvre et du péricarde, des hydropisies et des angines.

Abattoir. A mesure qu'on reconnaît les avantages de nourrir les porcs avec de la viande, les établissements où l'on abat des chevaux pour le service de la porcherie se multiplient. Pour ne pas laisser perdre des produits, pour faciliter le nettoyage et prévenir les mauvaises odeurs, on doit destiner à l'abattage des chevaux un espace imperméable garni de dalles ou d'asphalte, et disposé de manière qu'on puisse ramasser le sang pour le faire boire aux porcs. Il faut aussi que les eaux de lavage s'écoulent facilement; il y a des inconvénients en été, quand le temps est pluvieux, à faire consommer la viande sur le fumier ou sur un pavé qui ne pourrait pas être facilement nettoyé. C'est une cause d'infection et de perte de beaucoup de substances alimentaires.

Cuisine. La nourriture des porcs pourrait être préparée, à l'aide d'un fourneau ordinaire, dans une chaudière pourvue d'un couvercle fermant hermétiquement; cependant il est beaucoup plus avantageux de la faire cuire à la vapeur. On a une chaudière dans laquelle on chauffe l'eau et d'où part un conduit qui mène la vapeur dans un vase en bois fermant exactement, et dans lequel on place les substances que l'on veut faire cuire. L'appareil peut être très-simple et très-économique ; dans quelques établissements, on emprunte la vapeur à la chaudière d'une machine destinée à un autre usage.

A côté de la chaudière, seront disposés deux ou trois tonneaux destinés à recevoir les matières qui ont subi la cuisson. On y prépare la nourriture pour les porcs, en ajoutant ici de la farine, là de l'eau, selon que l'on veut plus ou moins nourrir.

§ 2. — De la nourriture.

I. — *Nourriture à la porcherie.*

Les restes du ménage, les eaux grasses, peuvent suffire pour la nourriture des porcs, quand nous en élevons seulement pour la consommation de la ferme; généralement, on n'ajoute aux lavures et au petit-lait que les criblures, les débris du jardinage et les mauvais fruits du verger.

Mais si l'on s'occupe de l'éducation des porcs en grand, qu'on les multiplie, il faut chercher la base principale de la nourriture des animaux adultes dans les produits de l'agriculture, à moins que l'on ne dispose de certains aliments particuliers, comme les résidus de quelques fabriques.

On nourrit les porcs avec des substances végétales ou avec des débris d'animaux.

Substances végétales. — La plus grande partie de nos

porcs sont nourris avec des substances végétales : au printemps, avec les feuilles de *choux*, les *vesces*, les *fèves* dans le Midi ; en été, avec le *trèfle*, la *luzerne*, le *sainfoin*, les *pois*, la *chicorée*, les *laitues*, les *feuilles d'arbre* même, et la plupart des herbes des jardins et des prés.

Les céréales en herbe, le maïs et les plantes cultivées pour le ménage conviennent également.

Les fanes des carottes, celles des betteraves sont très-utiles pour l'été, et même, si l'on a semé les betteraves un peu épais, il est avantageux d'en arracher pendant le mois d'août. On se procure une bonne nourriture pour les porcs, et les racines qui restent grossissent davantage.

Les plantes à larges feuilles, cultivées dans les jardins ou venues spontanément dans les prés et le long des ruisseaux, les *laitues*, les *patiences*, les *consoudes*, l'*oseille*, propres à nourrir les porcs en été, sont bien connues pour la plupart ; nous signalerons seulement le *dahlia*. Cette belle plante, si facile à propager, si robuste, et qui prend un si grand développement, peut, après avoir embelli nos parterres, payer les frais de sa culture par ses fanes, ses tiges et ses feuilles. Les porcs mangent ces parties avec avidité et s'en trouvent très-bien. Les tubercules, qu'on ne replante jamais en totalité, peuvent remplir le même usage.

Le *sarrasin*, qui prospère si facilement, en été, en culture dérobée, que les porcs mangent bien, et que Viborg a particulièrement conseillé, ne convient pas cependant, comme nourriture ordinaire, à cause des engorgements qu'il produit à la tête des porcs qui le consomment. En 1847, trois porcs de la porcherie de l'école d'Alfort, sont soumis à l'usage du sarrasin le 28 août ; le plus gros, qui avait la tête et les oreilles blanches, présente aux oreilles, vingt jours après, le 18 septembre, des boutons entourés d'une auréole rose ; les jours suivants, il se frotte, les boutons se transforment en plaies qui se couvrent de croûtes et ne disparaissent que quelques jours après. Pendant les premiers jours de l'expérience, la température était peu élevée et le temps pluvieux. Le sarrasin n'a produit cet engorgement qu'après sept jours de chaleur et de sécheresse. En septembre 1853, deux porcs, dont un avait les oreilles blanches et l'autre une seule de cette couleur, sont soumis également à l'usage de cette plante. Huit jours après, les trois oreilles blanches sont engorgées, couvertes en partie de boutons et de plaies. Quoique ces effets ne se montrent pas constamment, on ne saurait conseiller de cultiver le sarrasin, dans le but de le faire consommer en fourrage vert.

Pendant la mauvaise saison, l'entretien des porcs serait dispendieux, mais c'est le moment de les engraisser. D'ordinaire on n'a à entretenir que les truies conservées pour la reproduction et les jeunes porcelets. Pour ces derniers, les aliments que refusent les porcs à l'engrais forment une ressource précieuse.

Les porcs mangent les légumineuses, la luzerne, le trèfle desséché. Il y a des cultivateurs qui font sécher des plantes en été pour nourrir économiquement leurs porcs pendant l'hiver : ils les donnent hachées et mêlées à des grains moulus, concassés, ou à du son, à de la farine, le tout arrosé d'eau bouillante.

A défaut de nourriture plus économique, on donne aux porcs des pommes de terre, des topinambours, des panais, des raves, mais en petite quantité quand ils ne doivent être engraissés que l'automne suivant. Les fruits des cucurbitacées, quelquefois assez abondants et difficiles à conserver, peuvent aussi être utilisés pour l'entretien de ces animaux.

PRÉPARATION. — Le plus souvent on donne au porc les végétaux herbacés à l'état naturel, mais il peut être avantageux de leur faire subir certaines préparations : la cuisson, la fermentation ou même le simple mélange rendent le trèfle et la luzerne plus alimentaires et plus salubres. Quand on tasse les plantes, qu'on les laisse fermenter pendant un certain temps, après y avoir mêlé un peu de tourteaux ou de farine, on forme une très-bonne nourriture ; les porcs mangent ainsi préparées, des plantes qu'ils refusent dans l'état naturel.

Lorsqu'on fait ces diverses préparations, ou que l'on sou-

met à la cuisson les végétaux destinés aux porcs, il faut
les trier avec soin, ne pas s'en rapporter à l'instinct de ces
animaux : ils ne s'empoisonnent pas avec des végétaux crus ;
nous avons plusieurs fois fait distribuer avec de bonnes herbes, des pavots, de la morelle, de la jusquiame, de la mercuriale,
et constamment elles ont été triées et refusées ; tandis que
les exemples d'empoisonnement par des plantes cuites, ne
sont que trop nombreux.

SUBSTANCES ANIMALES. — Les *résidus de la laiterie*, le lait
de beurre, le lait écrémé, le petit-lait, sont très-bons pour les
truies et pour les porcelets. Les pays à vaches et à laitage
sont toujours des pays à porcs. Ces résidus, comme les eaux
de la vaisselle, servent souvent de condiments à l'aide desquels on fait consommer d'autres aliments.

La *viande* n'avait pas été jusqu'à ces derniers temps usitée
pour nourrir les porcs en grand. On croyait même que la
chair des animaux malades, des chevaux abattus dans les
villes, était insalubre, et que la viande des porcs qui l'avaient
consommée devait être de mauvaise qualité, nuisible à la
santé de l'homme. L'expérience a prouvé le contraire ; il n'est
pas même nécessaire de faire cuire les chevaux pour les purifier avant de les faire manger aux porcs. La porcherie
fondée à l'école d'Alfort par M. Yvart, et beaucoup d'établissements que l'on trouve aux environs de la capitale et de plusieurs villes de province, prouvent que ces animaux peuvent
être sans inconvénients entretenus avec de la chair, et même
avec de la chair d'animaux morts de maladies contagieuses.

Nous avons pu observer les effets de la viande à la porcherie de l'école d'Alfort de 1843 à 1853. Les truies destinées
à la reproduction et les élèves étaient nourris d'une manière
souvent exclusive avec de la viande : les chevaux étaient
abattus sur le fumier et grossièrement dépecés ; les porcs
mangeaient indistinctement la chair musculaire, les viscères,
le foie, le poumon et les intestins. Ils en prenaient à discrétion d'abord et ensuite ils rongeaient les carcasses jusqu'au
dernier morceau de chair ; ils recherchaient toujours de préférence les parties les plus faciles à détacher. Le sang caillé

ou liquide leur profite beaucoup, et dans une porcherie où l'on veut abattre des animaux pour nourrir des porcs, il ne faut pas négliger de disposer le sol de l'abattoir de manière que le sang ne soit pas perdu ; il peut être avantageux de tuer les chevaux sans effusion de sang, afin que les porcs trouvent dans le cadavre ce liquide en caillots.

Les porcs préfèrent la viande à toute autre nourriture ; ceux de l'école ne mangeaient du regain, des betteraves que lorsqu'ils étaient privés de substances animales. Je n'ai jamais vu que cette nourriture les ait incommodés, cependant ils rendaient quelquefois les intestins de cheval non digérés ; d'autres fois leurs excréments étaient semblables à du sang en partie putréfié ; mais cette diarrhée, suite d'une espèce d'indigestion, était de très-courte durée.

Les porcs nourris avec de la viande crue ne réclament aucuns soins particuliers ; il suffit de tenir à leur disposition de *l'eau fraîche ;* ils en prennent de très-fortes quantités.

Pendant les dissections en hiver, et les opérations en été, les porcs de l'école étaient presque exclusivement nourris avec de la viande qu'ils recevaient, du reste, d'une manière très-irrégulière.

Avec ce régime, nous n'avons observé aucune maladie qui puisse lui être attribuée. La maladie de la gorge, qui avait fait, vers 1839, 1840, de grands ravages dans la porcherie, ne s'est montrée, pendant les onze années dont nous parlons, qu'avec moins d'intensité, et toujours vers la fin du mois d'août, alors que l'usage de la viande, après avoir été continué tout l'été, avait cessé depuis quatre ou cinq jours. Nous avons toujours pensé que cette affection était due, en grande partie, à la fraîcheur de la nuit, succédant à la chaleur du jour. Dans tous les cas, elle ne saurait être attribuée à la nourriture animale.

La *strangulation* est le seul accident à craindre, par suite de l'usage de la viande : un porc de trois mois mange à un cadavre ; tout à coup, il fuit avec précipitation, tombe et meurt. A l'ouverture du cadavre, je trouve un morceau de viande conique dans le pharynx. L'estomac contenait des morceaux semblables. Depuis cette époque, le même fait s'est produit sur des porcs de 6 mois, de 8 mois, de 11 mois, sur des truies de 14 mois. Les morceaux de viande étaient peu volumineux : un, du poids de 65 grammes a asphyxié un porc de 40 kilogrammes. J'ai vu chez mon père un accident semblable à ceux que nous signalons, produit par une pomme de terre cuite.

Toutefois, ces accidents sont assez rares, ils se sont montrés plus souvent quand nous distribuions les débris provenant des salles de dissection, de la viande coupée en petits morceaux, et quand les porcs pressés par la faim se jetaient sur la viande, l'avalaient avec gloutonnerie.

Nous avons toujours trouvé les animaux morts quand nous les avons vus. Si on s'apercevait à temps de la cause du mal, on pourrait avec des pinces assez longues retirer la viande par la bouche.

On a reproché aux substances animales de rendre les porcs voraces et féroces ; ce reproche n'est pas fondé. Le porcher à l'école a eu, pendant un certain temps, des poules, des canards et des pigeons ; ces animaux étaient constamment avec les porcs, les petits poulets montaient sur les truies couchées sur le fumier, et il n'y en a jamais eu de dévorés. Des porcs de différentes races ont été entretenus à la porcherie, et à cet égard, ils se ressemblaient tous. Nous croyons que les exemples de voracité, observés trop souvent dans nos campagnes, proviennent de ce que les porcs ne sont pas assez bien nourris.

II. — *Nourriture au pâturage.*

On fait le plus souvent pâturer les porcs en liberté, presque toujours avec les autres animaux domestiques.

On pourrait à la rigueur les faire paître au *piquet,* mais ce moyen, peu praticable, ne peut être mis en usage qu'en petit. On l'emploie dans quelques pays où l'on attache des porcs au pied des pommiers : en remuant la terre, ils la rendent perméable aux fluides de l'atmosphère et favorable à la végétation des arbres.

On *entrave* quelquefois les porcs que l'on fait pâturer. Il

suffit de placer à leur cou une courroie portant une barre qui
pend en travers devant le poitrail pour les retenir, les empêcher de traverser les haies et les palissades. D'autres fois on
leur met, dans le même but, un collier formé de trois pièces
de bois attachées ensemble, de manière à laisser entre elles
un espace qui embrasse le cou. On laisse à ces pièces une
longueur suffisante pour qu'elles dépassent le cou et les
épaules de 15 à 20 centimètres.

On conduit les porcs dans les marais, dans les bois, dans
les prés, dans les prairies artificielles et dans les terres en
culture.

Ces animaux résistent à la mauvaise influence des *marais ;*
ils trouvent dans ces lieux, des feuilles, des racines, des insectes, des vers qui les nourrissent.

Ce ne sont pas les *prairies naturelles* qui conviennent le
mieux pour faire paître les porcs ; on ne doit y conduire que
ceux qui, ayant le groin bien bouclé, ne fougent pas ; mais
ils ne peuvent alors ni prendre les animaux nuisibles, ni arracher les racines dont ils auraient besoin pour se nourrir.
D'un autre côté, les graminées avec leur tige grêle, leurs
feuilles étroites, conviennent peu pour la nourriture des porcs.
Les *prairies artificielles*, les tréflières, les luzernières leur
sont beaucoup plus appropriées.

Les porcs vont en automne dans *les bois* de châtaigniers, de
chênes, de hêtres ; ils se nourrissent de châtaignes, de glands
et de faînes. Ces fruits commencent même l'engraissement,
mais les premiers sont meilleurs que les autres.

Les épis qui ont échappé aux moissonneurs servent aussi
à entretenir les porcs pendant quelques semaines, si l'on a
soin de conduire ces animaux dans les *éteules,* de suite après
la levée des gerbes.

Le régime du pâturage pour le porc est avantageux dans
les lieux où les terrains vagues sont étendus. Dans la Calabre,
un seul homme garde un grand nombre de ces animaux : il
les dirige, et s'en fait suivre sans peine, au moyen de sa cor-
nemuse. Dans les Pyrénées un enfant en garde 60, 80 et
quelquefois plus.

24.

Dans la Caroline du Sud, on laisse les porcs libres dans les bois; ils ne rentrent, à la maison du propriétaire qu'une fois par semaine, le samedi, à six heures du soir; mais ils ne manquent jamais de venir chercher la poignée de maïs qu'on leur distribue régulièrement ce jour-là. On profite de ce moment pour les marquer, et pour retenir ceux qu'on veut égorger la semaine. « J'étais émerveillé, dit le digne Bosc, toutes les fois que j'assistais à leur arrivée. Les porcs passent toute leur vie dans les bois; ils s'y nourrissent et s'y engraissent même, car l'engraissement artificiel est inconnu dans le pays. Quoique les animaux soumis à ce régime souffrent de la faim, de la soif, du froid, leur entretien est avantageux : il fait rapporter des terrains qui resteraient stériles. »

Dans quelques provinces de l'Amérique où les terrains ont peu de valeur, les cultivateurs livrent aux porcs *des champs de pommes de terre*. Au moyen de barres, de claies, on divise ces champs en divers compartiments, qu'on livre successivement aux animaux : on ne prend d'autres précautions que celle de placer dans ces parcs des auges et de l'eau pour servir de boisson.

Les champs où nous avons récolté des pommes de terre devraient toujours être livrés aux porcs : ceux encore maigres qu'on y conduit, recherchent avec avidité les tubercules qu'on n'a pas ramassés; ils profitent ainsi d'un produit que le froid aurait détruit, ou qui aurait nui à la récolte subséquente.

III. — Nourriture par un régime mixte.

Ce régime est le plus usité en France, du moins par les cultivateurs qui ne considèrent l'entretien du porc que comme une industrie très-secondaire. On fait conduire ces animaux dans les champs, dans les prés, dans les vergers, et dans les terres labourées, où ils détruisent les insectes, les herbes nuisibles, tout en divisant les mottes de terre avec leurs pieds.

On considère rarement la nourriture que les porcs prennent dehors comme suffisante; on leur donne, quand ils rentrent, des lavures, du petit-lait, de l'eau à laquelle on a ajouté une poignée de son ou de farine, des racines cuites et écrasées, des orties, des feuilles de choux, des pelures.

§ 3. — Des bains, des lotions et du bouclement.

Les porcs aiment la propreté, et en ont besoin. L'observation a toujours démontré que ces animaux ne réussissent jamais bien dans les ordures : il faut laver les auges et changer la litière très-souvent. Chabert rapporte qu'il a préservé ses porcs d'une épizootie meurtrière et générale qui régnait dans le pays, en faisant laver tous les jours les pavés de la porcherie, située au nord, et en laissant coucher les porcs tous les soirs, durant le règne des chaleurs, dans une cour. On ne doit pas cependant oublier que les porcs craignent le froid, l'humidité; et qu'une nuit fraîche, après les fortes chaleurs du jour, peut leur occasionner des vomissements, la diarrhée, des rhumatismes, la goutte, des angines.

On doit débarrasser la peau de la poussière et de la boue; à cet effet, il faut peigner, bouchonner les porcs et les laver souvent à l'eau tiède. Ces précautions sont difficiles quand on a un grand nombre d'animaux; mais alors il ne faut pas calculer la petite dépense que peut coûter l'établissement d'une mare, si l'on n'a pas dans le voisinage une eau où l'on puisse leur faire prendre des bains. La malpropreté de la peau engendre des insectes, produit des démangeaisons sur tout le corps, notamment aux oreilles.

Par l'emploi de ces moyens, par une litière souvent renouvelée, et par une bonne nourriture, on rend inutiles les applications de goudron et de térébenthine qui ont été conseillées, et qui souvent irritent la peau sans produire l'effet qu'on en attend.

Lotions. — Elles sont nécessaires pour tenir les porcs proprement et pour en faciliter l'engraissement. Les Anglais en pratiquent même sur les porcelets. Des lotions, avec de l'eau tiède où avec de la lessive, de même que des lavages au savon, forment le meilleur moyen de détruire les insectes et de faire disparaître les diverses causes de prurit.

Les bains sont salutaires au porc; ils le rafraîchissent, en été, et préviennent les maladies, généralement fort graves, auxquelles il est exposé pendant les chaleurs. Les porcs nagent très-bien et se baignent avec plaisir : il suffit pour les y habituer, lors même qu'ils ont été élevés sans être familiarisés avec l'eau, de jeter sur un étang des châtaignes desséchées ou d'autres corps légers, pour lesquels ces animaux ont de l'avidité ; ils se mettent aussitôt à nager pour aller les chercher.

« Les cochons de Maurs, disait le professeur Grognier, sont lavés trois fois par jour. J'ai vu, autour de la fontaine publique de Maurs, 25 à 30 femmes, autant d'enfants, armés de vases de différentes formes et dimensions, occupés à laver leurs cochons, qui paraissaient prendre plaisir à cet exercice. Toujours propres, toujours nets, débarrassés des insectes aptères, les porcs sont sains et vigoureux. La ladrerie ne les attaque jamais. Ce qui se pratique à Maurs nous l'avons vu mettre en usage dans le Rouergue, et en particulier dans la localité où nous sommes né, avec l'eau des fossés qui entourent la ville et dans lesquels on fait nager les porcs. »

BOUCLEMENT, FERRURE DU PORC. — Cette opération est connue de tout le monde. On la pratique de différentes manières. Pour l'effectuer, après avoir assujetti le porc, et lui avoir attaché les mâchoires pour l'empêcher de crier et de mordre, on passe dans le groin deux morceaux de fil de fer, un de chaque côté du plan médian, portant une boucle à l'une de leurs extrémités ; on fait former un anneau au fil, et on le fixe, en passant dans la boucle l'extrémité libre qu'on replie sur elle-même.

Au lieu de fil de fer, on emploie quelquefois deux lames du même métal, étroites, battues à chaud, pointues à une extrémité, et portant une boucle à l'autre (*fig.* 11) ; ces lames, plus ou moins tranchantes, produisent plus d'effet que les fils d'archal.

Ailleurs, on passe dans le groin, une petite lame de fer, portant à chaque bout deux pointes en forme de flèche qui piquent le porc lorsqu'il veut fouger.

Les porcs s'habituent, à la longue, à la douleur produite par les corps qu'on a employés pour les boucler, et le bouclement cesse alors de les empêcher de remuer la terre : on renouvelle l'opération, qui est toujours peu dangereuse.

Pour obvier à cet inconvénient, M. Blavette conseille (1) d'employer une petite lame de fer recourbée en anse dans son milieu (*fig.* 12), et formant de chaque côté une branche aplatie, carrée ou arrondie et longue de 1 décimètre environ; ces branches sont terminées en pointe mousse et contournées en arc; elles portent chacune à la base de l'anse qui doit embrasser le groin une ouverture par où l'on passe une clavette. La clavette retient l'appareil en place et les branches appuient contre le sol lorsque l'animal veut fouger. L'anse doit être proportionnée au

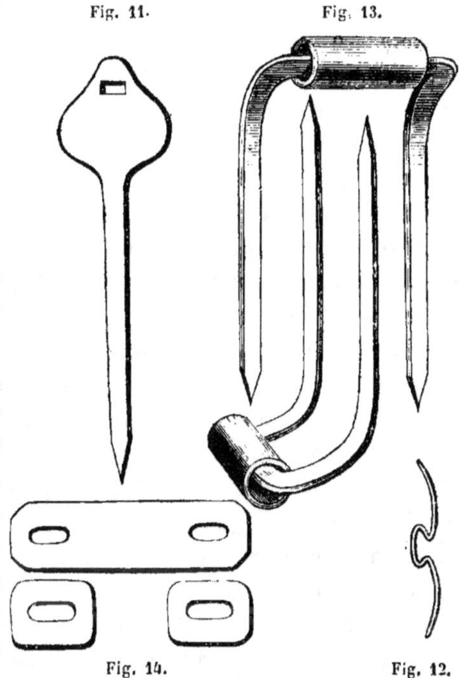

volume du groin ; elle ne s'use jamais et produit toujours son effet.

Le docteur Bardonnet des Martels décrit de la manière suivante un procédé de bouclement usité en Bretagne. L'opération est pratiquée au moyen d'une armature à double lame (*fig.* 13) qui présente un corps et deux branches. « Le *corps* formant un axe cylindrique, long de 28 millimètres autour duquel roule un anneau très-mobile d'une longueur à peu

<hr>

(1) *Mémoires de la Société vétérinaire des départements du Calvados et de la Manche,* n. 4, p. 48.

près égale à celle du corps, sert de point d'union aux deux branches.

« Les *deux branches*, longues de 55 à 60 millimètres, larges de 5 millimètres et de 1 d'épaisseur, sont aplaties et très-pointues, ce qui dispense d'employer une alène pour percer le bourrelet du groin.

« A leur jonction au corps, les deux branches sont courbées sur leur face la plus large, de manière à représenter un arc de 5 à 6 millimètres de rayon. Cette courbure est nécessaire pour pouvoir appliquer solidement l'appareil, en faisant que l'anneau mobile déborde de 3 à 4 millimètres l'extrémité centrale du groin.

« Voici de quelle manière on placera cette armature : avant d'opérer, on devra la présenter sur le groin, afin d'y marquer la place de chaque branche, surtout si on se sert d'une alène pour percer le bourrelet. Dans le cas où l'on n'aurait pas besoin de cet auxiliaire, l'opérateur fera pénétrer les deux branches à la fois dans la face inférieure du groin, à 1 centimètre du bord libre et à côté des ouvertures des naseaux, de manière que l'anneau mobile corresponde au centre du bourrelet et le déborde de 3 à 4 millimètres, ainsi que nous l'avons déjà observé.

« Immédiatement après, l'opérateur engagera dans les deux branches un morceau de cuir épais (*fig.* 14) de 45 millimètres de longueur et de 15 de largeur, sur lequel il contournera plusieurs fois, à l'aide d'une pince ronde, l'extrémité excédante des branches, de manière à assujettir très-solidement l'appareil en empêchant toute mobilité, ce qui est d'une obligation indispensable.

« *Cette armature peut être faite en fil d'archal*, de 2 millimètres de grosseur ; seulement on aura soin d'aplatir les branches, sans cela elles déchireraient le bourrelet. L'anneau sera fait également en fil d'archal roulé en spirales très-rapprochées ; il faudra avoir l'attention de faire recuire au feu le fil d'archal avant de l'employer, afin de le rendre plus doux. »

Après avoir représenté et décrit ces appareils dans le *Dic-*

tionnaire de médecine et de chirurgie vétérinaires qu'il publie avec son collègue M. H. Bouley, M. Raynal dit avec raison : « Il est juste de reconnaître, avec les auteurs qui ont imaginé les armatures dont je viens de parler, qu'elles sont plus solides et qu'elles durent plus longtemps que les autres moyens de bouclement ; il faut dire cependant qu'elles ont l'inconvénient de n'être pas partout à la disposition des éleveurs, de demander l'intervention d'un forgeron et de coûter beaucoup plus cher que le simple clou de maréchal ou le fil d'archal.

« En outre, comme ces appareils compliqués sont souvent placés par des mains inhabiles, on est plus exposé à blesser l'os du boutoir que par les appareils ordinaires, aussi je n'hésite pas à donner la préférence à ces derniers. A l'Exposition universelle de Paris, les procédés simples de bouclement avec le fil d'archal étaient les plus nombreux. »

SECTION DES TENDONS DES MUSCLES RELEVEURS DU GROIN. On peut empêcher les porcs de fouger, en coupant les tendons des muscles qui relèvent le groin. Pour pratiquer cette opération, on fait baisser le bout du nez avec une main et avec l'autre on presse en même temps sur le chanfrein, afin de reconnaître la position des tendons qu'il faut amputer en partie ; quand on connaît leur place, on fait des incisions à la peau pour les mettre à nu et l'on enlève 3 ou 4 centimètres de ces organes. Cette opération est moins efficace que le bouclement.

CHAPITRE V.

De la multiplication du Porc.

§ 1. — Du choix des animaux pour la reproduction.

I. — *Choix d'une race.*

Quoiqu'on attelle les porcs à la charrue avec des ânes en Ecosse et même dans quelques parties de la France, nous devons considérer ces animaux comme exclusivement destinés à donner des produits en graisse et en viande; il ne faut donc, dans le choix d'une race, n'avoir égard qu'à son aptitude à donner l'un ou l'autre de ces produits. Considérées à ce point de vue, les différentes races connues peuvent être rangées en trois catégories : races petites, graisseuses, précoces ; races fortes, plus disposées à marcher et à grandir, et races intermédiaires.

Races précoces. Les cultivateurs qui veulent nourrir les porcs dans les porcheries ou les conduire dans des vergers, dans des tréflières peu éloignées des habitations, ceux qui, habitant les environs d'une ville, ont la facilité de vendre dans toutes les saisons les animaux gras, doivent élever exclusivement des porcs mous, paresseux, d'un accroissement prompt et d'un engraissement rapide. Les races qui sont remarquables à ce double point de vue, se reconnaissent aux caractères suivants (*fig.* 10) : peau couverte de soies petites, douces et rares; os grêles ; jambes courtes et fines; onglons petits ; tête courte, légère, pointue ; oreilles minces, petites, droites; encolure courte, même dans les porcs maigres, et comme nulle dans ceux qui ont été engraissés : dans les porcs très-gras des races les plus propres à faire de la graisse, la tête semble sortir directement des épaules. Même dans les très-jeunes porcs, on peut distinguer ce type : toutes les parties du corps sont menues, délicates dans les animaux qui doivent être remarquables par leur aptitude à prendre la graisse; après la croissance, ils sont toujours trapus, à jambes courtes ; s'ils reçoivent une abondante nourriture, ils engraissent, mais en restant petits, courts, près de terre. Très-peu difficiles sur les aliments, ils consomment toutes les matières organiques animales ou végétales qu'on leur donne ou qu'ils trouvent dans les cours.

Mal disposés pour marcher, ils ne sauraient aller chercher leur nourriture au loin : ils mangent et se couchent, font alors très-peu de déperditions. Quoique ne recevant aucune nourriture particulière, ils sont gras dans un troupeau où ceux des races communes sont maigres. Un engraisseur qui possède des animaux de ces races produit plus de viande pour une certaine quantité de nourriture qu'avec des individus du type indigène.

Les porcs précoces fournissent beaucoup de graisse ; mais ils ont moins de viande : les charcutiers de certains quartiers de Paris n'en veulent pas ; il est difficile de couper une livre de côtelettes sur des porcs courts et épais. Ces porcs conviennent, quand ils ont été médiocrement engraissés, pour être tués jeunes et consommés en petit salé dans les ménages.

Les porcs importés de l'Asie et les races qu'ils ont contribué à former, représentent le type des races précoces.

Races de forte taille. Les propriétés étant très-divisées, les terres des fermes souvent très-éparpillées en France, les races du porc de la mer du Sud, et en général les races dites perfectionnées, sont trop petites, trop mauvaises marcheuses, pour beaucoup de nos cultivateurs : à cause de la division des terres et des pacages éloignés, il faut, à quelques-unes de nos campagnes, à celles qui élèvent le plus grand nombre de porcs, des races susceptibles de résister à la fatigue pour aller chercher leur nourriture dans les châtaigneraies, dans les bois ; ensuite, beaucoup de départements, n'ayant de bons aliments pour engraisser qu'en automne, et manquant en outre de débouchés pendant les temps chauds, ne peuvent engraisser leurs porcs qu'en hiver.

Les porcs robustes, qui se développent en consommant des matières médiocres, peu nutritives, qui vont chercher leur nourriture dehors pendant huit ou neuf mois de l'année, sont fort avantageux pour ces pays ; ils acquièrent une grande taille, sans entraîner aucune dépense, et, à l'époque de la maturité du gland, de la châtaigne, de la faîne, ils commencent même à s'engraisser, quoique consommant une nourriture qui n'a presque aucune valeur. On termine ensuite l'engraissement dans les porcheries en peu de temps. Après l'engraissement, ils sont encore assez forts pour se rendre des départements de la Corrèze, du Tarn-et-Garonne, du Lot et de l'Aveyron, à Béziers, à Montpellier, à Nîmes et à Marseille. L'entretien de ces porcs, étant très-économique, donne des bénéfices.

Les porcs que nous étudions ont, même dans la jeunesse, des jambes fortes, des rayons osseux gros, des articulations amples et des onglons volumineux; des oreilles larges , épaisses, souvent longues et pendantes; une tête longue, grosse et portée par une encolure proportionnée, qui reste toujours très-distincte. Dans le porcelet qui doit acquérir une forte taille, on remarque, dès la naissance, des membres et des oreilles qui contrastent par leur volume avec la petitesse du tronc.

A mesure qu'ils vieillissent, ils deviennent élancés, haut montés sur jambes. Avec la nourriture végétale ou animale qu'ils trouvent dans les pâturages, ils s'entretiennent suffisamment et commencent même à s'engraisser quand arrive la maturité des fruits. Sans occasionner aucuns frais, ils prennent ainsi tout leur développement et une assez forte proportion de graisse pour pouvoir être abattus et pour répondre à certains besoins de la consommation ; mais leur tronc n'a jamais, à moins de soins particuliers, l'épaisseur, la rotondité qu'on remarque dans les porcs précoces.

Les porcs des races à haute taille sont coureurs, alertes, criards; ils sont marcheurs et voraces. Laissés libres, ils vont chercher leur nourriture à de très-grandes distances; pendant la saison des fruits, ils parcourent en moins d'une heure plusieurs kilomètres de chemin en suivant des rangées de noyers, de châtaigners, de chênes. Les anciennes races françaises appartiennent à cette catégorie.

Les porcs qu'elles fournissent sont remarquables par la taille qu'ils acquièrent. En raison de leur disposition à grandir beaucoup, ils sont estimés par les cultivateurs qui font naître et n'engraissent pas; ils sont préférés aussi dans les campagnes où la viande de porc est la seule viande que l'on consomme, à cause de leur forte proportion de chair relative à la graisse, et surtout de la fermeté du lard qui est plus celluleux, se gonfle par la cuisson. Les charcutiers des villes les estiment pour la longueur de leur tronc : ils fournissent beaucoup de filet et de côtelettes, et conviennent à cause de cela pour être consommés frais, pour être dépecés selon le goût des acheteurs.

En Angleterre ces. races disparaissent plus vite qu'en France, parce qu'il y a moins de ces circonstances où il est avantageux d'élever les animaux sans frais particuliers, avec des substances qui ne sont pas susceptibles d'être vendues en nature, qui sont sans valeur commerciale.

RACES INTERMÉDIAIRES. — Plusieurs variétés, créées avec les deux types, existent aujourd'hui en Europe et se rapprochent par leurs formes comme par leurs qualités du type importé de la mer du Sud, et lui sont même préférables comme réunissant la taille à la précocité, beaucoup d'aptitude à l'engraissement, à une grande fécondité.

Même pour être tués chez les cultivateurs, les porcs moyens conviennent mieux que les deux autres types ; ils fournissent plus de chair que les petits, plus de graisse que les grands et sont moins coureurs, plus faciles à engraisser que ces derniers.

La *taille* en elle-même ne doit être ni un motif de préférence ni un motif d'exclusion. Comme tous les animaux, les porcs consomment en proportion du développement de leur corps, de sorte qu'il y a peu d'intérêt à en avoir des grands plutôt que des petits ; comme, d'un autre côté, ces animaux n'exigent aucuns soins particuliers minutieux, qu'il suffit de leur distribuer la nourriture, il y a peu d'inconvénients à en avoir quelques-uns de plus. Nous savons qu'on tient cependant beaucoup aux porcs de haute taille, mais c'est une erreur quelquefois fort préjudiciable.

II. — *Choix des reproducteurs.*

Dans toutes les catégories de porcs, se trouvent des individus diversement disposés à donner des produits. Pour la reproduction, il faut rechercher d'abord une grande disposition à transformer en matières utiles les aliments consommés ; en second lieu, une conformation indiquant que les animaux auront une grande quantité de viande nette relativement au poids du corps ; enfin l'aptitude à produire de la viande là où elle est de meilleure qualité.

Un porc est *bien disposé à s'assimiler la nourriture* quand

il a une poitrine ample qu'annoncent les caractères suivants :
garrot épais, poitrail large ; côtes longues et fortement arquées
sur leur longueur, surtout en arrière des coudes : dans les
porcs bien conformés, le tronc est aussi profond de haut en
bas derrière les épaules que vers l'abdomen (*fig.* 9, 10); la
région ombilicale devient plus tombante à mesure que les
animaux prennent la graisse, mais il n'existe jamais une
grande différence entre la profondeur du tronc vers la poitrine et celle qu'on remarque vers le flanc.

L'ampleur de la poitrine s'annonce encore par la rondeur
du tronc qui se rapproche de la forme cylindrique et par
l'écartement des membres, même des membres postérieurs.
Il existe un rapport d'épaisseur presque constant entre le
développement de la partie postérieure du corps et celui de
la partie antérieure, de sorte que l'écartement des jarrets
suffit pour faire juger de l'aptitude d'un porc à se bien nourrir.

Dans les porcs on n'a pas noté, comme dans le cheval, la
grosseur de la gorge et l'écartement des deux branches de
l'os maxillaire, parce qu'on n'a pas analysé dans ces animaux
les conditions d'une respiration aisée. Cet écartement, très-
prononcé dans les porcs des races perfectionnées, suppose un
grand développement de la poitrine, et nous explique pourquoi la tête se confond si facilement avec les épaules quand
ces animaux sont très-gras.

Ces caractères devront exister dans tous les animaux de
l'espèce porcine, dans les truies comme dans les verrats, et
dans les porcs que l'on veut engraisser jeunes comme dans
ceux que l'on veut conserver jusqu'à leur complet développement.

Si à ces caractères le porc réunit de la mollesse, qu'il soit
paresseux, plus disposé à se coucher qu'à courir quand il a
mangé, il prendra bien la graisse, mais il sera mal disposé,
nous l'avons dit, à aller chercher sa nourriture dans les bois.

Les signes d'une grande aptitude à se bien nourrir sont
aussi ceux d'un *rendement considérable de bonne viande* : la
profondeur de la poitrine de haut en bas, la longueur de
cette cavité, l'épaisseur du corps, la largeur des lombes, in-

diquent un grand développement des parties du corps où se trouve la meilleure viande.

Les porcs à os grêles, à encolure courte, à tête fine, à oreilles minces, à flanc court, à ventre peu développé, à corps long, à croupe horizontale, à épine dorsale bien soutenue depuis les épaules jusqu'à la queue, à muscles prolongés jusqu'au jarret et au genou, ont de larges filets, de fortes côtelettes, de gros jambons et très-peu d'issues, très-peu d'os.

Taille. Dans une portée, il convient de choisir pour la reproduction les porcelets qui promettent devoir le mieux se développer. Quand du reste ils sont bien conformés, c'est une preuve qu'ils sont de bonne nature, qu'ils profitent de leur nourriture.

On reconnaît les porcelets qui doivent grandir beaucoup leurs oreilles larges et longues, et à leurs jambes fortes. Ces signes indiquent aussi une grande disposition à faire de la viande plutôt que de la graisse, et partant, dans les races perfectionnées, une tendance à revenir au type commun; tandis que la finesse des membres, une peau douce, des tissus mous, sont des preuves que les animaux s'engraisseront et donneront beaucoup moins de viande. On châtrera les premiers quand on tiendra à conserver le type des races perfectionnées.

On n'emploiera à la reproduction que les animaux jouissant d'une bonne *santé*, ceux qui ont la peau propre, les soies brillantes, qui sont gais, mangent bien, et dont la queue forme un anneau à sa base.

Truie. — Les considérations qui précèdent s'appliquent aux deux sexes. Nous dirons, relativement à la femelle, qu'elle doit avoir l'abdomen et le bassin amples, le flanc large, les mamelles volumineuses et nombreuses.

C'est vers l'âge de 7 à 8 mois qu'il faut faire porter les truies qui ont été bien soignées; la gestation et l'allaitement, quand elles sont bien nourries, n'en arrêtent pas la croissance, et, parvenues à l'âge de 13 à 14 mois, elles peuvent avoir donné une portée qui a payé leur entretien. Si elles ne se montrent pas bonnes nourrices, on les engraisse quand elles sont séparées de leurs petits; si elles soignent leurs petits et qu'elles

les allaitent bien, on les conserve pour la reproduction jusqu'à
l'âge de trois, quatre, cinq ans. Quoiqu'il y ait moins d'inconvénients à les laisser vieillir que les mâles, il est sage de ne pas
les garder quand elles sont très-fortes; car s'il leur arrive un
accident, c'est une perte plus considérable; et plus elles sont
fortes, lourdes, plus elles sont exposées à écraser les petits
au moment du part.

VERRAT. — Pour être fécond, le verrat doit avoir les testicules apparents : nous en avons fait l'expérience sur deux verrats, à la porcherie de l'école d'Alfort. Nous les avions fait
conserver, quoique leurs testicules ne fussent pas apparents,
parce qu'ils étaient magnifiques de conformation ; ils avaient
un corps long, cylindrique, des jambes grêles, courtes, une
tête mince et une peau douce comme celle d'une truie : même
dans la région du scrotum, elle était parfaitement unie; les
soies étaient fines sur tout le corps; à peine étaient-elles un
peu plus rudes aux lèvres. Nous n'avons jamais pu en obtenir
une seule saillie.

Mais un porc dont un seul testicule est sorti de l'abdomen
est fécond. Nous en avons conservé un qui présentait cette
anomalie, en 1847, à cause de ses belles formes. Il a donné un
grand nombre de produits qui lui ressemblaient, et quelques-
uns dont les deux testicules étaient restés dans l'abdomen.
Nous considérons ce vice de conformation comme héréditaire.

Très-prolifiques, les porcs peuvent se reproduire à l'âge de
6 à 7 mois; et, en général, il faut employer les verrats jeunes,
aussitôt qu'ils sont assez grands pour remplir leurs fonctions,
vers l'âge de 10 à 12 mois. On doit les réformer à l'âge de
2 ans ou de 30 mois, afin de pouvoir les châtrer, les engraisser à 3 ans au plus tard. A cet âge ils fournissent encore de
la bonne viande.

§ 2. — Du régime des reproducteurs.

1. — *Chaleur et monte.*

CHALEUR. — Le rut se développe assez souvent dans le porc,
sans qu'il soit nécessaire de soumettre les animaux à un régime particulier.

La femelle entre en chaleur à l'âge de trois, quatre ou cinq mois. Cet état, dans les truies fortes, bien nourries, reparaît tous les vingt ou vingt-cinq jours; les grains, l'avoine, l'orge, les féveroles, le provoquent.

La truie qui est en chaleur va, vient, lève le nez, grogne, mange peu, monte sur les autres porcs; les parties externes de la génération sont tuméfiées; si elle est à portée du mâle, elle se dirige de son côté, et si elle vit avec lui, elle ne le quitte pas.

On reconnaît que le mâle désire féconder sa femelle à ce qu'il est excité, qu'il grogne, qu'il est hargneux; il secoue la mâchoire et perd par la bouche de la bave écumeuse.

MONTE. — Les truies peuvent être couvertes peu de temps après le part, et quand elles sont en lait, elles retiennent même plus facilement que longtemps après le sevrage; mais comme la gestation est de courte durée, elle influe bientôt sur la sécrétion des mamelles; il ne faut donc les faire couvrir que vers le moment du sevrage. De même que les autres femelles, elles retiennent plus facilement quand elles sont restées en chaleur pendant quelque temps et que leur ardeur a diminué.

On doit faire en sorte que les truies mettent bas dans la saison la plus favorable pour nourrir ou pour vendre les porcelets : on les nourrit facilement quand on a beaucoup de lait, de bonnes racines, des résidus de fabrique ou les restes des porcs soumis à l'engraissement. Les mois de mars et de septembre sont favorables à l'élevage des porcelets. Si la mère a été fécondée en automne, les petits naissent en mars, peuvent profiter du laitage et de la verdure. Si la mère ne doit plus porter, on a le temps de la faire châtrer et de l'engraisser pour l'hiver suivant; si elle doit porter encore, on la fait couvrir de nouveau pour avoir les gorets de la deuxième portée annuelle, à l'arrière-saison.

Le plus souvent on fait effectuer l'accouplement dans une loge ou dans une cour, où l'on enferme le mâle et la femelle. L'acte dure quatre, cinq minutes environ. On doit faire, autant que possible, couvrir les truies deux fois de suite, ou mieux les laisser avec le mâle jusqu'à la cessation complète des chaleurs.

Nombre des portées; fécondité des truies. — Les truies de plus de 18 mois pourraient faire trois portées par an ou cinq tous les deux ans; mais alors elles ne peuvent allaiter les petits qu'imparfaitement. Il est préférable de ne les faire porter que tous les six mois. Comme elles deviennent souvent en chaleur, et que les mâles sont toujours disposés, on peut choisir, pour l'accouplement, le moment le plus favorable.

La très-grande fécondité des truies est bien connue. Vauban, dans un de ses travaux sur la statistique, a calculé que les descendants d'une truie, après dix générations, pourraient être au nombre de 6,434,838. Il suppose que les truies font deux portées par an, et que chaque portée est de 6 porcelets, 3 mâles et 3 femelles. Ces suppositions n'ont rien d'exagéré. Une truie chinoise, élevée en Angleterre, avait donné à la onzième année, en vingt portées, 355 porcelets; la plus forte portée avait été de 24 petits.

On ajoute trop d'importance à cette fécondité quand on apprécie les avantages du porc; sans doute elle peut être utile dans quelques cas particuliers : elle fournit le meilleur moyen de mettre les substances animales en rapport avec les besoins d'une colonie nouvelle; en Angleterre, elle a été mise à profit pour accroître en très-peu de temps la quantité de viande livrée à la consommation, quand le bœuf et le mouton sont devenus à un prix trop élevé; mais avant tout, il faut tenir compte de la nourriture consommée. En général, le plus difficile n'est pas de faire naître les animaux, c'est de les nourrir. Nous verrons qu'il y a plus d'avantages à se débarrasser d'une partie des porcelets, à en vendre comme cochons de lait, à en tuer même, qu'à chercher à les élever quand ils sont très-nombreux. L'avantage le plus précieux du porc c'est la facilité avec laquelle il peut être entretenu. Naturellement omnivore, il est facile à nourrir; il consomme des substances qu'on utiliserait difficilement pour d'autres animaux, des résidus, des balayures qui seraient perdus ou ne serviraient qu'à faire du fumier. Ce n'est pas sans raison que les Anglais appellent ces animaux *nettoyeurs volontaires de la basse-cour*.

Nombre de femelles qu'un verrat peut couvrir. — Un verrat de 18 mois, 2 ans, bien entretenu avec de bons aliments, sans être engraissé, peut couvrir plusieurs truies tous les jours, annuellement de 200 à 300, et même davantage, car comme la monte dure une partie de l'année, il en résulte que l'on peut espacer les saillies. Les verrats qui sont gras, qui fonctionnent rarement, sont beaucoup plus lents à effectuer leur fonction : ceux des races communes bien tenus peuvent faire 8, 10 saillies par jour; quand ceux des races graisseuses en ont fait 3, 4, ils ont les jarrets fatigués, et restent couchés à côté de leurs femelles.

II. — *Gestation et avortement.*

Gestation. — *Signes.* Après la conception, les chaleurs passent, et généralement pour ne plus revenir avant la mise bas. Les truies qui ont été fécondées deviennent moins pétulantes, et sont beaucoup plus disposées à engraisser; le ventre devient volumineux, avalé; quand la gestation est avancée, le pis est saillant, les mamelons volumineux et la vulve gonflée; mais ces signes sont assez difficiles à reconnaître dans les truies qui n'ont jamais porté et qui sont grasses : les charcutiers, malgré leur expérience, achètent souvent des truies qu'ils ne croient pas pleines, et sont fort étonnés de trouver dans la matrice des petits déjà grands. Dans les truies qui ont eu d'autres portées, le ventre est tombant et plus épais de droite à gauche que le flanc.

Durée. La durée de la gestation est de trois mois, trois semaines et trois jours. Les truies mettent bas du 113e au 114e jours, rarement avant le 109e ou après le 120e; celles qui sont faibles, jeunes, portent un peu moins longtemps que les autres.

Soins des truies pleines. Le régime des truies pleines doit tendre à les tenir en bon état sans les engraisser. On leur donnera des aliments de facile digestion et nourrissant bien sous un petit volume, car il ne faut pas leur charger les organes digestifs. Grasses, elles sont lourdes, maladroites et exposées en accouchant à écraser les porcelets qu'elles viennent de

25.

mettre au jour. D'ailleurs les truies grasses mangent peu et ont peu de lait.

AVORTEMENT. — *Causes*. L'avortement peut être produit par une nourriture insuffisante, mauvaise ou trop substantielle ; les courses sont la cause la plus ordinaire de cet accident ; les coups, les chutes, les pressions, certaines substances dont l'action se porte spécialement sur la matrice, peuvent aussi occasionner la mort du fœtus.

Signes. Les signes de l'avortement sont à peu près les mêmes que ceux du part. Les truies sont inquiètes, hargneuses ; elles vont, viennent, crient, se couchent et se relèvent pour se coucher de nouveau, sans chercher à faire leur nid comme dans la parturition naturelle.

Soins des truies. Il y a peu de moyens à employer contre l'avortement. On peut le prévenir en éloignant les causes qui le déterminent. Quand on a plusieurs truies, si quelques-unes avortent, il faut examiner avec soin leur régime, et le changer pour préserver les autres ; donner de bons aliments et proportionner les rations à la taille des femelles ; employer les adoucissants, les acidules, la diète et les saignées si les truies sont excitées. Quand l'avortement a eu lieu, si les petits ne sont pas expulsés, il faut en provoquer la sortie au moyen d'injections émollientes ; si la matrice est vidée, on agit comme après le part.

§ 3. — Du part et des soins à donner à la mère et aux petits jusqu'après le sevrage.

PART. — *Signes qui annoncent que le part va avoir lieu.* Les signes de la gestation sont plus marqués à mesure que le moment de la mise bas approche. Le ventre, devenu volumineux et près de terre, tiraille la colonne épinière : celle-ci présente supérieurement une grande concavité. Les mamelles sont volumineuses et distendues.

A l'approche du moment de la mise bas, les truies sont inquiètes, agitées, souffrantes ; elles ramassent de la paille, la portent dans la loge ou dans un coin qu'elles ont choisi, la brisent, en font leur lit. Les douleurs qu'elles éprouvent durent quelquefois longtemps, et sont manifestées par des grognements, par un regard inquiet.

Soins des truies. Quand arrive le terme ordinaire de la gestation, vers le 112me jour après la copulation, on doit surveiller les truies; il faut placer une litière courte, hachée, brisée, fine, dans un lieu tranquille et spacieux, exposé au soleil si la température n'est pas trop élevée, car la chaleur et un bon air sont aussi favorables aux porcelets qu'à la mère. Les siliques de colza font dans ce cas la meilleure litière; si on emploie de la paille, il faut la mettre quelques jours avant le part, car les truies qui ont de la paille fraîche, en la remuant pour chercher les grains qui s'y trouvent, étouffent quelquefois leurs petits de suite après la mise bas. Elles seront toujours placées dans un lieu assez vaste, et où on puisse commodément leur donner des soins; nous en avons souvent vues qui étouffaient leurs petits dans des loges étroites, mais cela n'arrivait jamais à celles qui mettaient bas sur le fumier, dans la cour.

On a vu quelquefois les truies tuer et manger leur progéniture. Pour prévenir ces accidents on conseille de frotter les porcelets avec une décoction de coloquinte ou d'une autre substance amère, mais ce moyen est inutile. Il suffit de bien nourrir les truies pour qu'elles ne cherchent pas à manger le délivre; car c'est le plus souvent après qu'elles l'ont mangé, qu'elles dévorent les porcelets, sans doute à cause de la ressemblance qu'il y a entre les enveloppes fœtales et les gorets enduits des mêmes liqueurs. D'autres fois elles les mangent après les avoir écrasés en se couchant. Cela a lieu quand elles sont dans des loges trop étroites ou sur une litière trop longue dans laquelle les porcelets s'enterrent, s'entravent. Il suffit d'indiquer les causes de ces accidents qu'il est facile d'éviter.

S'il arrivait qu'une truie mangeât ses petits par voracité sans cause particulière, **on la réformerait**; en attendant, on la surveillerait pendant la mise bas et on enlèverait ses petits à mesure qu'ils naîtraient: on les placerait dans une boîte garnie d'une litière fine pour les tenir chaudement, au besoin on les porterait dans un lieu plus chaud que la loge. On peut les remettre à côté de leur mère quand le part est terminé, on les surveille pendant qu'ils tettent. Ces précautions ne sont pas nécessaires deux fois : quand la truie a été tetée, soulagée par ses petits, elle les prend toujours en affection; on aura dans tous les cas soin de ne pas l'irriter.

Le part n'a pas toujours lieu de la manière que nous venons d'indiquer; il est quelquefois laborieux, difficile : les douleurs sont fortes et durent longtemps. Si cela tient à la faiblesse de la mère, il faut lui donner une infusion excitante. Dans quelques cas, il peut être nécessaire de donner des lavements pour vider le rectum, et de faire des injections émolientes dans le vagin. On a vu quelquefois, dans les truies pléthoriques, une saignée à la queue distendre les organes et faciliter la sortie du fœtus.

Les efforts nécessités par l'accouchement laborieux peuvent produire le renversement de la matrice ; il faut alors chercher à remettre cet organe à sa place. A cet effet, on pousse l'utérus dans le bassin, après l'avoir nettoyé et y avoir fait au besoin des mouchetures, en ayant soin d'agir principalement dans les instants où la femelle ne fait pas d'efforts. Si la matrice est restée longtemps déplacée, qu'elle ait été irritée par le umier, par les mouvements de la truie, il faut la plonger dans tl'eau tiède, avant de procéder à la réduction. Lorsque les efforts de la truie tendent à repousser l'organe qui vient d'être réduit, on cherche à le tenir en place au moyen d'un point de suture à la vulve, ou mieux avec une corde en bandage.

Après la mise bas, les truies ne réclament aucuns soins particuliers, si ce n'est une grande tranquillité. Quelque temps après, le porcher doit leur porter à boire des eaux grasses, de l'eau tiède blanchie avec un peu de farine. Il faut les préserver du froid et des courants d'air.

Nourriture des truies jusqu'après le sevrage. — Dans les premiers jours qui suivent le part, les truies ont généralement assez de lait pour leurs petits. Il faut alors les nourrir avec modération, leur donner des substances peu nutritives et seulement pour apaiser la faim ; mais à mesure que les porcelets deviennent forts, il faut accroître la ration des mères.

Si les truies ont un grand nombre de petits à allaiter, elles doivent être bien nourries à compter du huitième jour après le part. Dans les fermes le petit-lait, le lait caillé, facilitent l'élevage des porcs.

A la porcherie de l'école d'Alfort, indépendamment de la viande crue que prenaient les truies nourrices, elles recevaient, selon leur taille et le nombre de nourrissons qu'elles allaitaient, de 15 à 20 litres de nourriture : viande et pommes de terre cuites délayées avec de la farine dans de l'eau ou du bouillon. On faisait entrer dans ce mélange une plus forte quantité d'eau que pour les porcs à l'engrais.

Les truies avaient besoin d'être bien nourries et de recevoir une nourriture favorable à la sécrétion des mamelles; c'était le meilleur moyen de prévenir la diarrhée qui attaquait souvent les porcelets vers l'âge de 6 semaines, 2 mois. En général, les truies des races perfectionnées, graisseuses, moins bonnes laitières que celles des races indigènes, réclament surtout une nourriture qui active la production du lait.

C'est par de très-bons aliments donnés à la mère que l'on forme les meilleurs *cochons de lait.*

Quelques jours avant de commencer le sevrage, il faut diminuer la ration des truies et continuer graduellement la diminution de nourriture à mesure qu'on augmente la ration des porcelets. On ramène ainsi graduellement les mères à leur ration d'entretien. Cette précaution suffit pour prévenir les effets nuisibles du lait si l'on sèvre un peu tard; elle ne serait pas même nécessaire si l'on ne sevrait pas à la fois tous les porcelets, ou si la truie avait été fécondée de nouveau. Dans le cas où l'on serait obligé de précipiter le sevrage, ou si un accident enlevait les petits, on ferait passer le lait des truies en les mettant à la diète, ou en leur donnant des purgatifs; ces moyens sont très-rarement nécessaires.

SOINS AUX NOURRISSONS JUSQU'APRÈS LE SEVRAGE. — Les porcelets naissent débarrassés des enveloppes fœtales, et, s'ils sont vigoureux, ils cherchent à teter peu après la naissance. Une fois qu'ils ont saisi le mamelon et sucé du lait, la mère les adopte et les soigne : on peut les laisser à côté d'elle sans crainte. Si la loge est chaude, on les laisse libres, mais si elle est froide, il faut les couvrir, et toujours leur faire une bonne litière.

Quelquefois les porcelets dans les races communes adoptent pour toujours le mamelon qu'ils saisissent le premier ; si l'un d'eux meurt, son mamelon tarit ; les truies qui n'ont qu'un nourrisson n'ont du lait qu'à une seule mamelle. L'éleveur doit toujours avoir soin que les porcelets les moins forts saisissent, la première fois qu'ils tettent, les plus grosses mamelles. Avec cette précaution, le développement des plus petits gorets devient plus rapide, et l'on a des portées dont tous les individus sont égaux.

Mais l'adoption des différents mamelons, chacun par un des porcelets, est loin d'être générale. Il arrive même très-souvent, lorsqu'il y a plusieurs truies nourrices ensemble, que les porcelets les plus forts tettent les mères des plus petits.

Nous profitions de cette disposition des gorets à teter plusieurs mères : quand une truie ne faisait qu'un petit nombre de porcelets, et qu'une autre en faisait plus qu'elle ne pouvait en nourrir, nous réunissions les deux portées dans la même loge : les petits tetaient alternativement les deux nourrices, qui de leur côté ne faisaient aucune différence entre les porcelets qui leur appartenaient et ceux qui se faisaient adopter.

S'il arrive que des truies fassent plus de petits qu'elles n'ont de mamelles, on peut donner le surplus à une autre mère. Si l'on n'a pas cette ressource, on les garde tous pendant quelques jours et l'on tue ensuite les plus forts comme *cochons de lait*. Quel que soit le nombre de mamelles, il faut toujours sacrifier des petits, quand on a lieu de croire que la mère les nourrirait mal et s'épuiserait. Les mâles se développant mieux et, se vendant plus cher que les femelles quand ils ont atteint leur croissance, on les garde de préférence.

Une truie peut nourrir huit, dix, douze porcelets selon ses forces, son âge, ses qualités laitières, et surtout le supplément de nourriture qu'on peut donner aux petits. Chabert en élevait dix ou douze. Il ne faut jamais se presser de tuer des porcelets quand les portées ont été nombreuses, parce que il y en a toujours quelques-uns qui se développent mal ou même qui meurent en bas âge.

Les truies qui élèvent un trop grand nombre de gorets en souffrent et font de fort mauvais élèves; cependant il ne faut pas trop craindre de les voir s'épuiser, car après le sevrage elles sont bientôt redevenues en bon état; mais il faut, pour les petits, pouvoir suppléer par une bonne nourriture au lait qui leur manque : le lait de vache et de la bonne farine sont alors nécessaires, et quand on n'a pas ces ressources, il ne faut pas laisser à une mère plus de six à huit porcelets, surtout si elle est jeune, incomplétement développée.

Le lait de la mère doit suffire aux nourrissons pendant les premiers temps; si l'on est obligé de les faire boire trop jeunes, on en perd beaucoup, à moins qu'on n'ait du bon lait de vache à leur donner; souvent même ils boivent très-difficilement, prennent la diarrhée et meurent.

Il faut dans tous les cas les habituer le plus tôt possible à boire du lait tiède seul d'abord et ensuite contenant de la farine. Ils se développent mieux à cet âge et n'ont besoin que de très-peu de nourriture pour devenir beaucoup plus forts. Quand on donne aux mères une nourriture composée avec du laitage, ils s'habituent jeunes à manger avec elles; le sevrage est ensuite plus facile. Si l'on n'a pas de lait, on donne de la farine délayée dans l'eau.

A mesure que les jeunes animaux prennent du volume, que leurs organes se fortifient, on augmente la ration; cela est nécessaire, car le lait de la mère n'augmente pas comme les besoins des petits.

Sevrage. On sèvre les porcelets à l'âge de six semaines, deux mois ou deux mois et demi, plus tôt ou plus tard, selon la facilité qu'on a de bien nourrir et aussi selon les qualités laitières des truies. Si la mère n'est pas bonne nourrice, il faut sevrer plus tôt; le séjour à côté d'elle empêche les porcelets de manger, et cependant le peu de lait qu'ils tettent ne les nourrit pas assez; ils ne mangent qu'incomplétement, dépérissent et prennent même la diarrhée. Pour effectuer le sevrage, on commence par donner un peu moins de nourriture à la mère, afin de diminuer la sécrétion du lait, et l'on nourrit les petits dans une loge particulière. Les premiers jours, on les fait teter souvent, afin de diminuer les inconvénients de la séparation, ou on ne les sépare de la mère que pendant peu de temps ; mais, les jours suivants, on les fait teter de plus en plus rarement, et chaque fois on les laisse de moins en moins avec la truie, jusqu'à ce qu'on puisse supprimer l'allaitement sans nuire ni aux petits ni à la mère.

L'époque du sevrage est critique pour les porcelets ; ils souffrent de la perte de la mère et de la privation d'un aliment qui jusque-là avait formé leur nourriture presque exclusive. Des soins leur sont d'autant plus nécessaires qu'ils sont alors dans un âge très-impressionnable, et que du régime auquel ils sont soumis dépendent, souvent pour toujours, leur force et leur santé. Pour leur donner une bonne constitution et une santé robuste, on les fera jouir du grand air, en ayant soin de les préserver de la pluie et du froid ; on les tiendra chaudement dans une loge propre, bien aérée, et garnie d'une bonne litière ; et surtout, à mesure qu'ils teteront moins, on leur donnera, et du lait et de la farine, en faisant faire quatre, cinq repas dans les premiers jours et trois ensuite. Aucune nourriture ne convient mieux que le lait aux jeunes porcs.

M. Boussingault faisait donner à ses porcelets par jour et par tête :

Pommes de terre cuites.	2ᵏ500
Farine de seigle.	0 050
Lait écrémé.	0 030
Eau grasse	4 litres.

S'il y a dans la portée des porcelets beaucoup plus petits que les autres, il faut les laisser teter plus longtemps ; ils prennent plus de lait quand les plus forts ont été sevrés, et grandissent rapidement. Les mères ne s'aperçoivent pas de ce sevrage gradué ; pourvu qu'elles conservent trois, quatre petits et ensuite deux, un, et qu'elles n'entendent pas crier les autres, elles restent parfaitement tranquilles.

CHAPITRE VI.

De l'élevage et de l'engraissement du Porc.

SECTION PREMIÈRE.

ÉLEVAGE.

§ 1. — De l'accroissement des porcs.

Dans les porcs, comme dans les autres animaux, l'accroissement a lieu proportionnellement à la quantité et à la qualité de la nourriture consommée ; il se ralentit avant d'être complétement terminé, mais il reste sensiblement uniforme au moins jusqu'au neuvième ou au dixième mois de la vie si les animaux ne cessent pas de recevoir une nourriture en rapport avec les besoins de leurs organes.

Dans la porcherie de l'école, la nourriture était très-irrégulièrement distribuée et l'accroissement présentait de nombreux temps d'arrêt ; mais il était continu chez les porcelets conservés entiers pour la reproduction : mis à part et nourris uniformément avec les restes des porcs à l'engrais, ils se développaient jusqu'à l'âge de 13 ou 14 mois, et en suivant une graduation croissante jusqu'à 9 ou 10 mois.

Deux porcelets ayant trois quarts de sang anglais et un quart de sang angevin, restés avec quatre autres petits de la même portée jusqu'après le sevrage, et ensuite nourris seuls dans une loge avec de la viande crue presque exclusivement, ont augmenté en moyenne :

De 1 à 30 jours, de	200 gr. par jour.	6,000 gr.
30 à 60 —	190 —	5,700
60 à 75 —	50 —	750
75 à 90 —	150 —	2,250
90 à 120 —	290 —	8,700
120 à 150 —	380 —	11,400
150 à 210 —	400 —	24,000
210 à 240 —	440 —	12,300
		71,100 gr.

M. Parant a remarqué que l'accroissement est :

	Porc poitevin.	Porc hampshire.	Porc métis.	Moyenne
De 1 à 20 jours.	0,305	0,188	0,222	0,238
20 à 50 —	0,202	0,235	0,235	0,224
50 à 100 —	0,329	0,310	0,355	0,331
100 à 150 —	0,384	0,389	0,386	0,386
150 à 200 —	0,492	0,650	0,584	0,575
200 à 250 —	0,174	0,247	0,288	0,236
250 à 300 —	0,174	0,248	0,210	0,214
300 à 400 —	0,192	0,247	0,198	0,212
Ces porcs pesaient, à la naissance . . .	1,300	1,200	1,250	
Et au 400ᵉ jour . . .	108,750	130,000	119,700	

L'accroissement dépend exclusivement de la nourriture. Le temps d'arrêt qu'il a présenté dans l'expérience de M. Parant vers le septième mois peut être en partie expliqué. Quoique distribuée à discrétion la nourriture était prise en moindre quantité relativement au poids des porcs que dans les âges antérieurs. Le tableau suivant que nous avons dressé avec les chiffres publiés par M. Parant, dans le *Journal d'agriculture pratique*, le démontrent.

Après le sevrage ces animaux ont consommé :

	SEIGLE.		SON.		POMMES DE TERRE.	
	Quantité absolue.	Quant. p.°/₀ de poids vif.	Quantité absolue.	Quant. p.°/₀ de poids vif.	Quantité absolue.	Quant. p.°/₀ de poids vif.
De 50 à 100 jours.	1,000	4,564	2,088	9,525	4,800	21,895
100 à 150 —	1,430	2,867	2,350	5,963	5,430	13,780
150 à 200 —	1,740	2,781	3,620	5,785	8,360	13,364
200 à 250 —	1,900	2,318	3,950	4,820	9,130	11,442
250 à 300 —	2,100	2,267	4,370	4,718	10,090	10,894
300 à 400 —	2,300	2,116	4,780	4,398	10,650	9,799

Ainsi quoique la quantité absolue de seigle, de son et de pommes de terre fût plus forte de 250 à 300 jours que de 200 à 250, plus forte de 300 à 400 que de 250 à 300, on voit que la quantité relative au poids du corps diminue de 51 gr. de seigle, de 102 gr. de son et de 248 gr. de pommes de terre à la première de ces périodes, et de 151 gr. de seigle, 320 gr. de son et 1,095 gr. de pommes de terre à la seconde.

Des observations faites il résulte que l'on peut entretenir

dans les porcs un accroissement continu jusqu'à ce qu'ils approchent de leur développement complet. Nous allons voir quelles sont, dans la pratique, les circonstances dans lesquelles on a intérêt à produire cet accroissement.

§ 2. — De l'élevage des porcs destinés à la reproduction.

On choisira, pour la reproduction, les gorets de la plus belle venue, ceux qui ont le corps long et le dos bien horizontal, le garrot épais et bas, la tête petite, le cou court, et qui sont portés à garder le repos, à rester tranquilles ; ils jouissent en général d'une bonne santé.

Quand on veut élever un verrat il faut conserver deux gorets non châtrés jusqu'après le sevrage; on fait ensuite son choix. Quelle que soit la race, il faut jusqu'à l'âge de 10 mois nourrir le verrat à discrétion. Des aliments nourrissant beaucoup sous un petit volume sont indispensables pour produire les formes de ce que nous appelons les races perfectionnées, pour rendre les muscles volumineux relativement aux autres parties du corps.

Il importe de rendre l'accroissement de ces jeunes animaux continu pour leur donner une bonne constitution, pour hâter leur développement et pouvoir les employer plus tôt : une fois formés on n'a besoin, pour les mâles du moins, de ne les nourrir que pour les entretenir.

Le croisement des races est presque inutile quand on emploie ce mode d'élevage; dans tous les cas, il est beaucoup plus efficace, tandis qu'on l'emploie sans succès si on néglige de soigner les jeunes animaux. Les porcelets issus des plus beaux verrats, s'ils sont mal nourris, restent étroits, à côte plate, à dos voûté, tranchant, à muscles minces et à membres gros, longs et décharnés : ils ont les défauts des porcs des races communes et n'en ont ni la sobriété ni la rusticité. Mais quand on emploie les deux moyens à la fois, l'amélioration marche avec une très-grande rapidité en raison de la fécondité des porcs et de la brièveté de leur vie. Il n'a fallu que quelques années pour changer complétement la race dans quelques cantons de la Picardie, de la Flandre, de la Champagne et surtout en Angleterre.

§ 3. — De l'élevage des porcs destinés à l'engraissement.

Une fois le sevrage terminé, si les porcelets mangent et digèrent bien, qu'ils n'aient pas la diarrhée, leur élevage est à peu près assuré. Il n'y a plus qu'à songer à favoriser leur développement. Pour le rendre complet, il faut continuer la bonne nourriture, le lait écrémé, le lait de beurre, le petit-lait et les farines délayées dans ce liquide ou dans l'eau.

Il faut, comme pendant le sevrage, ne pas négliger les soins : une très-grande propreté, une litière sèche et une loge chaude sont indispensables, au moment surtout où les petits quittent la mère. On les laissera, si c'est possible, libres sur un fumier sec exposé au soleil, dans une cour bien abritée. Les portées du printemps réussissent mieux que celles de l'automne parce qu'il est plus facile de les préserver de l'humidité, en mai et en juin, qu'en novembre et en décembre.

Les naissances des porcs ont généralement lieu en automne et au printemps; ceux qui naissent en automne sont élevés avec les restes des porcs à l'engrais et en général assez bien nourris pendant l'hiver; mais une fois bien formés, quand le beau temps arrive, ils sont envoyés au pâturage et entretenus très-économiquement jusqu'au moment où ils sont soumis à l'engraissement, vers l'âge de 16 à 18 mois. On ne saurait blâmer ce mode d'élevage ; dans beaucoup de pays il ne serait même pas possible d'en employer un meilleur. Il est d'ailleurs avantageux parce que les porcs sont nourris avec des produits à peu près sans valeur; il ne convient pas en outre de pousser en nourriture les porcs destinés à passer l'été; en s'engraissant ils deviendraient mous, souffriraient de la chaleur, ne résisteraient pas au pâturage et seraient difficiles à entretenir. On doit seulement leur fournir en eaux grasses, en laitage ou en herbes, une nourriture suffisante pour développer le système musculaire.

Ceux qui naissent au printemps sont plus régulièrement nourris : avec les résidus de la laiterie, on les sèvre **facilement** sans que leur accroissement s'arrête, et ensuite cette même nourriture à laquelle s'ajoutent les herbes données dans la cour ou prises dans les pâturages continue à les nourrir suffisamment pour les tenir en bon état et pour produire de la viande.

Quand arrive l'automne on les pousse davantage et on les vend sous le nom de *laitons*. Ce mode d'élevage produit des porcs de 80 à 90 kilogr. qui payent très-bien leur entretien et contribuent à alimenter Paris pendant une partie de l'hiver.

Il y a encore profit à nourrir les porcs régulièrement quand on les entretient constamment à la porcherie avec des aliments qu'on a toujours en assez forte quantité, avec des résidus des fabriques. Il faut dans ce cas ne pas cesser de les pousser de plus en plus de manière à pouvoir les vendre gras vers l'âge de 6, 7, 8 mois.

Le mode d'élevage qui doit être préféré varie selon les ressources des établissements. Il n'y a de l'avantage à nourrir économiquement qu'autant que l'on fait consommer des produits, pâturages, herbes, résidus, qui ne peuvent pas être vendus et dont on ne peut pas toujours augmenter la ration. Quand on dispose de denrées qui ont une valeur commerciale, que l'on peut en distribuer à volonté, et que la graisse de porc se vend aussi bien que la viande, il faut faire consommer la nourriture rapidement, pousser les animaux, les soumettre le plus tôt possible à l'engraissement et les vendre.

L'élevage à la porcherie de l'école d'Alfort avait lieu dans une cour sur le fumier. Le sevrage s'opérait presque naturellement, lorsque les truies ne voulaient plus se laisser teter. Les porcelets étaient grands et souffraient peu de la privation de lait; ils allaient prendre leur nourriture dans une loge où ils ne pénétraient qu'en passant par une petite ouverture pratiquée au bas de la porte; de cette manière, les porcs déjà formés ne pouvaient pas manger la ration des plus petits.

Après le sevrage, les jeunes porcs vivaient avec les truies pleines. Ils avaient le plus souvent de la viande à discrétion; ils en étaient cependant privés quelquefois pendant 8, 10, 15 jours; ils recevaient alors, mais en petite quantité, des feuilles de betteraves ou de la luzerne en été, et des betteraves ou des topinambours crus en hiver ; ils trouvaient en outre dans le fumier, de l'avoine et des asticots. Du reste, ils souffraient moins de l'abstinence, quand elle n'était pas de très-longue durée, que des porcs soumis à un régime exclusivement végétal.

§ 4. — De la castration.

Les porcelets doivent être châtrés avant le sevrage ; ils ne souffrent pas de l'opération s'ils ont à leur disposition le lait de la mère ; d'ailleurs, plus ils sont jeunes, moins la castration est douloureuse. Pour châtrer les porcelets on les fait prendre par un aide qui saisit avec la main droite les deux pieds droits du jeune animal, et avec la main gauche les deux pieds gauches, tient la nuque appuyée contre sa poitrine, le corps à demi fléchi, et met ainsi en évidence le scrotum. On pratique sur cet organe une ou deux incisions, on sort les testicules et on coupe les cordons en ratissant légèrement. Il est même inutile de ratisser si les porcelets n'ont que quinze jours ou trois semaines, mais cela est indispensable quand ils ont deux ou trois mois. Après cet âge il est prudent de pratiquer la ligature avec un fil ciré.

L'opération n'est pas non plus dangereuse sur les vieux verrats, et le moyen qui facilite le plus la guérison consiste dans l'emploi des casseaux. Après la castration par la torsion bornée, il y a toujours un engorgement considérable du scrotum et même du ventre.

Dans le porc dont le scrotum est situé sur le périnée, les testicules, quelle que soit la position de l'anneau inguinal, restent dans l'abdomen plus souvent que chez les autres animaux. Quelquefois, les deux glandes restent dans la région lombaire, mais plus souvent une seule. Le cordon testiculaire forme alors une anse : il descend vers la région inguinale et remonte vers les lombes où est resté le testicule. On ne peut faire la castration qu'en faisant une ouverture au flanc.

L'opération est toujours assez facile, car les testicules restés dans l'abdomen prennent peu de développement.

Dans un porc de deux mois, opéré le 2 août 1849, le testicule, descendu dans le scrotum, pesait, sans épididyme, 6^g 1, et celui qui restait dans l'abdomen, seulement 5^g 5.

Dans un porc de 5 mois le testicule trouvé dans le scrotum pesait avec l'épididyme 118^g 3, et sans épididyme 101; tandis que celui qui était resté dans l'abdomen ne pesait que 17^g 1, et 12^g 8 sans épididyme.

En général, la différence entre les testicules sortis et ceux qui sont restés dans l'abdomen est d'autant plus grande que les animaux approchent davantage de l'âge adulte; de sorte que le testicule qui n'est pas sorti de l'abdomen, restant toujours petit, peut être facilement extirpé à toutes les époques de la vie. Cependant nous ne conseillons pas l'opération parce qu'elle est inutile. Les testicules non descendus sont mous et flasques, et ils exercent peu d'influence sur le caractère des animaux; ils ne produisent pas d'animalcules, d'après notre collègue M. Goubaux. Les verrats qui ont un testicule dans le ventre ont peu d'ardeur, conservent une peau fine, s'engraissent bien et donnent une très-bonne viande; ceux qui n'ont aucun testicule apparent, quoiqu'ils n'aient pas subi la castration, ne font pas exception; ils ne présentent qu'à un très-faible degré le caractère de leur sexe: le poil des lèvres est seulement un peu plus rude, les défenses se développent à peine; ils ont très-peu de disposition à couvrir les femelles; ils ne les fécondent pas. Les châtrer, ce serait sans nécessité s'exposer à les perdre.

On châtre les femelles plus tard que les mâles; l'opération est plus facile quand elles sont bien développées. On sait qu'elle consiste à faire une incision au flanc, à extraire et à extirper les ovaires.

SECTION II.

ENGRAISSEMENT.

§ 1. — Choix des porcs que l'on veut engraisser.

On engraisse les animaux qui ont été châtrés jeunes, et ceux qu'on a employés à la reproduction de l'espèce. Les verrats et les truies que l'on veut engraisser doivent être privés des organes de la génération, au moins à trois ans ; encore les porcs qui ont servi d'étalons, et les truies qui ont eu un grand nombre de portées, ne valent jamais, pour être engraissés, les animaux qui ont été privés de la faculté de se reproduire avant d'avoir propagé l'espèce. Du reste, la castration est beaucoup plus utile pour les mâles que pour les femelles ; celles-ci engraissent même mieux n'étant pas châtrées, si, avant de les soumettre à l'engraissement, on les a fait couvrir.

Les porcs habitués depuis leur première jeunesse à recevoir nos soins, engraissent plus facilement que ceux à moitié sauvages, qui, ne voyant jamais sans frayeur une personne s'approcher d'eux, ne supportent qu'avec répugnance les soins qu'on leur donne.

On donnera toujours la préférence aux porcs qui ont la peau propre, les soies brillantes et difficiles à arracher, à ceux qui ont l'œil vif, qui sont éveillés et en bon état. Les animaux très-maigres, ceux qui ont la peau sale, qui perdent leurs soies, ont le poumon ou le foie attaqués et digèrent mal. Les rhumatismes, la tuméfaction des os, les maladies articulaires, doivent aussi faire rejeter les porcs qui en sont affectés.

§ 2. — **Pratique de l'engraissement.**

I. — *Règles de l'engraissement.*

Époque la plus convenable à l'engraissement du porc. L'automne, le commencement de l'hiver, sont les temps les plus favorables à l'engraissement ; les aliments sont alors abondants et les animaux engraissés à cette époque peuvent être vendus au moment où, la salaison étant facile, on trouve le plus d'acheteurs.

La fin de l'automne semble d'ailleurs être particulièrement favorable à l'engraissement : à l'état sauvage les animaux herbivores trouvent des graines, des fruits, qui sont plus nutritifs que les aliments les plus communs en été ; en outre, les excitations produites dans cette dernière saison par la chaleur, par la lumière, par les insectes, diminuent alors et les animaux se trouvent dans un état de quiétude, de bien-être relatif, qui donne à l'assimilation l'activité que perdent les fonctions de relation. L'humidité de cette saison concourt encore au même but; personne n'ignore qu'une journée de pluie suffit, après le règne des chaleurs, pour engraisser le gibier.

Les porcs engraissés en hiver ont toujours des débouchés. Si on veut les saler, la salaison en est facile; si on veut les consommer frais, la viande peut se conserver plusieurs jours; enfin, veut-on les vendre; si on ne trouve pas un acheteur sur les lieux, on peut les conduire au loin; tandis que, pendant les saisons chaudes, on ne peut pas les saler; les voyages les plus courts les échauffent, les rendent malades, et les font souvent périr subitement.

L'engraissement ne peut être avantageux, pendant l'été, que dans les environs des villes où l'on consomme du porc frais dans toutes les saisons; les animaux gras y étant plus rares pendant les chaleurs qu'aux autres époques de l'année, se vendent plus cher, ce qui peut compenser les difficultés plus grandes de l'engraissement.

Repas réguliers. Plus encore que pour les ruminants, la distribution des aliments doit être régulière, et par petites rations; car aussitôt que l'heure des repas est arrivée, les porcs, qui la connaissent toujours, se lèvent de leur lit, et vont grogner à la porte par où ils savent que la nourriture leur arrive; ils en attendent la distribution dans une impatience qui est très-nuisible à la production de la graisse, et qu'il faut prévenir en donnant à manger toujours aux mêmes heures.

On fait faire aux porcs nourris avec des substances végétales trois ou quatre repas par jour; mais ceux qui consomment de la viande n'ont pas besoin de manger si souvent. *Le sommeil engraisse le porc autant que le manger*, disait un porcher fort expérimenté de l'école d'Alfort.

Il importe toujours que les porcs soient excités à manger, et fassent *table nette* à chaque repas. Les substances dont on engraisse ces animaux sont en général fort putrescibles; si elles sont distribuées en grande quantité à la fois, ce qui

26.

reste dans l'auge après le repas s'altère, s'aigrit, devient fétide.

Nourriture variée. Il est essentiel de faire consommer d'abord les plus mauvais aliments, de terminer chaque repas par les substances les plus nutritives, les plus faciles à digérer, et les plus recherchées des animaux ; cette règle s'applique encore mieux aux porcs qu'aux ruminants, en raison des substances fort différentes les unes des autres que consomment les omnivores.

La distribution d'une nourriture variée est, comme dans tous les animaux, nécessaire pour donner une bonne santé, pour prévenir la satiété, hâter l'engraissement et produire de la bonne viande ; la répugnance du porc pour les aliments dont il se nourrit depuis longtemps, démontre assez la nécessité de cette règle d'hygiène. Du reste, l'expérience en a confirmé l'efficacité.

II. — *Aliments employés pour engraisser le porc.*

SUBSTANCES VÉGÉTALES. — Les parties herbacées des diverses plantes, que nous avons énumérées comme souvent employées pour entretenir les porcs sont assez nutritives pour commencer l'engraissement, si on les donne en quantité suffisante ; elles doivent être réservées pour les bêtes qui, n'ayant été que médiocrement nourries, mangent beaucoup et payeraient mal de bons aliments. Elles ne poussent jamais l'engraissement à un point bien avancé, si on les donne seules et telles qu'elles ont été coupées ; pour en obtenir tous les effets qu'elles sont susceptibles de produire, on doit leur faire subir quelques préparations avant de les administrer. Tantôt on leur fait éprouver un commencement de fermentation, tantôt on les arrose avec de l'eau bouillante ; d'autres fois on les sale, on les mêle à de la farine, à des graines concassées, à des résidus de fabriques, à des racines ou à des tubercules écrasés. Le meilleur moyen, c'est de les faire cuire avec quelques-uns des aliments que nous venons d'énumérer, ou avec des substances animales.

Racines. La plupart des racines que nous cultivons comme potagères sont recherchées par le porc. On donne selon les pays la carotte, le panais, la betterave, mais jamais seules pendant l'engraissement. Les carottes ont la réputation de produire une viande excellente et un lard très-ferme.

Tubercules. Les porcs mangent avec plaisir les tubercules de topinambour crus, mais ils en laissent souvent dans l'auge si on les leur distribue cuits. Les tubercules de la pomme de terre sont les plus usités pour l'engraissement des porcs. Après la cuisson, ils s'écrasent facilement dans l'eau et forment, si on les mêle avec de la farine, une bouillie très-convenable. Donnés seuls ils produisent peu d'effet : M. Boussingault a observé que des porcs nourris exclusivement avec ce tubercule rendent à l'abattage moins de graisse que n'en contenait la nourriture consommée, quoique celle-ci en renfermât fort peu.

Comme les racines, les tubercules contribuent surtout à engraisser quand ils sont donnés avec des aliments plus substantiels, plus riches en principes albuminoïdes et en corps gras, avec de la farine, des tourteaux ou de la viande.

Fruits secs. Le *gland* forme, dans les pays riches en forêts de chênes, la base de l'engraissement des porcs ; on met ces animaux à la glandée, c'est-à-dire, on les conduit dans les bois, où ils mangent à volonté du gland vert. Dans cet état, ce fruit peut mettre en chair les bêtes qui ont été mal nourries pendant l'été. Les animaux formés à la glandée sont presque toujours vendus avec bénéfice, car ils ont en général peu coûté. Le plus souvent on termine l'engraissement commencé dans les bois, en donnant aux porcs une meilleure nourriture à la porcherie. Le gland lui-même, eût-il été seulement desséché à l'air, est plus profitable que vert ; les animaux le mangent mieux, et ceux qui s'en nourrissent boivent davantage. On peut encore rendre ce fruit plus nutritif en le passant dans un four chaud ; on l'écrase, et on le traite ensuite par l'eau bouillante : les porcs en mangent le marc, et en boivent l'infusion. Mais la meilleure manière d'utiliser le gland, c'est de le faire *drêcher* : la germination en détruit le tannin, et y développe du sucre. De quelque manière qu'on administre ce fruit, il donne un lard ferme et une viande savoureuse.

La *faîne*, ramassée par les porcs, peut contribuer à l'engraissement ; elle se trouve presque toujours dans les bois mêlée au gland, et les animaux mangent les deux fruits à la fois. La première produit un lard huileux et une viande de médiocre qualité.

De tous les fruits, celui du châtaignier est le meilleur pour l'engraissement du porc. Dans les pays où les *châtaignes* sont communes, celles qui viennent dans les lieux escarpés, où il est difficile de les ramasser, commencent l'engraissement. On conduit aussi ces animaux dans les châtaigneraies, pour ramasser les fruits échappés à l'homme chargé de la récolte. Mais, pour que les châtaignes poussent l'engraissement, il faut les administrer à la porcherie et seulement après les avoir fait passer sur le séchoir ; ainsi préparées, on les donne d'abord crues et avec l'écorce, ensuite on les sépare de l'enveloppe, mais on les administre sans les faire cuire. Vers la fin de l'engraissement, on les pelle, on les fait macérer et même cuire complétement. La châtaigne est très-recherchée par les porcs, et si on l'administre en suivant la gradation que nous venons d'indiquer, elle produit des animaux fin-gras, dont la graisse et la viande sont abondantes et d'excellente qualité.

Résidus des amidonneries et des féculeries. Les *résidus de la fabrication de l'amidon* ne sont pas homogènes : ils sont formés d'un son fort grossier dont nous ne devons pas parler ici, et d'une baissière qui est très-nutritive. Il faut donner celle-ci avec précaution, car les porcs s'en dégoûtent facilement. D'après Viborg, 15 kilogr. de ce produit, mélés à de l'eau, donnent 5 demi-kilogr. de lard.

Le *son de la bière* est aussi une substance nutritive. C'est un accessoire qui peut être utile quand on commence l'engraissement. Encore il est bon de le donner avec d'autres aliments.

Les résidus que l'on obtient dans les *féculeries*, après avoir traité les pommes de terre pour en extraire la fécule, tels qu'ils sortent des tonneaux, contiennent beaucoup d'eau, sont peu nutritifs, et, donnés en trop grande abondance, produiraient la diarrhée ; mais, séparés de l'eau par la pression et réduits en gâteaux, ils peuvent se conserver longtemps et sont alors sains et beaucoup plus nutritifs qu'un poids égal de pommes de terre. En général, on les donne cuits.

Résidus de la distillation de l'eau-de-vie. Les substances qui ont éprouvé la fermentation alcoolique, et qui, par la distillation, ont été séparées de la plus grande partie de leur alcool, peuvent être employées à l'engraissement du porc : les résidus des distilleries de grains, de pommes de terre et de vin, sont dans ce cas. Il faut, dans les premiers temps surtout, employer ces substances à petites doses, car elles produisent l'enivrement; mais données en médiocre quantité, elles stimulent l'organe gastrique, excitent l'appétit; peut-être aussi, agissant sur le système nerveux, comme les médicaments calmants, diminuent-elles la sensibilité des organes et augmentent-elles l'aptitude à engraisser.

Les baissières d'eau-de-vie sont usitées dans le Midi. D'après Viborg, un porc d'un an en mange 144 kilogr. par semaine, pendant dix semaines; après ce temps l'animal est gras, et le lard en est savoureux quoique mollasse.

Résidus des fabriques d'huile. Les *noix*, le *chènevis*, les *graines de lin*, de *colza*, de *cameline*, de *choux*, de *pavot*, renferment, outre une huile grasse, de l'albumine et d'autres principes nutritifs. Quand on traite ces substances pour en extraire le principe oléagineux, on y laisse toujours une partie du corps gras et tous les autres produits végétaux qui, réunis par la pression, forment, après l'extraction de l'huile, des masses connues sous le nom de *tourteaux*, de *nougats*.

Les tourteaux sont éminemment nutritifs. On emploie ceux du lin et de la noix. On les donne ordinairement moulus, écrasés dans l'eau, mêlés comme condiments à des herbes, à des racines fourragères; on les fait bouillir avec des pommes de terre, du son et de la farine d'orge. Ces substances engraissent beaucoup, mais elles dégoûtent souvent les porcs, et produisent, dans ces animaux, de la plus mauvaise viande que dans les ruminants. Les oléagineux forment un excellent aliment pour entretenir les porcs, mais ils ne doivent entrer que comme supplément dans la nourriture de ceux que l'on engraisse. Il faut même en cesser l'usage et les remplacer par de bons aliments douze ou quinze jours avant d'égorger les animaux.

On doit toujours ajouter aux divers résidus vers la fin de l'engraissement, des pommes de terre, des châtaignes, de l'orge, des féveroles, des pois moulus ou cuits, pour rendre la viande et le lard fermes.

Grains, graines. Les grains sont des substances éminemment propres à engraisser. Les plus riches en principes azotés sont les plus alibiles. De tous les aliments, ce sont les meilleurs pour rendre les animaux fin-gras ; ils produisent une viande excellente. L'*orge*, l'*avoine*, le *sarrasin*, le *maïs*, les *pois*, les *féveroles*, les *fèves*, sont le plus souvent employés. Parmi ces grains, on préconise l'orge, l'avoine, les pois, à cause des bonnes qualités de la viande qu'ils produisent. « On calcule qu'un bon cochon augmente en poids de 20 à 25 livres par hectolitre de grains, moitié orge, moitié pois qu'il consomme (de Dombasle). » Le maïs, si riche en principes gras, si recherché par le bétail, et donnant une graisse et une viande si belles et si bonnes, doit être placé au premier rang.

On peut administrer les grains crus et entiers ; mais le plus souvent, avant de les donner, on les écrase ; d'autres fois, on les fait macérer ou ramollir dans l'eau bouillante. Quelques nourrisseurs les font cuire pour les rendre plus nutritifs ; d'autres, pour faire développer du sucre dans l'orge et dans le seigle, avant de les administrer, les font germer, sécher, et les écrasent ensuite. Si l'on se rappelle que les principes solubles sont les plus digestifs, que la germination transforme l'hordéine, la fécule, en principes solubles, on comprendra que la germination doit augmenter les facultés engraissantes des grains, des graines et des fruits secs.

Le *son*, de quelque grain qu'il provienne, à moins qu'il ne renferme de la farine, convient peu pour l'engraissement ; on prétend que la fermentation en augmente les propriétés nutritives.

La *panification* peut être avantageuse sous le rapport de l'engraissement. Elle est pratiquée dans quelques contrées. On prépare pour les porcs du pain qui, quoique fait avec des substances de peu de valeur, rend l'engraissement prompt et les chairs fermes. Chabert place en première ligne pour hâter l'engraissement, la *chapelure*, débris de pain que l'on achète chez les boulangers, chez les restaurateurs. Nous en avons observé les bons effets à la porcherie de l'école. Les débris ramassés sur les tables après les repas des élèves, composés en grande partie de morceaux de pain, formaient une nourriture préférée même à la viande.

La *fermentation* peut aussi être avantageuse : elle rend les grains plus nutritifs. Les pâtes aigries poussent beaucoup les porcs. Cependant quelques engraisseurs fort judicieux disent que vers la fin de l'engraissement, l'orge, le maïs, doivent être donnés crus ; ces aliments raffermissent l'estomac ramolli par les substances aqueuses, cuites, excitent l'appétit, facilitent la digestion, et rendent la viande ferme, le lard savoureux.

Très-souvent les grains sont donnés sous forme de *farine*, et le plus ordinairement pour assaisonner des bouillies de feuilles, de racines et de pelures. Ces aliments conviennent quand on commence l'engraissement. Ensuite, on donne la farine réduite en un magma, dans lequel on fait entrer des pommes de terre, des racines écrasées : on compose ce magma de plus en plus épais à mesure que l'engraissement augmente.

Il n'existe pas de nourriture plus propre à produire un engraissement rapide, et à donner de la bonne viande, que la farine d'orge ou de pois délayée dans le lait, le petit-lait ; en peu de temps elle produit de très-bons laitons.

En comparant quelques-uns des aliments que nous venons d'énumérer, M. Parant a trouvé, sur des porcs de différentes races, que pour produire 50 kilogr. de poids vivant, il faut :

Seigle cuit	208 kil.
Orge	240
Sarrasin	284
Son.	410
Pommes de terre	1,000
Carottes	1,420

L'effet produit par les aliments n'est pas constant ; il dépend des autres substances avec lesquelles ils sont associés et de la disposition des porcs qui les consomment. Il faut toujours faire entrer dans la nourriture des porcs des matières neutres, de la fécule, du sucre, du ligneux même en général d'un prix peu élevé, mais il faut les réunir à des substances azotées et à des corps gras. Nourris avec des rations ainsi composées, les porcs prennent un accroissement rapide, deviennent charnus et font beaucoup de graisse; soumis à un bon régime, ils transforment en graisse une partie des substances végétales qu'ils consomment.

Substances animales. — Le *lait écrémé*, le *lait de beurre*, le *petit-lait*, le *recuit*, sont très-employés pour engraisser les porcs. Ces substances forment la base de l'entretien et de l'engraissement de ces animaux dans les fromageries des montagnes; mais le lard, la viande qu'elles donnent, sont loin d'être de première qualité.

Les produits aigres du lait engraissent mieux et produisent une meilleure viande. Du reste, ces substances ne peuvent pas terminer l'engraissement sans le secours d'aliments plus substantiels. Pour en tirer un très-bon parti il faut les mêler dans le principe à des pommes de terre, à des carottes cuites et écrasées, et ensuite à de la farine de pois, de maïs, d'avoine, d'orge, de sarrasin, de féverole.

Les *bouillons gras*, l'eau de vaisselle, les bouillons de tripes, employés seuls, peuvent, en raison des matières grasses et azotées qu'ils renferment, fournir un très-bon accessoire, comme boissons nutritives et comme excipient pour faire consommer de la farine, du son, des racines et des tubercules.

Les porcs peuvent très-bien être engraissés avec de la *viande crue* : les truies qui portaient et nourrissaient à la porcherie de l'école d'Alfort, quoique n'en recevant que d'une manière irrégulière, étaient sans cesse dans un état complet d'engraissement. Il y a cependant avantage à la faire cuire, elle est plus facile à distribuer, la cuisson permet de la conserver quatre, cinq, six jours de plus, et fournit le moyen de préparer, par l'addition de substances végétales, une nourriture économique et très-bonne cependant.

Préparation. Le procédé le plus simple serait la cuisson à la vapeur, avec l'appareil que nous avons indiqué p. 365. On peut aussi faire cuire dans une chaudière ordinaire. On met au fond de la chaudière les parties osseuses, la tête, et ensuite les parties molles charnues qu'on recouvre avec des substances végétales. Parmi ces dernières, les pommes de terre sont les plus convenables ; viennent ensuite les betteraves et les carottes ; les raves et les navets sont moins nutritifs ; les topinambours sont en général refusés après cuisson : les porcs les mangent beaucoup mieux crus, du moins c'est ce que nous avons toujours observé. Les betteraves pouvant être conservées jusqu'à la fin de juin, sont précieuses pour un établissement qui engraisse durant toute l'année.

Nous ne connaissons pas de feuilles qui puissent remplacer les racines charnues et les tubercules ; les plus appropriées seraient cependant celles des choux, des laitues et des betteraves. Nous n'avons jamais pu utiliser convenablement les plantes fourragères ordinaires, pas même les légumineuses, la luzerne. Quand elles sont cuites, même après avoir été hachées, elles sont toujours plus ou moins filandreuses et les porcs en sont peu avides. Ce qui convient le mieux pour faire cuire avec la viande vers la fin de l'été, ce sont les feuilles de betteraves et les betteraves arrachées pour éclaircir la récolte. Pour nous réserver cette nourriture nous faisions semer plus épais que cela n'était nécessaire, et sans que le rendement en racines en fût diminué, nous avions une ressource précieuse jusqu'au moment de la récolte.

Après la cuisson, les substances végétales et la viande doivent être déposées, pour être mélangées, dans des tonneaux. On aura soin de mettre dans chacun la même quantité de substances animales et de substances végétales. Le mélange peut y rester, même pendant les chaleurs, trois ou quatre jours ; il entre en fermentation, bouillonne, devient acide sans être fétide ; les porcs le mangent avec avidité et s'engraissent très-rapidement. Cette nourriture, à la porcherie de l'école, était mêlée à de la farine d'orge.

On avait, pour la distribution, de petits seaux en bois

contenant de 9 à 11 litres, avec lesquels on puisait facilement dans des tonneaux de 120 à 130 litres. Chaque porc âgé de 7, 8 ou 9 mois et pesant de 55 à 70 kilogr. quand il était mis à l'engrais, en recevait un plein seau le matin et un autre le soir. Chacune de ces distributions était composée à peu près de :

Viande cuite.	2 kil.	
Pomme de terre.	1	
Farine d'orge, 2 litres.	0	754 gr.
Eau, ou bouillon, ou eau grasse de la cuisine des élèves	6 litres.	

et quand il n'y avait pas de viande, de :

Pommes de terre cuites	4 kil.	
Farine, 4 litres	1	500 gr.
Eau ou eaux grasses	6 litres.	

Vers la fin de l'engraissement, 15 jours ou 3 semaines avant d'égorger les animaux, la quantité de la viande et celle de la farine étaient augmentées.

Avec ce régime, des porcs de 55 à 70 kilogr. augmentaient par jour de 500 à 550 gr. au début de l'engraissement, et de 700 à 750 gr. vers la fin de l'opération. Ils pesaient de 80 à 100 kilogr. après un engraissement de 45 jours. Arthur Young a obtenu un accroissement quotidien de 760 gr. en nourrissant avec de la farine de pois.

C'est à tort qu'on a considéré la viande produite par la nourriture animale comme mauvaise : que la viande de porc soit produite par du sang, par des muscles de cheval ou par du poisson, elle n'est pas de première qualité; mais elle est salubre et aussi bonne ou meilleure que celle des porcs nourris avec les résidus des fabriques, des huileries en particulier.

III. — Soins particuliers des porcs à l'engrais.

Soins. — Leur habitation doit être peu spacieuse, mais aérée, obscure, bien sèche et éloignée du bruit. Les organes des sens, comme l'appareil locomoteur, doivent être inactifs dans le porc à l'engrais. Alors le corps fait peu de déperditions, et tous les aliments qui pénètrent dans son intérieur sont assimilés. Si les muscles agissent peu, les chairs deviennent tendres, à grain fin. Les porcs à l'engrais qui ne peuvent aller, ni se nettoyer dans l'eau, ni se frotter contre des arbres, ont particulièrement besoin de propreté. De nombreuses expériences comparatives ont prouvé que ces animaux n'engraissent jamais bien si la litière a besoin d'être changée. Lorsque la loge est humide, couverte d'ordures, ils vont, viennent, crient, et profitent peu de la nourriture. D'après Buffon, le séjour dans une étable pavée, propre, sans litière, contribue à rendre la viande excellente, le lard ferme et craquant. Cependant à l'autorité de ce nom nous préférons l'opinion des agronomes praticiens qui conseillent de renouveler souvent la litière et de la faire abondante vers la fin de l'opération quand les porcs sont gros et lourds : un bon lit contribue à les rendre tranquilles, et une loge *en lit de camp*, comme celle que nous avons recommandée page 360, nous paraît le moyen le plus propre à le leur procurer.

Si l'on engraisse les porcs en été, il faut les tenir au frais, leur faire prendre fréquemment des bains. En hiver, ils ont besoin d'une température modérée. Ces soins sont plus nécessaires pour l'engraissement que pour l'entretien des animaux.

MOYENS PARTICULIERS. — On a proposé divers moyens pour activer l'engraissement du porc. Les uns veulent lui administrer du soufre. D'après Viborg, 4 grammes par jour d'antimoine natif lui donnent de l'appétit; mais la dose doit être moindre, si les animaux sont nourris avec des substances aigres. D'autres conseillent l'emploi des narcotiques, de la graine de jusquiame et de l'ivraie enivrante : on dit que ces substances produisent surtout un bon effet, lorsque les animaux sont turbulents. Elles sont inutiles; il est très-rare aussi qu'on doive employer la saignée.

Quelques excitants, donnés de temps en temps, à très-petites doses, seuls ou mêlés aux aliments, peuvent être utiles en augmentant l'appétit et en facilitant la digestion; mais il faut les employer avec modération, et seulement pour les animaux qui se dégouttent et qu'on veut pousser à un degré très-avancé d'engraissement. Dans les circonstances ordinaires, il faut vendre ou tuer les porcs gras qui cessent de manger; ceux dont on ne peut pas entretenir l'appétit en variant la nourriture, en distribuant les aliments par petites rations et en tenant les auges très-propres.

§ 3. — Appréciation des porcs gras; qualités de la viande; rendement.

On ne peut pas pratiquer sur le porc les maniements qui font connaître l'état de graisse du bœuf et du mouton; on ne peut apprécier un porc gras qu'en l'examinant et en le palpant; celui qui est épais, qui a le dos large et aplati de droite à gauche, fournit beaucoup de lard; celui qui a le ventre tombant a beaucoup de graisse intérieure, en a beaucoup à l'épiploon et autour des reins; il fournit une *toile* lourde et beaucoup de saindoux.

On palpe les porcs pour apprécier les qualités de la viande en exerçant une pression sur les lombes, la croupe et les côtes, en arrière des épaules. Lorsque ces parties sont fermes, le lard a beaucoup de consistance; il est mou, au contraire, quand les chairs sont flasques vers la partie inférieure des côtes.

On ajoute, le plus souvent, peu d'importance à la qualité de la viande de porc; qu'importe, en effet, que les chairs soient plus ou moins fermes, un peu plus ou un peu moins savoureuses, quand elles doivent servir à faire de la saucisse ou des cervelas et autres préparations dans lesquelles le goût des épices cache complétement celui de la substance principale? De même quand le porc doit être fondu pour faire de la graisse, quand la graisse et le lard sont employés à la préparation de nos aliments, leur qualité est difficilement appréciée.

Généralement, le porc est de bonne qualité quand il est gras; les charcutiers, dans leurs achats, tiennent surtout compte de la quantité de graisse que paraissent avoir les animaux qu'ils achètent. Mais on ajoute de l'importance à la qualité de la viande quand elle doit être consommée sans préparations spéciales et surtout consommée fraîche. Celle qui provient de porcs châtrés jeunes, nourris avec des farines, avec des pois, des fèves, de l'orge, et médiocrement engraissés, est la meilleure; elle est sapide, ferme et cependant tendre. Dans les porcs trop jeunes, elle est celluleuse; dans les truies déjà vieilles elle est dure; et dans celles dont la gestation est avancée, elle est aqueuse.

Toutes les maladies du porc en déprécient la viande : les *hydropisies* la rendent molle, comme fusible à l'action du feu; on sait que celle des porcs affectés de *ladrerie* est aussi plus molle, moins sapide, prend moins bien le sel et diminue par la cuisson.

Cette dernière maladie est même considérée dans quelques pays, en vertu de lois particulières qui régissent le commerce de la charcuterie, comme vice rédhibitoire. La ladrerie ne nuit beaucoup à la viande que si elle est parvenue à une de ses dernières périodes et alors elle est facile à reconnaître. Les porcs qui en sont affectés sont tristes ont l'air morne, la voix n'en est pas naturelle; la peau est terne, terreuse, les soies sont roides et paraissent couvertes de poussière; enfin les chairs sont molles : si l'on presse la peau, elle revient lentement sur elle-même. Il n'est pas même nécessaire de *langueyer* l'animal pour reconnaître son état.

Lorsque la maladie est peu avancée elle déprécie peu la viande. Dans les pays à porcs celui qui, sur la foire, reconnaît la ladrerie d'un porc qu'il marchande, se borne à en faire diminuer le prix de 5, de 6, de 10 francs, selon sa valeur. Dans tous les cas, le propriétaire qui a fait l'acquisition d'un porc atteint de ladrerie a plus d'intérêt à le garder qu'à faire des démarches pour le faire reprendre, car la dépréciation qu'occasionne la ladrerie le constitue moins en perte que les démarches, les faux frais qu'il est obligé de faire quand il intente une action en garantie.

RENDEMENT. — Nous nous bornons à rapporter quatre exemples de rendement empruntés aux *comptes rendus pu-*

bliés par l'administration à l'occasion du concours de bestiaux gras.

	Leicester-Craonnais.	Essex.	Normand.	Flamand.
Poids vif.	254,00	224,00	359,00	327,00
Viande nette. . . .	205,05	180,00	285,00	262,00
Tête	13,05	11,05	27,00	14,00
Ratis et Crépine. . .	7,05	6,00	9,00	9,00
Frésure	4,00	3,00	5,00	7,50
Sang	5,05	4,05	8,00	9,50
Intestins.	5,00	5,00	7,00	7,00
Excréments, râclures, évaporation . . .	14,80	14,90	18,00	18,00
Pour 100 de viande nette	80,73	80,36	79,39	80,12

Et nous ajouterons : non-seulement le rendement en viande nette est de beaucoup plus considérable dans le porc que dans les autres animaux domestiques, mais encore tous les produits fournis par cet animal, tête, pieds, intestins, sang, etc., sont livrés à la consommation; de sorte que le rendement qui, dans les exemples que nous venons de rapporter, ne paraît être que de 79 à 80 pour 100 est réellement de 94 à 95.

TABLE DES MATIÈRES.

———o&c———

DU PORC.

FIN.

permis de faire une telle distinction en parlant d'un écrivain qui sentait et pensait si profondément et si nettement que le style chez lui n'est que l'effusion naturelle de l'âme.

Voici donc cette édition abrégée ; nous y avons maintenu l'ordre général et les divisions principales de notre grande édition. Nous avons corrigé çà et là quelques inexactitudes de texte inévitables dans un premier travail. Enfin nous avons en plusieurs endroits ajouté des notes qui servent à l'intelligence du texte et indiquent des citations utiles ou de curieux rapprochements.

P. F.

Paris, 1er juillet 1848.

texte est emprunté tout entier à notre édition, n'est qu'une espèce de plagiat inintelligent et confus. Ce n'est d'ailleurs ni une édition abrégée, ni une édition complète, mais *tronquée,* car l'éditeur en a fait disparaître non-seulement des notes sans suite, mais encore des passages importants.

PENSÉES CHOISIES

DE BLAISE PASCAL.

Imprimerie de W. REMQUET et Cie, rue ████████ ██